Le mini

DICTIONNAIRE des CALORIES

Avec les conseils de Florence Daine, nutritionniste

LAROUSSE

Direction de la publication Isabelle Jeuge-Maynart
Direction éditoriale Véronique de Finance-Cordonnier
Édition Charlotte Faudeux, Julie-Fleur Colomer
Avec les conseils d'Antoine Caron
Direction artistique Emmanuel Chapsoul
Mise en page Martine Debrais
Informatique éditoriale Philippe Cazabet
Couverture Véronique Laporte
Lecture-correction Madeleine Biaujeaud
Fabrication Annie Botrel

Nous remercions les marques suivantes pour leur collaboration : Andros, Bel, Bénédicta, Canderel, Candia, Coca-Cola, Contrex, D'Aucy, Daddy, Daunat, Dr Œtker-Ancel, Ebly-SuzyWan-Uncle Ben's, Elle & Vire, Findus, Fleury Michon, Francine, Jacquet, Joker-Réa-Granini, Kellog's, La Boulangère, La Fermière, Lesieur, Lu, Mc Cain, Mc Donalds, Père Dodu, Picard, Quick, Raynal et Roquelaure, Riso Gallo, Sodeb'O, William Saurin-Panzani-Garbit, Yoplait, Zapetti, ainsi que le magasin Carrefour Market de Boulogne Billancourt (M. Laurent de Poncheville) pour son accueil.

Enquête réalisée entre septembre 2008 et juin 2009.

ISBN : 978-2-03-584360-9

Pourquoi ce Mini dictionnaire des calories ?

On prend rarement le temps en rayon d'éplucher l'étiquetage nutritionnel des produits. Et on n'en a pas toujours l'occasion si on fait les courses sur Internet. A priori, on se dit qu'il n'y a aucune différence entre deux plats de couscous au poulet, ou deux glaces au chocolat. Et pourtant, d'une recette à une autre, les apports en calories, graisses, sel, sucres, peuvent varier considérablement.

Le ***Mini dictionnaire des calories*** va vous permettre de comparer les aliments entre eux, qu'ils soient bruts (viande ou légume du rayon frais) ou élaborés (produits industriels). Vous serez ainsi en mesure de mieux choisir, en fonction de vos propres besoins nutritionnels, et d'éventuelles contraintes diététiques (si vous devez suivre un régime particulier).

AU SOMMAIRE (Les chiffres entre parenthèse renvoient aux pages)

CE QUE VOUS ALLEZ TROUVER DANS LE MINI DICTIONNAIRE :

★ **L'apport énergétique** des aliments, exprimé en calories (kcal). Sur les packagings figure un deuxième chiffre, exprimé en kilojoules (kJ), une autre unité pour l'énergie dont la mention est obligatoire. Dans ce livre, vous ne trouverez que les calories, qui sont plus « parlantes ». Notons que 1 kcal = 4,184 kJ.

★ **L'apport en glucides, lipides, protéines,** exprimé en grammes (g). Ces trois nutriments contribuent à l'apport énergétique des aliments.

★ Lorsque cela est détaillé sur l'étiquetage, la part des **sucres** (glucides simples, notés ***Suc*** dans le livre) parmi les glucides, et des **acides gras saturés** (notés ***Ags*** dans le livre), voire des **oméga 3** parmi les lipides.

★ **Pour les boissons alcoolisées** (bières, vins), l'apport en alcool, un autre nutriment calorique, exprimé en grammes.

★ Le cas échéant, en fonction des indications des industriels ou des données de la table de composition du Centre informatique sur la qualité des aliments (CIQUAL), l'apport en **fibres** (en g), ou en certains **minéraux** : sodium, magnésium, phosphore (en g).

Les apports indiqués correspondent à une portion

Sur les produits, les apports nutritionnels sont toujours indiqués pour 100 g, et éventuellement pour une portion. Dans le *Mini dictionnaire des calories*, vous ne trouverez que les apports par portion ; la quantité qu'on mange réellement. Selon les cas, il peut s'agir d'une portion individuelle (1 pot de yaourt ou de compote, 1 sachet de 2 biscuits, 1 plat cuisiné de 300 à 400 g), d'une dose unitaire (1 cuillerée d'huile ou 1 noisette de beurre), d'une portion indiquée par le fabricant, ou de 100 g pour les fruits (l'équivalent d'une pêche) et les légumes (une belle tomate).

Attention, parfois ces portions ne correspondent pas à votre consommation. Soit parce qu'elles ne sont pas adaptées à vos besoins (30 g de céréales, c'est bien pour un jeune enfant, mais insuffisant pour un adolescent ou un adulte), soit parce que vos propres portions sont excessives (rares sont les amateurs de fromage qui se contentent de 30 g, l'équivalent de 1/8 de camembert). Pour calculer vos apports, vous devrez donc évaluer vos propres consommations.

Les aliments ont été classés en 11 catégories

Pour un usage pratique, ces catégories d'aliments sont conçues à l'image des rayons d'un supermarché, mais elles reflètent aussi les grands types d'apports nutritionnels (ainsi les crèmes fraîches sont classées avec les matières grasses et non avec les produits laitiers). Au début de chacune d'elles, vous trouverez des informations complémentaires pour vous aider à faire le bon choix.

LES REPÈRES NUTRITIONNELS

Il existe des « apports nutritionnels conseillés à la population française » (ANC) : en énergie, et en différents nutriments, glucides, lipides, protéines (voir tableau page suivante). Ces chiffres, valables à l'échelon de la population, ne vous correspondent peut-être pas totalement, mais ils vous donnent un repère. Ils vous permettent de juger si un aliment est peu ou très calorique, riche ou non en tel ou tel nutriment énergétique.

L'apport énergétique

Le besoin énergétique dépend : du sexe (les femmes « brûlent » moins que les hommes), de l'âge (tandis que la croissance majore le besoin, le vieillissement le réduit), de l'activité physique (profession et loisirs plus ou moins actifs), et de la génétique (il y a des familles de minces et de plus ronds !).

L'apport en glucides

Dans le langage courant, on parle de « sucres ». Les glucides constituent le carburant principal de l'organisme : **1 g de glucide = 4 kcal.**
Ils doivent fournir environ la moitié de nos calories.

> Apport conseillé par jour :

- Enfant (selon sexe et âge) : 145 à 240 g
- Adolescent (selon sexe et âge) : 200 à 375 g
- Femme (selon âge et activité) : 200 à 300 g
- Homme (selon âge et activité) : 295 à 385 g

On distingue deux types de glucides :

★ **Les glucides complexes,** ou amidons, sont présents dans les aliments céréaliers (pains, biscottes, céréales de petit déjeuner, pâtes, riz, etc.), les pommes de terre et les légumes secs. Selon le Programme national nutrition santé (PNNS), les glucides complexes sont ceux à privilégier, parce qu'ils sont associés à de bons nutriments : fibres lorsque les produits céréaliers ne sont pas trop raffinés, minéraux (magnésium, potassium), vitamines du groupe B.

	Apport énergétique conseillé aux filles et femmes (en kcal par jour)	Apport énergétique conseillé aux garçons et hommes (en kcal par jour)
Entre 1 et 3 ans	1 100	1 200
Entre 4 et 6 ans	1 400	1 500
Entre 7 et 9 ans	1 850	2 000
Entre 10 et 12 ans	2 200	2 500
Entre 13 et 15 ans	2 600	3 000
Entre 16 et 18 ans	2 700	3 400
Entre 19 et 20 ans	2 450	3 000
Entre 20 et 40 ans, activité moyenne	2 200	2 700
Entre 20 et 40 ans, activité sédentaire	1 900	2 400
Entre 20 et 40 ans, activité intense *(métier physique, sport)*	2 400 à 2 600	3 100 à 3 400
Femme enceinte	+ 200 maximum	
Femme allaitante	+ 500 maximum	
Entre 40 et 60 ans	2 000	2 500
Entre 60 et 75 ans	1 900	2 350
Après 75 ans	1 700	2 250

A Martin et al. Apports nutritionnels conseillés pour la population française. Lavoisier, Tec et Doc. 2001.

★ **Les glucides simples** (les « vrais sucres » au plan réglementaire) comptent, parmi les plus courants, le fructose des fruits, le lactose du lait et des laitages, le glucose des légumes, le saccharose des produits sucrés (confiseries, glaces, sodas). Le saccharose est le sucre qu'on achète en morceaux ou en poudre. Il est conseillé de ne pas trop en consommer, car il se concentre souvent dans des aliments peu nutritifs qualifiés de « calories vides », c'est-à-dire pauvres en micronutriments.

> Quelles informations sur l'étiquetage ?

Sur les tableaux des apports nutritionnels figurant sur les étiquettes, on trouve, selon les 2 options autorisées aux industriels :

• soit l'apport total en glucides du produit sans précision ;

• soit l'apport total en glucides complété par la proportion de « sucres » (notée *Suc* dans le livre). Dans ce cas, l'ensemble des informations nutritionnelles doit être complet.

Réglementairement, le terme « sucres » désigne tous les glucides simples.

Par exemple :

- Une « couronne du Roussillon » (biscuit à l'anis) apporte 15 g de glucides par biscuit (de 22 g) sans autre précision.
- Un « biscuit multicéréales fourré chocolat » apporte 15,8 g de glucides par biscuit (de 22 g), dont 7,1 g de sucres. Les 7,1 g de sucres sont du saccharose sous forme de sucre et de chocolat, le reste des glucides correspond à l'amidon de la farine. Cette précision permet de voir que certains biscuits sont plus sucrés que d'autres.

> Les autres informations :

★ **La mention « sans sucres ajoutés »** signifie que l'aliment n'a été additionné d'aucun glucide simple.

Par exemple, dans les yaourts aux fruits à 0 % MG et avec « 0 % de sucres ajoutés », il n'y a pas de sucres ajoutés. Les sucres indiqués par pot correspondent au lactose de constitution du lait et au fructose de constitution des fruits. Mais la recette ne comporte ni saccharose, ni autre glucide simple ajouté (le goût sucré est dû à des édulcorants).

★ **La mention « sans sucre »** signifie qu'il n'y pas eu d'ajout de saccharose.

Par exemple, un chocolat « sans sucre » ne comporte pas de saccharose ; pour avoir le goût sucré, il peut très bien contenir du fructose.

LES POLYOLS

Dans la recette de certains aliments « sans sucre », comme les bonbons et les chewing-gums « sans sucre », le saccharose est remplacé par des polyols : xylitol, sorbitol, maltitol, mannitol. Ces polyols sont alors indiqués parmi les glucides. Leur apport énergétique n'est que de 2,4 kcal par gramme.

LE SIROP DE GLUCOSE-FRUCTOSE

Parmi les ingrédients de nombreux aliments sucrés, biscuits, yaourts aux fruits, confitures, figure le sirop de glucose-fructose, le plus utilisé, et le sirop de fructose. Choisis pour leurs qualités organoleptiques (saveur, texture de l'aliment), ou leur faible coût, ils remplacent partiellement ou totalement le sucre. Mais il est souhaitable de ne pas en abuser (en excès, ils contribuent à l'augmentation des triglycérides sanguins).

★ **La mention « allégé en sucres »** signifie que le produit contient au minimum 25 % de sucres en moins comparé à un produit traditionnel.

Par exemple, un pot de compote de pommes traditionnelle (100 g) apporte environ 22 g de glucides. Un pot de compote de pommes allégée en sucres (100 g) n'en apporte qu'autour de 16 g (la compote allégée est moins sucrée).

L'apport en lipides

Dans le langage courant, on parle de graisses. Les lipides sont une source de carburant pour l'organisme. Ce sont les nutriments les plus énergétiques : **1 g de lipides = 9 kcal**. Ils ne doivent pas fournir plus de 30 à 35 % de nos calories.

> Apport conseillé par jour :

- Enfant (selon sexe et âge) : 45 à 70 g
- Adolescent (selon sexe et âge) : 80 à 110 g
- Femme (selon âge et activité) : 70 à 95 g
- Homme (selon âge et activité) : 85 à 120 g

On distingue deux types de lipides :

★ **Les acides gras insaturés,** parmi lesquels les graisses essentielles à l'organisme (oméga 3 et oméga 6). Ils se trouvent surtout dans les aliments d'origine végétale : huiles, margarines élaborées à partir de ces huiles, fruits oléagineux (avocat, olive, amande, noisette, noix). Il y en a aussi dans les poissons gras : hareng, maquereau, sardine, saumon, thon.

Tous ces acides gras insaturés sont bénéfiques sur le plan cardio-vasculaire : ils réduisent le LDL-cholestérol sanguin (le mauvais cholestérol qui bouche les artères), ou ils préviennent la formation de caillots de sang (thrombose) dans les artères.

★ **Les acides gras saturés.** Ils sont surtout d'origine animale, présents dans le beurre, la crème, les fromages, les charcuteries et les viandes grasses. Ils se cachent aussi dans certains aliments industriels : quiches, feuilletés, viennoiseries, biscuits, pâtisseries.

Il est conseillé de ne pas en abuser, car, en excès, ils augmentent le LDL-cholestérol. Dans tous les aliments d'origine animale, on trouve aussi directement du cholestérol.

> Quelles informations sur l'étiquetage ?

Sur les tableaux des apports nutritionnels figurant sur les étiquettes, on trouve, selon les 2 options autorisées aux industriels :

• soit l'apport total en lipides du produit sans précision ;

• soit l'apport total en lipides complété de la proportion d'acides gras saturés (notée ***Ags*** dans le livre). Dans ce cas, l'ensemble des informations nutritionnelles doit être complet.

Par exemple, pour un plat surgelé individuel de lasagnes à la bolognaise :

- La recette de la marque X apporte 17,6 g de lipides sans autre précision.
- La recette de la marque Y apporte 13,2 g de lipides dont 3,6 g d'acides gras saturés, et la recette de la marque Z, 13,5 g de lipides dont 5 g d'acides gras saturés.

La différence est faible, mais, en choisissant judicieusement vos produits, vous pouvez réduire significativement votre consommation de graisses saturées.

★ **Les oméga 3 :** lorsqu'un produit revendique une teneur particulière en oméga 3 (voire en oméga 6), ces graisses sont indiquées parmi les lipides. C'est notamment le cas pour certaines huiles et margarines.

LES ACIDES GRAS « TRANS »

Ces graisses peuvent se former lors du chauffage des corps gras, ou de la fabrication des margarines. Elles sont plus nocives que les acides gras saturés, puisque, en excès, elles augmentent le LDL-cholestérol et réduisent le HDL (le bon cholestérol). L'Agence française de sécurité sanitaire des aliments recommande aux industriels d'adapter leurs technologies pour que leurs produits ne contiennent pas plus de 1 % d'acides gras trans. L'apport en acides gras trans des aliments industriels est donc en cours de réduction, mais sa mention sur l'étiquetage n'est pas encore obligatoire.

> Les autres informations

★ **La mention « allégé en matière grasse »** signifie que le produit contient au minimum 25 % de lipides en moins comparé à un produit traditionnel.

★ **La liste des ingrédients.** Lorsque le tableau des apports nutritionnels n'indique ni la proportion des acides gras saturés, ni celle des acides gras trans, lisez la liste des ingrédients. Les huiles de palme, de palmiste ou de coprah, bien que végétales, fournissent essentiellement des acides gras saturés. Les matières grasses hydrogénées peuvent comporter des acides gras trans.

L'apport en protéines

On parle indifféremment de protides ou de protéines. Les protéines sont des éléments bâtisseurs, qui permettent d'entretenir la masse musculaire, de fabriquer des anticorps, des enzymes digestives, certaines hormones... Elles contribuent aussi à l'apport énergétique : **1 g de protéines = 4 kcal.**

> Apport conseillé par jour :

- Enfant et adulte : 1 g par kilo de poids corporel
- Femme enceinte : 1,1 g par kilo de poids
- Femme allaitante : 1,4 g par kilo de poids
- Adulte sportif : 1,5 g par kilo

Par exemple, si vous pesez 65 kilos, et vous n'êtes pas très sportif(ve), votre apport conseillé en protéines est de 65 g par jour.

On distingue deux types de protéines :

★ **Les protéines d'origine animale** sont présentes dans les œufs, les viandes, les poissons et les produits laitiers. Mieux assimilées que celles d'origine végétale, elles sont aussi de meilleure qualité.

★ **Les protéines d'origine végétale** sont présentes dans le soja, les légumes et fruits secs, les céréales. Les protéines du soja et des légumes secs valent presque les protéines animales.

Protéines animales et végétales sont complémentaires ; il est conseillé d'en consommer autant de chaque catégorie.

> Quelles informations sur l'étiquetage ?

Dans le tableau des apports nutritionnels figurant sur les étiquettes, les industriels mentionnent l'apport total en protéines des aliments, sans distinction animale ou végétale. Il est cependant possible d'évaluer leur origine grâce à la liste des ingrédients.

Les autres apports

L'étiquetage nutritionnel peut également mentionner les apports suivants :

> Les fibres

Elles régulent le transit intestinal. Elles contribuent à une meilleure satiété entre les repas et, pour certaines, à une réduction du cholestérol sanguin et de la glycémie (taux de glucose sanguin).

L'apport conseillé est de **25 à 30 g par jour.**

Les fibres se situent uniquement dans les aliments végétaux, fruits et légumes, frais ou secs, et aliments céréaliers, surtout lorsqu'ils sont complets (peu raffinés). Par exemple :

- Un petit bol de corn-flakes (30 g) apporte 0,9 g de fibres.
- La même portion de flocons d'avoine (non raffinés) en fournit 2,7 g (3 fois plus).

> Le sodium

Le sel est en fait du chlorure de sodium. Le sodium, en petite quantité, est essentiel à l'organisme humain. Mais, en excès, il favorise l'hypertension artérielle chez les personnes prédisposées. Il est conseillé de consommer moins de **3,2 g de sodium par jour**.

Pour modérer sa consommation de sodium, on peut limiter le sel dans la cuisine maison. Mais l'essentiel de l'apport vient des aliments salés durant leur fabrication : les produits de base comme les pains et les fromages, et les produits élaborés, tels que les plats cuisinés, les potages et les sauces industriels. Suite aux recommandations de l'Agence française de sécurité sanitaire des aliments, les fabricants revoient progressivement à la baisse la proportion de sel de leurs produits.

> Les autres minéraux et les vitamines

Les minéraux et les vitamines sont qualifiés de micronutriments. Présents en faible quantité dans l'organisme, ils n'en sont pas moins indispensables. Par exemple, le calcium contribue à la solidité osseuse, le zinc aux défenses immunitaires, la vitamine A à la croissance, la vitamine E aux mécanismes anti-oxydants.

Actuellement, 18 minéraux et vitamines peuvent figurer sur l'étiquetage nutritionnel, à la condition que 100 g ou 100 ml ou une portion individuelle du produit apporte au moins 15 % de l'AJR, apport journalier recommandé. La liste sera complétée de 9 micronutriments à la fin de 2012.

LES REPÈRES POUR MANGER ÉQUILIBRÉ

Grâce au *Mini dictionnaire des calories*, vous êtes en mesure d'évaluer votre apport journalier de calories, glucides, lipides et protéines. Mais cela ne suffit pas pour manger équilibré : tous les glucides, tous les lipides, toutes les protéines ne se valent pas.

Mis en place dès 2001 pour optimiser l'état de santé des Français par une meilleure alimentation, le Programme national nutrition santé donne les repères suivants :

Par jour, au moins :

- 3 produits laitiers, lait, laitages, fromages ;
- 1 part de viande ou de poisson ou 2 œufs (ou volaille, fruits de mer, jambon) ;
- 3 parts de produits céréaliers (pain, céréales, pâtes) ou de pommes de terre ou de légumes secs (à chaque repas) ;
- 5 fruits ou légumes ;
- 1 ou 2 cuillerées à soupe d'huile végétale (colza, noix, olive) ;
- 1,5 litre de boisson.

	AJR
Calcium	800 mg
Phosphore	800 mg
Fer	14 mg
Magnésium	300 mg
Zinc	15 mg
Iode	0,15 mg
Vitamine A	0,8 mg
Vitamine D	0,005 mg
Vitamine E	10 mg

	AJR
Vitamine C	60 mg
Vitamine B1	1,4 mg
Vitamine B2	1,6 mg
Vitamine B3 ou BPP	18 mg
Vitamine B5	6 mg
Vitamine B6	2 mg
Vitamine B8	0,15 mg
Vitamine B9	0,2 mg
Vitamine B12	0,001 mg

Il est conseillé de modérer les graisses animales, le sel, les produits sucrés (confiseries, soda) et l'alcool (ne pas dépasser 20 g d'alcool par jour pour les femmes, 30 g pour les hommes, soit 20 ou 30 cl de vin à 12 % vol.).

Le mieux est de prendre 3 ou 4 repas par jour. Après une nuit de jeûne, un petit déjeuner permet de recharger les batteries. Idéalement, il se compose d'une boisson, d'un aliment céréalier (pain, céréales), d'un produit laitier et d'un fruit. Le cas échéant, le goûter s'équilibre de la même façon, mais il est moins copieux.

LES REPÈRES POUR SUIVRE UN RÉGIME PARTICULIER

Vous trouverez dans les pages suivantes des conseils généraux. Cela ne dispense pas de prendre un avis médical, voire de consulter un diététicien pour personnaliser votre régime.

Régime minceur

Bien que les Français soient les Européens les plus minces, beaucoup d'entre nous aspirent à perdre du poids. Sur le plan médical, il est légitime de maigrir lorsqu'on a pris des kilos et qu'on est en surpoids : autrement dit lorsque l'indice de masse corporelle (IMC), rapport du poids (en kilos) et de la taille élevée au carré (multipliée par elle-même), est supérieur à 25 (par exemple, si vous pesez 66 kilos et si vous mesurez 1,60 m, votre IMC est : $66/ (1{,}60)^2 = 66/2{,}56 = 25{,}8$; vous êtes en surpoids).

Le surpoids expose davantage aux maladies métaboliques : diabète, hypercholestérolémie, hypertension artérielle. Si on a un poids « normal », (IMC entre 18,5 et 25), il n'est pas souhaitable de se lancer dans un régime.

Le poids de forme se définit comme un poids dans lequel on se sent bien physiquement, mais qu'on peut maintenir en mangeant normalement, et non en se restreignant de façon excessive.

> Les grands principes

Voici quelques réflexes à adopter pour perdre du poids, ou du moins pour ne pas en prendre :

★ **Consommer suffisamment de protéines,** pour éviter d'être fatigué et de perdre de la masse musculaire. Au minimum, 1 g par kilo de poids. En pratique, une viande maigre ou un poisson ou des œufs midi et soir, et 3 produits laitiers semi-écrémés par jour.

★ **Limiter les lipides,** en particulier les acides gras saturés. Les graisses sont en effet les nutriments les plus énergétiques (9 kcal par g). Utilisez votre ***Mini dictionnaire*** pour comparer l'apport en lipides, très variable, des viandes, des fromages et laitages, des plats cuisinés, etc.

★ **Limiter ou supprimer l'alcool,** le seul nutriment énergétique dont peut se passer l'organisme. Attention, ne compensez pas par des boissons très sucrées, orientez-vous plutôt vers des jus de légumes ou des boissons light (consultez votre ***Mini dictionnaire*** rubrique Boissons).

★ **Limiter les glucides simples** des confiseries, glaces, pâtisseries. Outre des sucres et parfois des graisses cachées, ces produits n'apportent pas tellement de bons nutriments. Mais ne vous frustrez pas exagérément. Cherchez dans le ***Mini dictionnaire*** les produits conditionnés en sachet individuel, qui constituent un bon compromis.

★ **Mettre l'accent sur les aliments riches en fibres,** qui améliorent la satiété : à chaque repas, des légumes, un fruit, et un aliment céréalier complet (pain complet ou aux céréales, riz brun).

★ **Pratiquer de l'activité physique,** au moins 30 minutes par jour. C'est un excellent moyen de réguler son poids sans trop se priver sur la nourriture.

★ **Ne pas trop réduire l'apport énergétique ;** en dessous de 1 500 kcal/jour, un avis médical est indispensable.

> Les « coups de pouce »

Des aliments particuliers peuvent aider à réguler le poids :

★ **Certains aliments allégés en sucres** ou en graisses : laitages, compotes, boissons light, beurre, crème, fromages. Vraiment moins caloriques que les produits traditionnels (vérifiez dans votre livre), ils vous aident à contrôler votre apport énergétique à condition de ne pas en consommer 2 fois plus.

★ **Les substituts de repas.** Ils « dépannent » lorsqu'on a peu de temps pour manger, ils évitent de sauter un repas, ou de se rabattre sur un sandwich trop calorique (voir onglet Régimes spéciaux). Pour être bien rassasié(e), complétez-les d'un laitage et d'un fruit.

Régime du diabète

Le diabète se caractérise par des glycémies (taux de glucose sanguin) trop élevées. Selon son type et son ancienneté, il peut nécessiter des injections d'insuline ou des médicaments.

Mais une bonne diététique, couplée à de l'activité physique, est prépondérante dans le traitement.

> Les grands principes pour équilibrer le diabète :

★ **Bien répartir et choisir ses glucides.** L'apport conseillé en glucides est le même, qu'on soit diabétique ou non. Mais il faut bien les répartir sur la journée : du pain et/ou des féculents à chaque repas, des légumes midi et soir, 2 ou 3 fruits par jour. Préférez des aliments céréaliers complets dont les glucides élèvent moins fortement la glycémie. Les aliments sucrés ne sont pas à bannir, mais il faut les manger en fin de repas (et non en en-cas), en quantité raisonnable : aidez-vous du *Mini dictionnaire* pour choisir les produits les moins sucrés.

★ **Surveiller son poids.** Dans 2/3 des cas pour les personnes prédisposées (antécédents familiaux), le diabète se déclare parce qu'elles sont en surpoids. Quand on est déjà diabétique, la prise de kilos peut aggraver le diabète.

★ **Protéger son cœur :** voir le régime anti-cholestérol.

Régime anti-cholestérol

L'excès de cholestérol est un facteur de risque cardio-vasculaire, surtout lorsqu'il s'agit de LDL-cholestérol, le « mauvais », celui qui bouche les artères. Sauf en cas d'hypercholestérolémie familiale sévère, une alimentation équilibrée associée à de l'activité physique peut suffire à normaliser le bilan sanguin.

> Les grands principes anti-cholestérol :

★ **Privilégier les lipides insaturés,** et parmi eux les oméga 6 et 3 essentiels. Cuisinez à l'huile, (colza, noix, olive, tournesol) ou avec une margarine pauvre en acides gras saturés (comparez-les). Consommez souvent du poisson, et, au moins 2 fois par semaine, un poisson gras : hareng, maquereau, sardine, saumon, thon.

★ **Réduire les acides gras saturés.** Choisissez les viandes et volailles (sans la peau) les plus maigres, limitez le fromage à une portion par jour, optez pour de la crème légère, modérez le plus possible beurre et charcuterie. Et utilisez votre *Mini dictionnaire* pour éplucher les apports lipidiques des produits élaborés : plats préparés, biscuits, viennoiseries.

★ **Réduire l'apport de cholestérol alimentaire :** limitez les œufs, seulement de 2 à 4 par semaine, les fruits de mer et les abats à une fois par semaine.

★ **Manger 5 fruits ou légumes par jour.** Ces aliments sont riches en anti-oxydants, qui protègent les artères.

★ **Maigrir, le cas échéant.** La prise de poids a tendance à faire monter le cholestérol sanguin.
★ **Consommer des stérols végétaux et des fibres d'avoine.** Conjugués, ces composés peuvent encore réduire le LDL-cholestérol de 10 à 20 %. Vous trouverez des stérols dans certaines margarines et certains yaourts, des fibres d'avoine dans les flocons d'avoine et dans certaines tartines (référencés par le *Mini dictionnaire*).

Le régime anti-hypertension

La tension artérielle augmente avec l'âge, les antécédents familiaux, et le poids. Une hypertension débutante peut être corrigée, sans médicaments, par une alimentation adéquate, et, toujours, de l'activité physique.

> Les grands principes anti-hypertension :

★ **Maigrir** si on est en surpoids.
★ **Limiter sa consommation de sodium** à 2 à 2,4 g par jour (ou moins selon prescription médicale). Pour y parvenir, il faut moins saler sa cuisine, mais surtout éviter les aliments industriels les plus salés. À l'aide du *Mini dictionnaire*, comparez les apports en sodium des soupes, plats cuisinés, sandwichs, sauces, charcuteries.
★ **Limiter sa consommation d'alcool,** dont l'excès fait monter la tension. Au maximum par jour : 20 g d'alcool pour les femmes (l'équivalent de 20 cl de vin à 12% vol.), 30 g pour les hommes.
★ **Manger 5 fruits ou légumes par jour, et bien choisir ses lipides** (comme quand on a un excès de cholestérol) pour protéger son cœur.

Le régime des allergies alimentaires

On parle d'allergie alimentaire lorsque la consommation de certaines protéines entraîne des manifestations allergiques diverses : cutanées, respiratoires, digestives. Lorsque des tests réalisés chez un allergologue confirment une allergie, le traitement est un régime d'éviction.

Il faut bien savoir lire les étiquetages, et prendre les conseils d'un diététicien spécialisé. À la fin de la liste des ingrédients des produits figure souvent la mention : « traces de » ou « présence éventuelle de », ou « fabriqué dans un atelier où transitent » : il s'agit d'un étiquetage de précaution à destination des personnes allergiques. Par exemple, un chocolat noir (à base uniquement de cacao, beurre de cacao et sucre) peut porter la mention : « traces éventuelles de fruits à coque (amandes, noisettes) ». Cela signifie que, sur la même chaîne de production, on fabrique du chocolat aux amandes ou aux noisettes et que, en dépit d'un lavage après chaque fabrication, des traces peuvent subsister et se retrouver dans le chocolat noir.

POUR BIEN CHOISIR SES ALIMENTS

Certaines mentions obligatoires peuvent venir vous renseigner en complément ou en remplacement de l'étiquetage nutritionnel :

★ **La dénomination de vente,** sorte de description du produit. Par exemple, un « jus d'orange à base de jus concentré » risque bien d'avoir perdu sa vitamine C durant les opérations de concentration puis de dilution.

★ **La quantité nette** peut vous éclairer sur les portions que vous consommez.

★ **La date limite de consommation** pour les denrées périssables est à respecter impérativement. Pour les aliments longue conservation (conserves, surgelés, produits secs), repérer la date limite d'utilisation optimale. Au-delà de cette date, vous pouvez encore les consommer sans danger pour la santé, mais leurs qualités nutritionnelles peuvent être altérées.

★ **La liste des ingrédients est** toujours présentée **par ordre décroissant**. Ainsi, un gâteau dont le premier ingrédient est le sucre est très riche en sucres (même si l'étiquetage nutritionnel ne donne pas le détail des glucides). À l'inverse, un mouliné de légumes comportant de l'huile d'olive à la fin de ses ingrédients peut n'apporter quasiment pas de lipides. On peut être surpris(e) de certaines proportions, par exemple moins de 10 % de légumes dans un velouté de légumes !

Il ne faut pas abuser d'un produit dont l'un des ingrédients est du sirop de glucose-fructose ou une matière grasse hydrogénée.

Les additifs sont souvent mentionnés par leur numéro de code européen. La tendance est à les réduire (par exemple, beaucoup de produits revendiquent une recette sans colorant), et à les choisir naturels quand c'est possible : acide ascorbique ou vitamine C, rouge de betterave, gomme de guar...

E 100 à 180, ce sont des colorants, E 200 à 285, des conservateurs, E 300 à 321, des anti-oxydants (pour une meilleure conservation), E 400 à 495, des agents de texture, et E 950 à 967, des édulcorants.

MINI DICTIONNAIRE : MODE D'EMPLOI

En l'état actuel de la réglementation, l'étiquetage nutritionnel n'est pas obligatoire, sauf sur les produits ayant une revendication nutritionnelle : une confiture allégée en sucres, une margarine riche en oméga 3, des céréales sources de fibres.

Les produits industriels qui n'affichent pas leurs apports nutritionnels ne figurent pas dans le livre ! En revanche, le ***Mini dictionnaire*** indique les apports nutritionnels moyens de certains aliments artisanaux (pains, pâtisseries, charcuteries).

Les apports nutritionnels mentionnés par l'étiquetage ne correspondent pas forcément à des dosages en laboratoire. Ils peuvent résulter de calculs, à partir de la valeur nutritionnelle des ingrédients et de leur proportion au sein d'un produit. Dans ces conditions, il peut y avoir quelques erreurs. Les produits dont l'étiquetage est erroné ne figurent pas dans le livre.

Les produits frais, fruits, légumes, viandes ne bénéficient pas d'étiquetage nutritionnel. Vous les trouverez toutefois dans le ***Mini dictionnaire***, avec les valeurs nutritionnelles de la table de composition du CIQUAL, les données de l'Agence française de sécurité sanitaire des aliments qui font référence.

Enfin, pour que le ***Mini dictionnaire*** ne devienne pas maxi, les produits distributeurs, discount, ou premier prix n'ont pas été retenus. Les produits distributeurs rivalisent parfois avec les produits de marque, surtout s'ils viennent du même fabricant. Il est admis que les produits premier prix de base, farine, sucre, pâtes, lait, sont corrects sur le plan nutritionnel. Soyez plus vigilant(e) avec des produits élaborés dont les ingrédients peuvent être de moindre qualité (huile végétale sans précision, sirop de glucose-fructose, protéines végétales dans des préparations de viande).

ABRÉVIATIONS UTILISÉES		ABRÉVIATIONS UTILISÉES	
Suc	sucres (glucides simples)	Omg3	oméga 3
Ags	acides gras saturés	K	potassium
Fib	fibres	Mg	magnésium
Na	sodium	Ca	calcium
P	phosphore	Alc	alcool
VitC	vitamine C		

Laits & Matières grasses

Les matières grasses sont les corps gras que l'on utilise en tartine, en assaisonnement et en cuisine : beurres et crèmes obtenus à partir du lait, huiles et margarines (élaborées à partir d'huile).

Les produits laitiers sont le lait et les aliments qui en sont dérivés : yaourts et autres laits fermentés, fromages blancs et petits-suisses, crèmes, mousses et autres desserts lactés (riz au lait, semoule au lait).

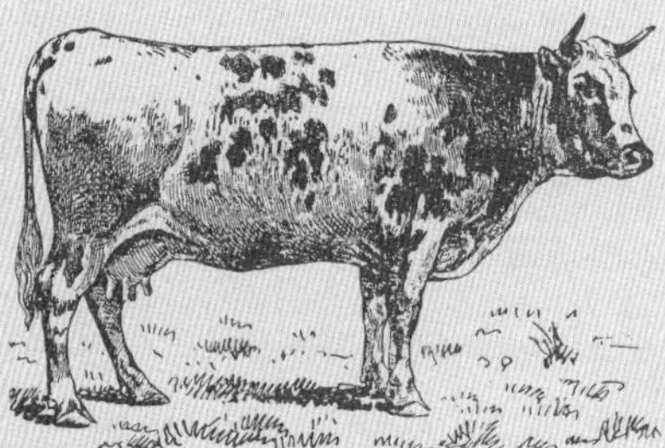

LES MATIÈRES GRASSES

★ **Le beurre et la crème** sont sources de vitamines A et D. Le beurre, qui contient 80 % de lipides, et la crème, 30 %, fournissent essentiellement des acides gras saturés.

Il est conseillé de les limiter, et de les consommer crus pour bénéficier de leurs vitamines.

Vous verrez qu'il existe des beurres et crèmes allégés, ou très allégés, nommés « spécialités laitières », dont l'apport en lipides varie de 15 à 41 % pour les beurres, de 3 à 18 % pour les crèmes. Dans ces produits, les lipides sont remplacés par de l'eau, et un peu d'amidon (glucide) pour la texture. L'apport calorique est nettement réduit : c'est intéressant quand on surveille son poids ou son taux de cholestérol.

★ **Les huiles et les margarines** sont sources de vitamine E et, selon l'huile, de graisses essentielles oméga 3 et 6. Toutes les huiles fournissent 100 % de lipides.

Pour satisfaire l'apport conseillé en oméga 3 et 6 (de, respectivement, 2 et 10 g par jour pour un adulte), il est idéal de consommer chaque jour 2 cuillerées à soupe d'huile de colza ou de noix ou d'un mélange (les autres huiles, à part le soja, sont pauvres en oméga 3).

On peut compenser par des margarines riches en oméga 3, qu'il vaut mieux choisir avec le moins d'acides gras saturés et trans possible. L'apport en lipides des margarines va de 38 à 70 % ; les moins grasses (moins de 50 %) ne cuisent pas.

LES PRODUITS LAITIERS

Il est recommandé de consommer 3 produits laitiers par jour, voire 4 quand les besoins en calcium sont accrus (adolescents, femmes enceintes ou allaitantes, seniors).

Les produits laitiers sont en effet (avec les quelques eaux minérales dites « calciques ») les aliments les plus riches en calcium, et de surcroît un calcium qui est très bien assimilé. Ils apportent aussi des protéines animales de très bonne qualité (il y en a autant dans les fromages que dans les viandes).

Si le beurre et la crème ne sont pas rangés parmi les produits laitiers, c'est qu'ils n'apportent quasiment ni calcium, ni protéines.

Par ailleurs, les desserts pâtissiers de type profiteroles ou forêt-noire, voisins des desserts lactés dans le rayon frais, n'ont pas grand-chose à voir avec les produits laitiers, puisque leur recette ne comporte pas de lait, ou peu.

★ **Si vous êtes intolérant(e) au lactose,** sucre de constitution du lait, vous pouvez consommer sans risque digestif les yaourts et les fromages. Les laits fermentés au bifidus ont un intérêt pour les personnes ayant un transit lent ou des ballonnements.

★ **Si vous surveillez votre poids ou si vous avez un excès de cholestérol,** choisissez le lait demi-écrémé ou écrémé, les laitages apportant au maximum 3 g de lipides par pot et, bien entendu, les fromages les moins gras.

★ **Si vous êtes gourmand(e) de desserts lactés,** comparez leurs apports de sucres et de lipides, et sachez qu'ils apportent moins de calcium que les yaourts parce qu'ils contiennent moins de lait.

1. Matières grasses

PRODUITS	POIDS D'UNE PORTION (G)	ÉNERGIE (KCAL)	GLUCIDES (G)	LIPIDES (G)	PROTIDES (G)	AUTRES
BEURRES						
Beurre 6 fois moins de cholestérol *(Elle & Vire)*	1 noisette: 10g	**38**	0,2	4,1 Ags: 2,5	0,2	
Beurre gastronomique demi-sel *(Président)*	1 noisette: 10g	**73**	0,05	8	0,07	
Beurre gastronomique demi-sel ou doux (moy.) *(Elle & Vire)*	1 noisette: 10g	**74**	0,08 Suc: 0,03	8,1 Ags: 5,25	0,07	
Beurre gastronomique doux *(Président)*	1 noisette: 10g	**74**	0,05	8,2	0,07	
Beurre tendre demi-sel ou doux (moy.) *(Elle & Vire)*	1 noisette: 10g	**74**	0,08 Suc: 0,03	8,1 Ags: 5,25	0,07	
Beurre tendre léger 41% demi-sel ou doux (moy.) *(Elle & Vire)*	1 noisette: 10g	**38**	0,6	4,1	0,02	
Bridelight 15% extra léger *(Bridélice)*	1 noisette: 10g	**16**	0,6 Suc: 0,2	1,5 Ags: 1,1	traces	Na: 0,03g
Bridelight 15% extra léger sel de mer *(Bridélice)*	1 noisette: 10g	**16**	0,6 Suc: 0,2	1,5 Ags: 1,1	traces	Na: 0,08g
Bridelight doux 40% MG *(Bridélice)*	1 noisette: 10g	**40**	0,9 Suc: 0,2	4 Ags: 2,6	0,2	Na: 0,02g
Extra-léger demi-sel ou doux (moy.) *(Elle & Vire)*	1 noisette: 10g	**11**	0,4	1,1 Ags: 0,7	0	
Mont Saint-Michel demi-sel ou doux (moy.) *(Elle & Vire)*	1 noisette: 10g	**74**	0,08 Suc: 0,03	8,1 Ags: 5,25	0,07	
Noisy doux *(Elle & Vire)*	1 noisette: 10g	**74**	0,08 Suc: 0,03	8,2 Ags: 5,3	0,07	
Oméga demi-sel ou doux (moy.) *(Elle & Vire)*	1 noisette: 10g	**39**	0,6 Suc: 0,2	4,1 Ags: 2,6	0,02	
Tendre & léger 20% au sel de mer ou doux (moy.) *(Elle & Vire)*	1 noisette: 10g	**21**	0,8 Suc: 0,3	2 Ags: 1,2	0,03	

1. Matières grasses

PRODUITS	Poids d'une portion (g)	Énergie (kcal)	Glucides (g)	Lipides (g)	Protides (g)	Autres
CRÈMES FRAÎCHES						
Babette crème fraîche semi-épaisse *(Candia)*	1 cuillère: 10g	**19**	0,5	1,8	0,3	
Babette semi-épaisse légère *(Candia)*	1 cuillère: 10g	**14**	0,5	1,2	0,3	
Babette sauce béchamel *(Candia)*	1 cuillère: 10g	**14**	0,7	1,1	0,4	
Bridélice épaisse *(Bridélice)*	1 cuillère: 10g	**17**	0,6	1,5	0,3	
Bridelight crème extra-légère *(Bridélice)*	1 cuillère: 10g	**8**	0,7	0,3	0,3	
Bridelight épaisse *(Bridélice)*	1 cuillère: 10g	**7**	0,8	0,3	0,3	
Chantilly Babette *(Candia)*	1 cuill.: 10g	**31**	1,6	2,8	0,2	
Chantilly légère *(Bridélice)*	1 cuill.: 10g	**24**	1,2	2	0,3	
Crème cuisine à base de soja *(Sojasun)*	1 cuillère: 10g	**18**	0,3 Suc: 0,2	1,7 Ags: 0,3	0,3	Fib: 0,05g
Crème fraîche épaisse *(Président)*	1 cuillère: 10g	**29**	0,3	3	0,2	
Crème fraîche épaisse 30% *(Yoplait)*	1 cuillère: 10g	**30**	0,3 Suc: 0,3	3 Ags: 2	0,2	Ca: 8,4mg
Crème fraîche fluide *(Yoplait)*	1 cuillère: 10g	**34**	0,3 Suc: 0,3	3,5 Ags: 2,3	0,2	Ca: 8,5mg
Crème légère fluide *(Bridélice)*	1 cuillère: 10g	**14**	0,6	1,2	0,3	
Crème légère semi-épaisse *(Bridélice)*	1 cuillère: 10g	**20**	0,6	1,8	0,2	
Crème semi-épaisse extra-légère *(Elle & Vire)*	1 cuillère: 10g	**7**	0,7	0,3	0,3	
Fleurette 20% *(Yoplait)*	1 cuillère: 10g	**22**	0,4 Suc: 0,4	2 Ags: 1,4	0,3	Ca: 10,5mg
Fleurette légère 12% *(Yoplait)*	1 cuillère: 10g	**14**	0,4 Suc: 0,4	1,2 Ags: 0,8	0,3	Ca: 7,5mg

1. Matières grasses

PRODUITS	POIDS D'UNE PORTION (G)	ÉNERGIE (KCAL)	GLUCIDES (G)	LIPIDES (G)	PROTIDES (G)	AUTRES
HUILES						
Arachide *(Lesieur)*	1 cuillère: 10g	**90**	0	10 Ags: 1,7	0	Oméga 3: 0,02g
Cœur de tournesol *(Lesieur)*	1 cuillère: 10g	**90**	0	10 Ags: 1	0	Oméga 3: 0,02g
Épi d'or céréales et fruits *(Lesieur)* - maïs, noix, blé, raisin	1 cuillère: 10g	**90**	0	10 Ags: 1,3	0	Oméga 3: 0,1g
Fleur de colza *(Lesieur)*	1 cuillère: 10g	**90**	0	10 Ags: 0,8	0	Oméga 3: 0,9g
Frial *(Lesieur)* - huile spéciale friture	1 cuillère: 10g	**90**	0	10 Ags: 1	0	Oméga 3: 0,2g
Huile de noisette *(Lesieur)*	1 cuillère: 10g	**90**	0	10 Ags: 0,9	0	Oméga 3: 0,03g
Huile de noix *(Lesieur)*	1 cuillère: 10g	**90**	0	10 Ags: 1	0	Oméga 3: 1,3g
Huile de pépins de raisins *(Lesieur)*	1 cuillère: 10g	**90**	0	10 Ags: 1,1	0	Oméga 3: 0,04g
Huile d'olive classique ou Andanela (moy.) *(Lesieur)*	1 cuillère: 10g	**90**	0	10 Ags: 1,5	0	Oméga 3: 0,07g
Huile d'olive douce, d'olive vierge au basilic ou d'olive vierge extra (moy.) *(Puget)*	1 cuillère: 10g	**90**	0	10 Ags: 1,5	0	Oméga 3 et 6: 0,8g
Huile spéciale fondue ou spéciale pizza (moy.) *(Lesieur)* - tournesol	1 cuillère: 10g	**90**	0	10 Ags: 1,1	0	Oméga 3: 0,02g
Huile végétale de tournesol et colza *(Fruit d'or)*	1 cuillère: 10g	**90**	0	10 Ags: 1	0	Oméga 6: 4,55g
Isio 4 *(Lesieur)* - tournesol, colza, Oléisol, raisin	1 cuillère: 10g	**90**	0	10 Ags: 0,8	0	Oméga 3: 0,5g
Isio 4 Olive *(Lesieur)* - tournesol, colza, olive, raisin	1 cuillère: 10g	**90**	0	10 Ags: 1	0	Oméga 3: 0,5g
Isio Mémo *(Lesieur)* - colza, noisette, Oléisol	1 cuillère: 10g	**90**	0	10 Ags: 0,7	0	Oméga 3: 0,6g

1. Matières grasses

PRODUITS	POIDS D'UNE PORTION (G)	ÉNERGIE (KCAL)	GLUCIDES (G)	LIPIDES (G)	PROTIDES (G)	AUTRES
MARGARINES						
41 doux ou sel de mer (moy.) *(St Hubert)*	1 noisette : 10g	**36**	0,4	3,8	0,2	
Allégé *(Fruit d'or)*	1 noisette : 10g	**45**	0,03	5 Ags : 1,1	0,01	
Astra	1 noisette : 10g	**63**	0,02 Suc : 0,02	7	0	
Culinesse *(Planta fin)*	1 cuillère : 10g	**66**	0,1	7,4 Ags : 0,8	0	Na : 0,05g
Double effet spécial cuisson *(Primevère)*	1 noisette : 10g	**57**	0,03 Suc : 0,03	6,3 Ags : 1,5	0,01	Na : 0,01g
Double effet tartine *(Primevère)*	1 noisette : 10g	**50**	0,05 Suc : 0,05	5,5 Ags : 1,5	0,01	Na : 0,02g
Doux *(Planta fin)*	1 noisette : 10g	**54**	0,03 Suc : 0,03	5,9 Ags : 1,9	0	Na : 0,02g
Doux *(Fruit d'or)*	1 noisette : 10g	**54**	0,01	6 Ags : 1,3	0,01	
Extra léger 25% *(Primevère)*	1 noisette : 10g	**23**	0,1 Suc : 0,03	2,5 Ags : 0,6	traces	Na : 0,02g
Margarine *(Tournolive)*	1 noisette : 10g	**54**	0	6	0	
Oméga 3 doux *(St Hubert)*	1 noisette : 10g	**49**	0,01 Suc : 0,01	5,4 Ags : 1,6	0,01	Na : 0,01g
Oméga 3 sel de mer *(St Hubert)*	1 noisette : 10g	**49**	0,01 Suc : 0,01	5,4 Ags : 1,6	0,01	Na : 0,06g
Pro-activ cuisine *(Fruit d'or)*	1 noisette : 10g	**56**	0,01	6,2 Ags : 1,5	0,01	Stérols végétaux
Pro-activ tartine *(Fruit d'or)*	1 noisette : 10g	**32**	0,25	3,5 Ags : 0,9	0,01	Stérols végétaux

2. Produits laitiers

PRODUITS	POIDS D'UNE PORTION (G)	ÉNERGIE (KCAL)	GLUCIDES (G)	LIPIDES (G)	PROTIDES (G)	AUTRES
CRÈMES DESSERT						
Crème brûlée *(Rians)*	1 pot : 100g	**320**	18	26	4,5	
Crème dessert café *(Mont Blanc)*	1 crème : 125g	**173**	25,9	5,6	4,8	Ca : 0,17g
Crème dessert caramel *(La Fermière)*	1pot : 110g	**249**	23,05	16,28	2,33	
Crème dessert caramel *(Mont Blanc)*	1 crème : 125g	**161**	26,8	4,4	3,6	
Crème dessert chocolat *(La Fermière)*	1pot : 110g	**260**	15,4	20,61	3,12	
Crème dessert chocolat noir *(Mont Blanc)*	1 crème : 125g	**143**	19	5,5	4,1	
Crème dessert praliné ou vanille (moy.) *(Mont Blanc)*	1 crème : 125g	**156**	24,9	4,7	3,6	
Crème pistache *(Mont Blanc)*	1 crème : 125g	**139**	21,6	4,3	3,3	
Danette caramel *(Danone)*	1 pot : 125g	**139**	22,5	3,4	4,1	
Danette chocolat *(Danone)*	1 pot : 125g	**164**	26,6 Suc : 23,9	4,3 Ags : 2,5	4,9	Na : 0,09g
Danette chocolat blanc *(Danone)*	1 pot : 125g	**165**	24,8	5,3	4,6	
Danette crousti mix *(Danone)*	1 pot : 120g	**198**	34	4,9	4,3	
Danette expresso ou praliné (moy.) *(Danone)*	1 pot : 125g	**146**	23,8	7,5	4,3	
Danette noir extra *(Danone)*	1 pot : 125g	**160**	24,4	4,3	5,1	
Danette vanille *(Danone)*	1 pot : 125g	**136**	21,5	3,8	4,1	
Flanby vanille nappé de caramel *(Nestlé)*	1 pot : 100g	**100**	20,1 Suc : 16,6	0,8 Ags : 0,5	3	Ca : 0,11g Na : 0,05g
La Laitière Craquant caramel ou vanille (moy.) *(Nestlé)*	1 pot : 90g	**190**	18,3 Suc : 15,9	11,4 Ags : 7,6	3,5	Ca : 0,11g Na : 0,05g

2. Produits laitiers

PRODUITS	POIDS D'UNE PORTION (G)	ÉNERGIE (KCAL)	GLUCIDES (G)	LIPIDES (G)	PROTIDES (G)	AUTRES
La Laitière Craquant chocolat *(Nestlé)*	1 pot: 90g	**183**	16,4 Suc: 14,2	11,4 Ags: 7,2	3,6	Ca: 0,09g Na: 0,05g
La Laitière Crème aux œufs chocolat ou vanille (moy.) *(Nestlé)*	1 pot: 100g	**166**	18,8	8,1	4,6	
La Laitière Crème brûlée *(Nestlé)*	1 pot: 100g	**304**	14,5 Suc: 13,8	25,6 Ags: 15,3	4	Ca: 0,06g Na: 0,05g
La Laitière Crème caramel *(Nestlé)*	1 pot: 100g	**121**	19,9 Suc: 18,3	2,6 Ags: 0,7	4,4	Na: 0,09g
La Laitière Petit pot de crème café *(Nestlé)*	1 pot: 100g	**187**	20 Suc: 18,9	10,2 Ags: 6,4	3,9	Ca: 0,12g Na: 0,13g
La Laitière Petit pot de crème caramel *(Nestlé)*	1 pot: 100g	**215**	23,2 Suc: 19	11,5 Ags: 6,5	4,7	Ca: 0,13g Na: 0,09g
La Laitière Petit pot de crème chocolat *(Nestlé)*	1 pot: 100g	**176**	17,4 Suc: 16,5	9,9 Ags: 6,4	4,4	Ca: 0,12g Na: 0,09g
La Laitière Petit pot de crème coco *(Nestlé)*	1 pot: 100g	**180**	19 Suc: 15	9,9 Ags: 7,4	3,8	Na: 0,05g
La Laitière Petit pot de crème praliné ou vanille (moy.) *(Nestlé)*	1 pot: 100g	**202**	19,4 Suc: 15,7	11,65 Ags: 7	4,8	Ca: 0,13g Na: 0,09g
Le café onctueux *(Rians)*	1 pot: 90g	**225**	16,2	16,2	3,6	
Nesquick crème dessert *(Nestlé)*	1 pot: 80g	**93**	15,4 Suc: 10,1	2,2 Ags: 1,4	3,1	Ca: 0,13g Na: 0,05g
CRÈMES ANGLAISES						
Babette Crème anglaise *(Candia)*	1 cuillère: 10g	**13**	1	0,5	1	
Crème anglaise *(Bridélice)*	1 cuillère: 10g	**11**	1,7	0,3	0,3	
DESSERTS LACTÉS						
Gâteau de riz biscuité ou nappé caramel (moy.) *(Yabon)*	1 pot: 125g	**164**	29,2	3,7	3,45	
Gâteau de semoule nappé caramel *(Mont Blanc)*	1 gâteau: 125g	**149**	27,6	2,8	3,3	

2. Produits laitiers

PRODUITS	POIDS D'UNE PORTION (G)	ÉNERGIE (KCAL)	GLUCIDES (G)	LIPIDES (G)	PROTIDES (G)	AUTRES
Gâteau de semoule nappé chocolat *(Yabon)*	1 pot: 125 g	**153**	25,8	3,8	4	
Île Gourmande *(Yoplait)*	1 pot: 110g	**114**	20,1 Suc: 18,6	2,4 Ags: 1,5	3	Ca: 0,1g
La Laitière Gâteau de riz *(Nestlé)*	1 pot: 100g	**124**	23,9	1,6	3,4	
La Laitière Gâteau de semoule aux raisins *(Nestlé)*	1 pot: 100g	**113**	21,2	1,6	3,4	
La Laitière Riz au lait saveur rhum raisins *(Nestlé)*	1 pot: 115g	**155**	28,2 Suc: 17	3,5 Ags: 2,3	2,9	Na: 0,12g
La Laitière Riz au lait saveur vanille *(Nestlé)*	1 pot: 115g	**148**	24,8 Suc: 14,3	4 Ags: 2,5	3	Ca: 0,09g Na: 0,08g
La Laitière Semoule au lait *(Nestlé)*	1 pot: 115g	**135**	20,7 Suc: 14,5	4,3 Ags: 2,8	3,6	Ca: 0,09g Na: 0,09g
Nesquick petit *(Nestlé)*	1 pot: 60g	**130**	15,6 Suc: 12,5	6,4 Ags: 4,3	2,5	Ca: 0,07g
Panna Cotta au coulis de framboise *(La Fermière)*	1 pot: 140g	**230**	18,03	16,17	3,05	
Riz au lait *(Mont Blanc)*	1 pot: 125g	**141**	25,9	2,8	3	Ca: 0,9g
DESSERTS PÂTISSIERS						
Brownie *(Gü)*	1 part: 45g	**200**	20 Suc: 14,2	12 Ags: 5,6	3	Fib: 2,3g Na: 0,4g
Forêt-Noire au chocolat *(Gü)*	1 part: 90g	**280**	21,1 Suc: 17,3	20,4 Ags: 12	2,6	Fib: 1,3g Na: 0,1g
La Laitière Petit clafoutis aux cerises *(Nestlé)*	1 clafoutis: 85g	**186**	25,8 Suc: 20,9	7,6 Ags: 5,7	3,7	Ca: 0,07g Na: 0,06g
La Laitière Profiteroles au chocolat *(Nestlé)*	1 pot: 100g	**247**	30,8	11,8	4,5	Ca: 0,07g
Pingui chocolat *(Kinder)* - Génoise, lait, chocolat	1 gâteau: 31g	**136**	12,4	8,8	1,8	
Pingui coco *(Kinder)* - Génoise coco chocolat	1 gâteau: 31g	**143**	10,8	10,2	2,1	
Tiramisu au mascarpone et chocolat *(Gü)*	1 part: 90g	**316**	23,5 Suc: 20,5	23,3 Ags: 13,5	3	Fib: 0,9g Na: 0,1g

2. Produits laitiers

PRODUITS	Poids d'une portion (g)	Énergie (kcal)	Glucides (g)	Lipides (g)	Protides (g)	Autres
FROMAGES						
Babybel *(Bel)* - Fromage au lait pasteurisé	1 portion: 30g	**98**	0	8,1 Ags: 5,4	6,3	Ca: 0,2g Na: 0,2g
Beaufort *(* à la coupe)*	1 portion: 30g	**120**		9,8 Ags: 5,9	8	Ca: 0,3g Na: 0,19g
Bleu d'Auvergne *(* à la coupe)*	1 portion: 30g	**104**		8,9 Ags: 5,7	6	Ca: 0,17g Na: 0,34g
Bleu de Bresse *(* à la coupe)*	1 portion: 30g	**107**	0,4 Suc: 0,4	9,3 Ags: 6	5,4	Ca: 0,14g Na: 0,18g
Brie *(* à la coupe)*	1 portion: 30g	**99**	0,03 Suc: 0,03	8,5 Ags: 5,9	5,5	Ca: 0,09g Na: 0,19g
Brin de paille *(Lanquetot)*	1 portion: 30g	**91**	0,2	7,8	5,1	
Camembert *(Président)*	1 portion: 30g	**81**		6	6,6	
Camembert au lait cru *(* à la coupe)*	1 portion: 30g	**83**	0,03 Suc: 0,03	6,6 Ags: 4,2	6	Ca: 0,07g Na: 0,24g
Camembert brut *(Cœur de Lion)*	1 portion: 30g	**80**	0,2	6	6,3	Ca: 0,12g
Camembert de campagne *(Président)*	1 portion: 30g	**80**		6	6,6	Ca: 0,14g
Camembert Le rustique *(Jean Verrier)*	1 portion: 30g	**79**		6	6,3	Ca: 0,14g
Cancoillote *(Président)*	1 portion: 30g	**49**		3,3	4,5	
Cancoillotte *(* à la cuillère)*	1 portion: 30g	**37**	0,6 Suc: 0,6	1,9 Ags: 1,3	4,4	Ca: 0,04g Na: 0,15g
Cantal *(* à la coupe)*	1 portion: 30g	**110**		9 Ags: 5,7	7,2	Ca: 0,24g Na: 0,26g
Caprice des Dieux	1 portion: 30g	**104**		9,3	4,9	
Carré de l'Est *(* à la coupe)*	1 portion: 30g	**94**		7,7 Ags: 4,8	6,3	Ca: 0,09g Na: 0,33g
Chabichou *(* à la coupe)*	1 portion: 30g	**89**	0,6 Suc: 0,6	6,8 Ags: 5	6,2	Ca: 0,09g Na: 0,19g
Chamois d'or gourmand	1 portion: 30g	**80**	0,6	6	6	Ca: 0,14g

** Table de composition nutritionnelle des aliments Ciqual 2008*

2. Produits laitiers

PRODUITS	POIDS D'UNE PORTION (G)	ÉNERGIE (KCAL)	GLUCIDES (G)	LIPIDES (G)	PROTIDES (G)	AUTRES
Chaource *(* à la coupe)*	1 portion : 30g	**81**		6,6 Ags : 4,5	5,3	P : 0,04g Na : 0,24g
Cheddar *(* à la coupe)*	1 portion : 30g	**123**	0,4 Suc : 0,4	10 Ags : 6,4	7,8	Ca : 0,23g Na : 0,2g
Comté *(Président)*	1 portion : 30g	**125**	0	10,2	8,3	Ca : 0,25g
Comté *(* à la coupe)*	1 portion : 30g	**122**		9,8 Ags : 5,6	8,5	Ca : 0,27g Na : 0,12g
Coulommiers *(Président)*	1 portion : 30g	**88**		7	6	Ca : 0,14g
Coulommiers *(Cœur de Lion)*	1 portion : 30g	**90**	0,3	7,5	5,4	Ca : 0,1g
Coulommiers *(* à la coupe)*	1 portion : 30g	**90**	0,03 Suc : 0,03	7,4 Ags : 4,7	5,8	Ca : 0,1g Na : 0,15g
Cousteron *(Bel)* - Fromage goût terroir	1 portion : 30g	**97**	0,15	8,1 Ags : 5,4	6	Ca : 0,17g Na : 0,2g
Crottin de chèvre *(* à la coupe)*	1 portion : 30g	**106**	0,9 Suc : 0,9	8,6 Ags : 5,8	6,2	Ca : 0,04g Na : 0,16g
Edam *(* à la coupe)*	1 portion : 30g	**99**		7,7 Ags : 4,9	7,5	Ca : 0,25g Na : 0,18g
Emmental *(* à la coupe)*	1 portion : 30g	**115**	0,09 Suc : 0,09	8,9 Ags : 5,6	8,5	Ca : 0,32g Na : 0,07g
Emmental cœur de meule *(Président)*	1 portion : 30g	**110**	0	8,4	8,4	Ca : 0,3g
Emmental français *(Entremont)*	1 portion : 30g	**112**	0	8,7	8,4	Ca : 0,3g
Feta *(Dodoni)*	1 portion : 30g	**77**	0	6,3	5,1	Ca : 0,12g
Ficello nature	1 portion : 21g	**65**	0,02	4,6	5,9	Ca : 0,13g
Fondant à la raclette *(Président)*	1 portion : 30g	**85**	0,8	7,5	3,5	
Fourme d'Ambert *(* à la coupe)*	1 portion : 30g	**101**		8,6 Ags : 5,5	5,9	Ca : 0,15g Na : 0,36g
Fromage à raclette *(* à la coupe)*	1 portion : 30g	**110**		8,9 Ags : 5,8	7,5	Ca : 0,2g
Fromage des Pyrénées de brebis *(* à la coupe)*	1 portion : 30g	**119**	0,06 Suc : 0,06	9,9 Ags : 6,1	7,4	Ca : 0,22g Na : 0,22g

** Table de composition nutritionnelle des aliments Ciqual 2008*

2. Produits laitiers

PRODUITS	Poids d'une portion (g)	Énergie (kcal)	Glucides (g)	Lipides (g)	Protides (g)	Autres
Fromage des Pyrénées de vache *(* à la coupe)*	1 portion: 30g	**107**		8,9 Ags: 5,6	6,7	Ca: 0,19g Na: 0,25g
Gâteau du fromager *(Saint Môret)*	1 portion: 80g	**174**	21,6 Suc: 16,8	7,2 Ags: 4,2	5,6	Ca: 0,1g Na: 0,05g
Gorgonzola *(* à la coupe)*	1 portion: 30g	**107**	0,03 Suc: 0,03	9,4 Ags: 4,5	5,7	Ca: 0,18g Na: 0,44g
Gouda *(* à la coupe)*	1 portion: 30g	**103**		8 Ags: 5	7,6	Ca: 0,24g Na: 0,2g
Gruyère *(* à la coupe)*	1 portion: 30g	**129**	0,06 Suc: 0,06	10,4 Ags: 5,9	8,9	Ca: 0,31g Na: 0,1g
La Brique *(Président)*	1 portion: 30g	**104**		9,3	5,1	Ca: 0,14g
Langres *(* à la coupe)*	1 portion: 30g	**88**	0,2 Suc: 0,2	7,4 Ags: 5,4	5,2	Ca: 0,07g Na: 0,16g
Le Fondant de Port Salut *(Bel)* - Fromage long	1 portion: 30g	**97**	0,15	8,1 Ags: 5,4	5,7	Ca: 0,17g Na: 0,2g
Leerdammer *(Bel)* - pâte demi-cuite	1 portion: 30g	**108**	0	8,4 Ags: 5,7	8,1	Ca: 0,27g Na: 0,2g
Leerdammer caractère *(Bel)*	1 portion: 30g	**114**	0	9 Ags: 6	7,5	Ca: 0,24g Na: 0,28g
Livarot *(* à la coupe)*	1 portion: 30g	**83**		6,2 Ags: 4,2	6,8	Ca: 0,19g Na: 0,22g
L'Ortolan *(Paysange)*	1 portion: 30g	**102**	0,4	8,7	5,5	Ca: 0,16g
Maroilles *(* à la coupe)*	1 portion: 30g	**113**	0,06 Suc: 0,06	8,7 Ags: 5,4	8,6	Ca: 0,11g Na: 0,28g
Mascarpone *(Casa Azzurra)*	1 portion: 30g	**129**	0,3	13,5	1,5	
Mimolette *(* à la coupe)*	1 portion: 30g	**98**	0	7,7 Ags: 5,4	7,3	Ca: 0,26g
Minibabybel à l'emmental ou chèvre (moy.) *(Bel)*	1 portion: 20g	**65**	0,25	5,1	4,4	Ca: 0,14g Na: 0,13g
Minibabybel rouge *(Bel)*	1 portion: 22g	**67**	0	5 Ags: 3,5	5	Ca: 0,15g Na: 0,16g
Morbier *(* à la coupe)*	1 portion: 30g	**104**		8,4 Ags: 5,3	7,1	Ca: 0,23g Na: 0,3g

** Table de composition nutritionnelle des aliments Ciqual 2008*

2. Produits laitiers

PRODUITS	POIDS D'UNE PORTION (G)	ÉNERGIE (KCAL)	GLUCIDES (G)	LIPIDES (G)	PROTIDES (G)	AUTRES
Mozzarella *(Santa Lucia)*	1 portion : 30g	**74**	0,3	5,7	5,4	
Mozzarella *(* à la coupe)*	1 portion : 30g	**72**	0,8 Suc : 0,3	5,3 Ags : 3,2	5,5	Ca : 0,12g Na : 0,06g
Munster *(* à la coupe)*	1 portion : 30g	**99**		8,3 Ags : 5,5	5,9	Ca : 0,11g Na : 0,21g
Neufchâtel *(* à la coupe)*	1 portion : 30g	**93**		8 Ags : 5,1	5,1	Ca : 0,09g Na : 0,12g
Parmesan *(Casa Azzurra)*	1 portion : 30g	**118**	0	8,5	9,9	Ca : 0,35g
Parmesan *(* à la coupe)*	1 portion : 30g	**115**	0,02 Suc : 0,02	8,2 Ags : 5	10,3	Ca : 0,37g Na : 0,17g
Pavé d'affinois	1 portion : 30g	**74**	0,6	6	4,5	Ca : 0,12g P : 0,08g
Pont-l'évêque *(* à la coupe)*	1 portion : 30g	**88**	0,06 Suc : 0,06	7 Ags : 4,4	6,3	Ca : 0,15g Na : 0,21g
Port Salut *(Bel)* - Fromage doux mœlleux	1 portion : 30g	**94**	0,3	7,8 Ags : 5,2	6	Ca : 0,16g Na : 0,17g
Raclette *(* à la coupe)*	1 portion : 30g	**110**		8,9 Ags : 5,8	7,5	Ca : 0,2g Na : 0,2g
Reblochon *(* à la coupe)*	1 portion : 30g	**98**	0,03 Suc : 0,03	8,1 Ags : 5,2	6,2	Ca : 0,15g Na : 0,17g
Ricotta *(Casa Azzurra)*	1 portion : 30g	**30**	1,1	2	2,1	
Ricotta *(* à la coupe)*	1 portion : 30g	**47**	1,1 Suc : 1,1	3,2 Ags : 2	3,5	Ca : 0,09g Na : 0,03g
Rocamadour *(* à la coupe)*	1 portion : 30g	**92**	0,3 Suc : 0,3	7 Ags : 4,7	7	Ca : 0,03g Na : 0,11g
Roquefort *(* à la coupe)*	1 portion : 30g	**110**		9,6 Ags : 6,3	5,6	Ca : 0,18g Na : 0,48g
Rouy *(* à la coupe)*	1 portion : 30g	**100**	0,2 Suc : 0,2	8 Ags : 5,5	6,8	Ca : 0,19g Na : 0,14g
Saint Ague	1 portion : 30g	**110**	0,3	9,9	4,8	Ca : 0,08g
Saint Ague Frais plaisir	1 portion : 30g	**126**	0,8	12,3	3	Ca : 0,04g

** Table de composition nutritionnelle des aliments Ciqual 2008*

2. Produits laitiers

PRODUITS	Poids d'une portion (g)	Énergie (kcal)	Glucides (g)	Lipides (g)	Protides (g)	Autres
Saint Albray (à la coupe)	1 portion: 30g	**96**	0,3	7,8 Ags: 5,2	6,2	Ca: 0,2g
Sainte-Maure *(* à la coupe)*	1 portion: 30g	**103**	0,5 Suc: 0,5	8,4 Ags: 5,4	6,3	Ca: 0,05g Na: 0,25g
Saint-Marcellin *(* à la coupe)*	1 portion: 30g	**88**		8 Ags: 4,8	3,8	Ca: 0,04g Na: 0,3g
Saint-Nectaire *(* à la coupe)*	1 portion: 30g	**100**	0,07 Suc: 0,07	8,3 Ags: 5,2	6,3	Ca: 0,16g Na: 0,14g
Saint-Paulin *(* à la coupe)*	1 portion: 30g	**89**	0,03 Suc: 0,02	6,8 Ags: 4,3	7	Ca: 0,22g Na: 0,23g
Selles-sur-cher *(* à la coupe)*	1 portion: 30g	**96**	0,12 Suc: 0,12	8,4 Ags: 5,4	5	Ca: 0,04g Na: 0,19g
Tomme *(* à la coupe)*	1 portion: 30g	**99**		7,7 Ags: 5	7,4	Ca: 0,21g Na: 0,23g
Tomme de Savoie *(* à la coupe)*	1 portion: 30g	**109**	0,07 Suc: 0,07	9,1 Ags: 5,7	6,8	Ca: 0,19g Na: 0,24g
Vacherin Mont d'Or *(* à la coupe)*	1 portion: 30g	**96**		8,3 Ags: 5,3	5,3	Ca: 0,21g Na: 0,14g
FROMAGES À TARTINER						
Boursin ail et fines herbes, échalotte-ciboulette ou poivre (moy.)	1 portion: 30g	**122,6**	0,6	12,3	2,3	
Boursin cuisine	1 cuillère: 10g	**20**	0,3	1,9	0,3	
Boursin figue et noix	1 portion: 30g	**125**	2,3	12	2,1	
Carré frais	1 portion: 25g	**54**	0,6	4,4	3	
Crème de saint-agur	1 portion: 30g	**85**	0,7	7,4	3,9	Ca: 0,07g
Idée cuisine et tartine *(Entremont)*	1 portion: 30g	**47**	0,6	2,6	5,4	
Recettes de Madame Loïk *(Paysan breton)*	1 portion: 30g	**78**	0,9	7,5	1,7	
Saint Môret nature	1 portion: 20g	**41**	0,6	3,5	1,7	Ca: 0,02g
Tartare original ail fines herbes	1 portion: 16g	**55**	0,5	5,2	1,5	

** Table de composition nutritionnelle des aliments Ciqual 2008*

2. Produits laitiers

PRODUITS	POIDS D'UNE PORTION (G)	ÉNERGIE (KCAL)	GLUCIDES (G)	LIPIDES (G)	PROTIDES (G)	AUTRES
FROMAGES ALLÉGÉS						
Bridelight camembert extra-léger *(Bridélice)*	1 portion: 30g	**44**		1,5	7,5	Ca: 0,17g
Bridelight goût emmental *(Bridélice)*	1 portion: 17g	**18**	1,7	0,3	2	Ca: 0,05g
Camembert léger *(Président)*	1 portion: 30g	**58**		3	7	
Camembert léger *(Cœur de Lion)*	1 portion: 30g	**60**	0,3	3	7	Ca: 0,2g
Caprice des anges	1 portion: 30g	**83**	0,8	8,1	1,8	
Chamois d'or ligne et plaisir	1 portion: 30g	**56**	0,7	3	6,4	Ca: 0,17g
Emmental léger *(Entremont)*	1 portion: 30g	**64**		2,6	10,2	Ca: 0,3g
La Vache qui rit légère *(Bel)*	1 portion: 16,7g	**24**	1,1	1,2 Ags: 0,8	2,3	Ca: 0,08g Na: 0,13g
Le Rustique léger	1 portion: 30g	**60**		3,3	7,5	
Leerdammer Ligne *(Bel)*	1 portion: 30g	**86**	0	5,19 Ags: 3,4	9,75	Ca: 0,32g Na: 0,23g
Ligne et plaisir Saint Môret ou Tartare (moy.)	1 portion: 18g	**23**	0,8	1,4	1,9	
Minibabybel Light *(Bel)*	1 portion: 20g	**42**	0	2,4	5	Ca: 0,17g
Petit Plaisir nature *(Sveltesse)*	1 portion: 17g	**23**	0,8	1,3	2	Ca: 0,3g
Sylphide Fondant au gruyère *(Bel)*	1 portion: 16,7g	**24**	1,1	1,2 Ags: 0,8	2,3	Ca: 0,08g Na: 0,13g
Sylphide Le Flûtin *(Bel)*	1 portion: 30g	**60**	0	3,6 Ags: 2,4	6,9	Ca: 0,21g Na: 0,24g
FROMAGES BLANCS						
Activia fromage blanc nature *(Danone)*	1 pot: 125g	**89**	5,4 Suc: 5	4,3 Ags: 3	7,3	Na: 0,08g
Activia fromage blanc vanille *(Danone)*	1 pot: 125g	**125**	16,9 Suc: 16,4	3,6 Ags: 2,5	6,3	Na: 0,06g

2. Produits laitiers

PRODUITS	POIDS D'UNE PORTION (G)	ÉNERGIE (KCAL)	GLUCIDES (G)	LIPIDES (G)	PROTIDES (G)	AUTRES
Calin 0% *(Yoplait)*	1 pot: 100g	**50**	4,7 Suc: 4,7		7,6	Ca: 0,16g
Calin 20% *(Yoplait)*	1 pot: 100g	**82**	4,5 Suc: 4,5	3,9 Ags: 2,6	7,1	Ca: 0,15g
Calin Nature *(Yoplait)*	1 pot: 125g	**79**	5,9 Suc: 5,9	4,3 Ags: 2,9	4,3	Ca: 0,22g
Calin sur lit de fruits *(Yoplait)*	1 pot: 100g	**102**	13,7 Suc: 13	2,9 Ags: 2	5,4	Ca: 0,16g
Fjord nature *(Danone)*	1 pot: 125g	**148**	4,9 Suc: 4,9	12,5 Ags: 8	3,9	Na: 0,05g
Fromage blanc sucré *(Mamie Nova)*	1 pot: 100g	**99**	11	3	7,1	
Gervita nature *(Danone)*	1 pot: 100g	**137**	3,8	10,2	7,4	
Jockey fromage blanc au lait entier *(Danone)*	1 pot: 90g	**106**	4 Suc: 4	7,2 Ags: 4,9	6,2	Na: 0,09g
Jockey nature au lait demi-écrémé *(Danone)*	1 pot: 90g	**71**	4,1 Suc: 4,1	3 Ags: 2	6,8	Na: 0,09g
Jockey petit encas stracciatella *(Danone)*	1 pot: 150g	**232**	27,2 Suc: 26,4	10,4 Ags: 6,9	7,4	Fib: 0,3g Na: 0,08g
Jockey petit encas fruits rouges *(Danone)*	1 pot: 150g	**176**	23,6 Suc: 22,5	6,3 Ags: 4,1	6,2	Fib: 1,1g Na: 0,06g
Jockey petit encas pêche *(Danone)*	1 pot: 150g	**184**	25,8 Suc: 25,1	6,2 Ags: 4,1	6,2	Fib: 0,3g Na: 0,06g
La faisselle *(Rians)*	1 part: 100g	**84**	3,5	6	4	
Sveltesse au fromage blanc *(Nestlé)*	1 pot: 110g	**59**	4,6 Suc: 4,5	1 Ags: 0,7	7,9	Ca: 0,13g Na: 0,05g
Sveltesse au fromage blanc vanille *(Nestlé)*	1 pot: 110g	**95**	14 Suc: 14	1 Ags: 0,6	7,5	Ca: 0,13g Na: 0,04g
Taillefine au fromage blanc fraise ou vanille (moy.) *(Danone)*	1 pot: 120g	**63**	7,55 Suc: 7,2	0,12 Ags: 0,05	7,9	Na: 0,06g

2. Produits laitiers

PRODUITS	Poids d'une portion (g)	Énergie (kcal)	Glucides (g)	Lipides (g)	Protides (g)	Autres
FROMAGES DE BREBIS						
Brebiou *(Etorki)*	1 portion: 30g	**88**	0,4	7,3	5,3	
FROMAGES DE CHÈVRE						
Caractère de chèvre *(Soignon)*	1 portion: 30g	**87**	0,2	6,9	6	Ca: 0,15g P: 0,1g
Chavroux	1 portion: 20g	**35**	0,8	2,8	1,7	
Chèvre cuisine *(Président)*	1 palet: 17g	**42**	0,3	3,3	2,7	
La brique de chèvre ou bûche fondante (moy.) *(Président)*	1 portion: 30g	**90**		7,5	5,7	Ca: 0,18g
Le chèvre *(Soignon)*	1 portion: 30g	**85**	0,3	6,6	6	Ca: 0,14g P: 0,1g
Le palet de chèvre crémeux *(Président)*	1 portion: 30g	**89**		7,2	6	Ca: 0,1g
Mi-chèvre *(Soignon)*	1 portion: 30g	**87**	0,6	6,6	6,3	
Rondin de chèvre *(Cœur de Lion)*	1 portion: 30g	**85**	0,3	7,2	4,8	Ca: 0,15g
Soignon léger	1 portion: 30g	**73**	0,8	4,1	8,1	Ca: 0,05g
FROMAGES FONDUS						
Apéricube *(Bel)*	1 cube: 5,2g	**14**	0,3	1,2 Ags: 0,8	0,6	Ca: 0,01g Na: 0,05g
Croque emmental *(Président)*	1 portion: 30g	**70**	2,1	5,3	3,9	Ca: 0,12g
Kiri à la crème de lait *(Bel)*	1 portion: 20g	**66**	0,4	6,4 Ags: 4,4	1,7	Ca: 0,1g Na: 0,11g
Kiri Golo *(Bel)*	1 portion: 18g	**49**	0,4	4,9 Ags: 3,4	0,8	Ca: 0,09g Na: 0,11g
Kiri Goûter *(Bel)* - Fromage fondu et biscuits	1 barquette: 35g	**102**	7,7	6,7 Ags: 4,2	2,8	Ca: 0,13g Na: 0,19g
La Vache qui rit *(Bel)*	1 portion: 16,7g	**42**	1,1	3,3 Ags: 2,2	1,8	Ca: 0,05g Na: 0,12g

2. Produits laitiers

PRODUITS	POIDS D'UNE PORTION (G)	ÉNERGIE (KCAL)	GLUCIDES (G)	LIPIDES (G)	PROTIDES (G)	AUTRES
Le Pot La Vache qui rit *(Bel)*	1 portion: 30g	**55**	1,5	4,5 Ags: 3	2,2	Ca: 0,08g
Pik & Croq' *(Bel)* - Fromage fondu et biscuits	1 barquette: 35g	**101**	8,8	5,6 Ags: 3,9	3,9	Ca: 0,2g Na: 0,2g
P'tit Louis	1 portion: 20g	**40**	0,8 Suc: 0,6	3,4 Ags: 2,3	1,5	Ca: 0,07g Na: 0,1g
Toastinette *(Bel)*	1 tranche: 16,7g	**43**	1	3,3 Ags: 2,2	2,2	Ca: 0,07g Na: 0,25g
FROMAGES RÂPÉS						
Emmental râpé extra-fin *(Entremont)*	1 portion: 30g	**112**	0	8,7	8,4	Ca: 0,3g
Emmental râpé fondant *(Président)*	1 portion: 30g	**109**	0	8,4	8,4	Ca: 0,3g
Gran Grattugiato *(Casa Azzurra)*	1 portion: 30g	**137**	2,4	8,3	13,5	
Gran Padano *(Casa Azzurra)*	1 portion: 30g	**115**	0	8,4	9,9	Ca: 0,35g
Meule d'or râpé *(Entremont)*	1 portion: 30g	**105**	0,3	8	8,1	Ca: 0,24g
LAITS						
Candy Up chocolat *(Candia)*	1 brique: 20cl	**122**	21,4 Suc: 21	2 Ags: 1,4	4,8	Ca: 0,35g
Capital calcium lait *(Lactel)*	1 verre: 25cl	**105**	12 Suc: 12	3 Ags: 2	8	Ca: 0,36g
Grand lait demi-écrémé *(Candia)*	1 verre: 25cl	**114**	12 Suc: 12	3,9 Ags: 2,5	7,9	Ca: 0,3g
Grand lait entier *(Candia)*	1 verre: 25cl	**170**	12 Suc: 12	10 Ags: 6,3	7,9	Ca: 0,3g
Jour après jour lait demi-écrémé ou lait bio demi-écrémé (moy.) *(Lactel)*	1 verre: 25cl	**113**	12 Suc: 12	3,8 Ags: 2,5	7,8	Ca: 0,3g

2. Produits laitiers

PRODUITS	POIDS D'UNE PORTION (G)	ÉNERGIE (KCAL)	GLUCIDES (G)	LIPIDES (G)	PROTIDES (G)	AUTRES
Jour après jour lait écrémé ou lait bio écrémé (moy.) *(Lactel)*	1 verre: 25cl	**84**	12 Suc: 12	0,4 Ags: 0,3	7,8	Ca: 0,3g
Lait bio entier *(Lactel)*	1 verre: 25cl	**160**	12	9	8	Ca: 0,3g
Lait demi-écrémé riche en oméga 3 *(Candia)*	1 verre: 25cl	**118**	12 Suc: 12	4,3 Ags: 2,8	7,8	Ca: 0,3g Og 3: 0,15g
Lait enrichi en magnésium *(Lactel)*	1 verre: 25cl	**105**	12	3 Ags: 2	8	Ca: 0,3g Mg: 0,02g
Lait protéines *(Candia)*	1 verre: 25cl	**120**	12 Suc: 12	3,9 Ags: 2,5	9,3	Ca: 0,3g
Matin léger lait demi-écrémé *(Lactel)*	1 verre: 25cl	**113**	12 Suc: 12	3,8 Ags: 2,5	8	Ca: 0,3g
Matin léger lait écrémé *(Lactel)*	1 verre: 25cl	**83**	12 Suc: 12	0,5 Ags: 0,3	8	Ca: 0,3g
Silhouette active nature *(Candia)*	1 brique: 20cl	**88**	9,7 Suc: 9,7	2,3 Ags: 1,1	7,1	Ca: 0,3g
Silhouette Lait écrémé *(Candia)*	1 verre: 25cl	**85**	12	0,5	7,9	Ca: 0,3g
Viva Lait demi-écrémé 10 vitamines *(Candia)*	1 verre: 25cl	**115**	12 Suc: 12	3,9 Ags: 2,5	7,9	Ca: 0,3g
LAITS CONCENTRÉS						
Lait concentré demi-écrémé non sucré *(Gloria)*	1 brique: 20cl	**220**	22	8	15	Ca: 0,56g
Lait concentré entier non sucré *(Gloria)*	1 brique: 20cl	**266**	19,6	15	13	Ca: 0,5g
Lait concentré sucré en boîte ou en flacon doseur *(Nestlé)*	1 bol: 100g	**322**	55	8	7,4	Ca: 0,3g
Lait entier concentré sucré en tube *(Nestlé)*	1 bol: 100g	**331**	54,2	9	8,2	Ca: 0,3g

2. Produits laitiers

PRODUITS	POIDS D'UNE PORTION (G)	ÉNERGIE (KCAL)	GLUCIDES (G)	LIPIDES (G)	PROTIDES (G)	AUTRES
LAITS DE CHÈVRE						
Lait de chèvre *(Lactel)*	1 verre: 25cl	**113**	11,3	3,8	8,3	Ca: 0,3g
Lait de chèvre demi-écrémé *(Candia)*	1 verre: 25cl	**105**	10,5 Suc: 10,5	3,9 Ags: 2,5	7,3	Ca: 0,3g
LAITS DE CROISSANCE *voir Régimes spéciaux, Alimentation infantile*						
LAITS EN POUDRE						
Lait écrémé en poudre *(Régilait)*	1 cuillère: 10g	**36**	5,2	0,1	3,5	Ca: 0,1g
Lait entier en poudre *(Régilait)*	1 cuillère: 10g	**49**	3,8	2,6	2,6	Ca: 0,09g
Voile de lait *(Régilait)*	1 dose: 4g	**14**	2,1		1,4	Ca: 0,05g
LAITS FRAIS						
Biolait frais *(Candia)*	1 verre: 25cl	**170**	12 Suc: 12	10 Ags: 6,3	7,9	Ca: 0,3g
Bridelight écrémé *(Bridélice)*	1 verre: 25cl	**90**	12	1,3	8	Ca: 0,3g
Grand Lait frais demi-écrémé *(Candia)*	1 verre: 25cl	**114**	12 Suc: 12	3,9 Ags: 2,5	7,9	Ca: 0,3g
Grand Lait frais entier *(Candia)*	1 verre: 25cl	**160**	12 Suc: 12	9 Ags: 5,5	7,9	Ca: 0,3g
MOUSSES						
La Laitière Marronsui's *(Nestlé)*	1 pot: 69g	**173**	24,6 Suc: 22,2	7,7	1,3	Ca: 0,02g
La Laitière Mousse au chocolat au lait *(Nestlé)*	1 pot: 59g	**108**	13 Suc: 11,4	5 Ags: 3,2	2,8	Ca: 0,08g
La Laitière Mousse au chocolat noir *(Nestlé)*	1 pot: 59g	**83**	12,6 Suc: 11,6	2,3 Ags: 1,5	3,1	Ca: 0,08g
La Laitière Secret de mousse caramel au beurre salé *(Nestlé)*	1 pot: 63g	**117**	13 Suc: 12,8	6 Ags: 5	2,6	Ca: 0,04g
La Laitière Secret de mousse chocolat blanc *(Nestlé)*	1 pot: 58g	**107**	11,1 Suc: 10,8	5,9 Ags: 4,5	2,6	Ca: 0,04g

2. Produits laitiers

PRODUITS	POIDS D'UNE PORTION (G)	ÉNERGIE (KCAL)	GLUCIDES (G)	LIPIDES (G)	PROTIDES (G)	AUTRES
La Laitière Secret de mousse chocolat noir *(Nestlé)*	1 pot: 60g	**97**	13,6 Suc: 12,1	3,4 Ags: 2,5	2,9	Ca: 0,07g
La Laitière Secret de mousse vanille *(Nestlé)*	1 pot: 66g	**123**	12,7 Suc: 12,2	6,7 Ags: 4,6	3	Ca: 0,1g
Mousse de viennois café *(Nestlé)*	1 pot: 90g	**156**	14,9 Suc: 13	9,4 Ags: 6,3	3	Ca: 0,09g
Mousse de viennois chocolat *(Nestlé)*	1 pot: 90g	**175**	17,7 Suc: 15,6	10,1 Ags: 6,8	3,2	Ca: 0,08g
Mousse liégoise *(Danone)*	1 pot: 80g	**154**	18,8	7,7	2,5	
Sveltesse Mousse chocolat noir *(Nestlé)*	1 pot: 64g	**70**	12,5 Suc: 10	0,9 Ags: 0,6	2,9	Ca: 0,07g
Viennois café ou chocolat (moy.) *(Nestlé)*	1 pot: 100g	**166**	18	9	3,2	Ca: 0,1g
Viennois caramel *(Nestlé)*	1 pot: 100g	**157**	19,1 Suc: 17	7,7 Ags: 5	2,8	
Viennois vanille sur coulis de caramel *(Nestlé)*	1 pot: 100g	**145**	20 Suc: 17,1	5,8 Ags: 3,8	3,1	
PETITS-SUISSES						
Gervais fraise *(Danone)*	1 pot: 100g	**94**	12,5 Suc: 12	2 Ags: 1,2	6,6	Fib: 0,2g
Gervais fruits *(Danone)*	1 pot: 50g	**47**	6,3 Suc: 6	1 Ags: 0,6	3,3	Fib: 0,1g
Gervais le petit-suisse *(Danone)*	1 pot: 60g	**79**	2	5,5	5,4	
Mon premier danone *(Danone)*	1 pot: 50g	**62**	8,3 Suc: 6,1	2,2 Ags: 1,3	2,2	Fib: 0,1g Na: 0,03g
Petit Yoplait 0% *(Yoplait)*	1 pot: 60g	**32**	1,9 Suc: 1,9		5,8	Ca: 0,06g
Petit Yoplait 20% *(Yoplait)*	1 pot: 60g	**50**	1,6 Suc: 1,6	2,3 Ags: 1,6	5,7	Ca: 0,06g
Petits Filous *(Yoplait)*	1 pot: 50g	**52**	6,3 Suc: 6	1,5 Ags: 0,9	3,4	Ca: 0,07g

2. Produits laitiers

PRODUITS	POIDS D'UNE PORTION (G)	ÉNERGIE (KCAL)	GLUCIDES (G)	LIPIDES (G)	PROTIDES (G)	AUTRES
Petits Filous Chocolat *(Yoplait)*	1 pot: 60g	**86**	12 Suc: 11,1	3 Ags: 1,9	2,9	Ca: 0,09g
Petits Filous Tub's *(Yoplait)*	1 pot: 40g	**44**	5,6 Suc: 5,6	1,2 Ags: 0,8	2,7	Ca: 0,06g
P'tit duo *(Nestlé)*	1 pot: 50g	**57**	7,1 Suc: 6,9	1,6 Ags: 1	3,6	Ca: 0,06g
P'tit gourmand aux fruits *(Nestlé)*	1 pot: 50g	**69**	8,8 Suc: 8,7	2,5 Ags: 1,5	3	Ca: 0,07g
Tout Petits Filous *(Yoplait)*	1 pot: 100g	**103**	16 Suc: 15,3	2,8 Ags: 2	3,4	Fer: 1,5mg Ca: 0,1g
Yoco duo fraise ou pêche (moy.) *(Nestlé)*	1 pot: 90g	**106**	15,1 Suc: 14,3	2,9 Ags: 1,9	4,7	
YAOURTS À BOIRE						
Dizzy agrumes *(Yoplait)*	1 bout.: 25cl	**178**	31,5	2,5	5,8	
Gervais danonino fruits *(Danone)*	1 pot: 100g	**77**	13,5 Suc: 13,2	1,4 Ags: 0,9	2,7	Fib: 0,1g
Gervais paille *(Danone)*	1 pot: 100g	**77**	12,6 Suc: 12,4	1,7 Ags: 1,1	2,9	Fib: 0,1g
Nesquick Goûter à boire *(Nestlé)*	1 bouteille: 140g	**132**	21 Suc: 19,7	2,8 Ags: 1,8	5,7	Ca: 0,18g
P'tit Yop fruits *(Yoplait)*	1 bouteille: 180g	**140**	24,1 Suc: 23	2,3 Ags: 1,5	5	
Yoco 3 parfums *(Nestlé)*	1 bouteille: 180g	**128**	23 Suc: 20,7	1,6 Ags: 1,1	5,2	Ca: 0,22g
Yoco à boire fraise ou framboise (moy.) *(Nestlé)*	1 bouteille: 180g	**126**	22,7 Suc: 19,3	1,6 Ags: 1,1	5	Ca: 0,22g Na: 0,11g
Yoco à boire fruits exotiques *(Nestlé)*	1 bouteille: 180g	**118**	20,3 Suc: 20	1,8 Ags: 1,1	5,2	Ca: 0,22g Na: 0,11g
Yoco à boire pêche-abricot ou vanille (moy.) *(Nestlé)*	1 bouteille: 180g	**132**	23,5 Suc: 23,3	1,7 Ags: 1,1	5,4	Ca: 0,22g Na: 0,09g
Yop chocolat *(Yoplait)*	1 verre: 25cl	**228**	35 Suc: 31,8	5,5 Ags: 3,5	9,8	Ca: 0,3g Na: 0,1g

2. Produits laitiers

PRODUITS	Poids d'une portion (g)	Énergie (kcal)	Glucides (g)	Lipides (g)	Protides (g)	Autres
Yop coco, fraise, framboise, fruits rouges ou vanille (moy.) *(Yoplait)*	1 verre : 25cl	**195**	33,5 Suc : 31,8	3,3 Ags : 2,3	7	Ca : 0,3g Na : 0,1g
«YAOURTS» AUX PROBIOTIQUES						
Actimel *(Danone)*	1 pot : 100g	**68**	10,5 / Suc : 10,5	1,3 Ags : 0,9	2,8	
Actimel 0% *(Danone)*	1 pot : 100g	**28**	3,3 Suc : 3,3	0,05 Ags : 0,03	2,8	
Actimel fraise *(Danone)*	1 pot : 100g	**71**	11,5 Suc : 11,4	1,2 Ags : 0,8	2,7	
Activia citron ou fruits (moy.) *(Danone)*	1 pot : 125g	**120**	16,5 Suc : 16,3	3,9 Ags : 2,6	4,6	
Activia nature *(Danone)*	1 pot : 125g	**79**	6 Suc : 6	4,3 Ags : 2,8	4,1	
Activia sur lits de pruneaux *(Danone)*	1 pot : 125g	**115**	16,6 Suc : 16,5	3,5 Ags : 2,4	4,3	Fib : 0,3g
Activia vanille *(Danone)*	1 pot : 125g	**120**	16,5 Suc : 16,5	3,9 Ags : 2,5	4,6	
B'A Cerise *(Nestlé)*	1 pot : 125g	**118**	18,3 Suc : 16,4	2,8 Ags : 1,8	5	Ca : 0,13g
B'A citron, mangue ou vanille (moy.) *(Nestlé)*	1 pot : 125g	**115**	16,3 Suc : 16	3,8 Ags : 2,5	4,1	Ca : 0,15g
B'A Nature étuvé *(Nestlé)*	1 pot : 125g	**75**	5 Suc : 4,8	4,3 Ags : 3	4,3	Ca : 0,15g
B'A Pêche *(Nestlé)*	1 pot : 125g	**116**	18,3 Suc : 15,9	2,6 Ags : 1,8	4,9	Ca : 0,12g
B'A vanille 0% *(Nestlé)*	1 pot : 125g	**47**	6,8 Suc : 6,6		5	Ca : 0,17g
YAOURTS AU SOJA						
Yaourt abricot goyave *(Sojasun)*	1 pot : 100g	**80**	12 Suc : 10	2 Ags : 0,3	3,6	
Yaourt cerises *(Sojasun)*	1 pot : 100g	**76**	11 Suc : 7	2 Ags : 0,3	3,6	Na : 0,04g

2. Produits laitiers

PRODUITS	Poids d'une portion (g)	Énergie (kcal)	Glucides (g)	Lipides (g)	Protides (g)	Autres
Yaourt chocolat *(Sojasun)*	1 pot: 100g	**114**	19 Suc: 14	2,7 Ags: 0,4	3,4	Na: 0,06g
Yaourt nature *(Sojasun)*	1 pot: 100g	**51**	2	2,7	4,6	
YAOURTS AUX FRUITS OU AROMATISÉS						
C'était au temps citron ou vanille (moy.) *(La Fermière)*	1 pot: 140g	**184**	17	11,2	3,75	
C'était au temps fraise-groseille ou mûre-myrtille (moy.) *(La Fermière)*	1 pot: 140g	**198**	25,9	9,1	3,2	
Danacol fraise *(Danone)*	1 pot: 100g	**37**	4,4 Suc: 4,2	0,6 Ags: 0,6	3,5	Stérols vég. Fib: 0,7g
Framboise ou Kiwi (moy.) *(Swiss Delice)*	1 pot: 150g	**221**	23,3	11,3	3,8	
Frutos *(Yoplait)*	1 pot: 125g	**110**	17 Suc: 16,8	2,8 Ags: 1,9	4,3	Ca: 0,15g
La Laitière Beaux morceaux de mûre ou de pêche (moy.) *(Nestlé)*	1 pot: 125g	**131**	17,3 Suc: 16,5	4,8 Ags: 3,1	4,8	Ca: 0,16g Na: 0,08g
La Laitière citron, fraise des bois ou vanille (moy.) *(Nestlé)*	1 pot: 125g	**116**	16,8 Suc: 16,6	3,8 Ags: 2,5	3,9	Ca: 0,15g Na: 0,06g
Mon Plaisir fraise-groseille ou mûre-myrtille (moy.) *(La Fermière)*	1 pot: 150g	**200**	25,1	9,6	3,4	
Mon Plaisir yaourt crème de marrons *(La Fermière)*	1 pot: 150g	**222**	30,1	9,7	3,6	
Panier de fruits 0% *(Yoplait)*	1 pot: 125g	**65**	10,8 Suc: 10,4	0,1 Ags: 0,1	5,1	Ca: 0,15g
Panier de fruits *(Yoplait)*	1 pot: 125g	**111**	18 Suc: 17,6	2,5 Ags: 1,6	4,4	Ca: 0,15g

2. Produits laitiers

PRODUITS	POIDS D'UNE PORTION (G)	ÉNERGIE (KCAL)	GLUCIDES (G)	LIPIDES (G)	PROTIDES (G)	AUTRES
Panier de fruits en quartiers *(Yoplait)*	1 pot: 125g	**120**	18,8 Suc: 18,1	3,1 Ags: 2,1	4,1	Ca: 0,15g
Panier de fruits Ma portion *(Yoplait)*	1 pot: 140g	**111**	20,6 Suc: 8,2	1,3 Ags: 0,7	4,2	Ca: 0,14g
Panier Nature sur Fruits *(Yoplait)*	1 pot: 140g	**155**	26,2 Suc: 14,4	3,5 Ags: 2,4	4	Ca: 0,15g
Panier Nature sur Fruits 0% *(Yoplait)*	1 pot: 140g	**84**	15 Suc: 13,7	0,1 Ags: 0,1	5,5	Ca: 0,17g
Perle de Lait aromatisé aux fruits *(Yoplait)*	1 pot: 125g	**176**	15,8 Suc: 14,3	11 Ags: 7,3	3,5	Ca: 0,13g
Recette crémeuse aux fruits *(Danone)*	1 pot: 125g	**135**	20,8 Suc: 18,8	4,1 Ags: 2,9	3,8	Fib: 0,3g Na: 0,06g
Sveltesse vanille ou citron (moy.) *(Nestlé)*	1 pot: 125g	**46**	5,9 Suc: 5,5		5,6	Ca: 0,15g
Sveltesse café ou caramel (moy.) *(Nestlé)*	1 pot: 125g	**87**	13,3 Suc: 10,8	1,6 Ags: 1,1	4,8	Ca: 0,18g Na: 0,1g
Sveltesse chocolat *(Nestlé)*	1 pot: 125g	**96**	15,8 Suc: 11,5	1,5 Ags: 1	4,9	Ca: 0,17g Na: 0,08g
Sveltesse pêche Melba *(Nestlé)*	1 pot: 125g	**59**	9,3 Suc: 8,8	0,1	5,3	Ca: 0,17g Na: 0,09g
Sveltesse pistache *(Nestlé)*	1 pot: 125g	**90**	13,9 Suc: 11,6	1,6 Ags: 1,1	4,9	Ca: 0,18g Na: 0,09g
Sveltesse rocher coco *(Nestlé)*	1 pot: 125g	**98**	15,1 Suc: 13,1	1,6 Ags: 1	5,6	Ca: 0,21g Na: 0,09g
Taillefine Le yaourt aux fruits *(Danone)*	1 pot: 125g	**60**	9 Suc: 8,8	0,13 Ags: 0,03	5,6	Fib: 1,1g Na: 0,09g
Truffe *(Swiss délice)*	1 pot: 150g	**251**	30	12,8	4,5	
Velouté fruix *(Danone)*	1 pot: 125g	**112**	15,9 Suc: 15,5	3,6 Ags: 2,5	4,1	Fib: 0,3g Na: 0,08g
Yaourt aromatisé à la vanille, à l'abricot ou au citron (moy.) *(La Fermière)*	1 pot: 125g	**111**	15,7	3,57	3,93	

2. Produits laitiers

PRODUITS	Poids d'une portion (g)	Énergie (kcal)	Glucides (g)	Lipides (g)	Protides (g)	Autres
Yaourt brassé Duo abricot-mangue ou framboise-litchi (moy.) *(La Fermière)*	1 pot: 120g	**154**	17,1	8,2	2,8	
Yaourt brassé Duo ananas-coco *(La Fermière)*	1 pot: 120g	**157**	16,82	8,7	2,91	
Yaourt brassé Duo pomme-kiwi *(La Fermière)*	1 pot: 120g	**152**	16,58	8,29	2,84	
Yaourt myrtille *(Les deux vaches)*	1 pot: 115g	**108**	15,9 Suc: 15,4	3,2 Ags: 2,1	3,9	Fib: 0,5g
Yaourt vanille *(Vrai)*	1 pot: 100g	**101**	15,6 Suc: 14,9	2,7 Ags: 1,8	3,5	
Yoco fan de fraise ou fruits *(Nestlé)*	1 pot: 100g	**93**	15,1 Suc: 14,8	1,8 Ags: 1,1	4	Ca: 0,13g Na: 0,07g
YAOURTS NATURE						
Bulle de yaourt nature *(Danone)*	1 pot: 125g	**102**	5,6 Suc: 5,6	6 Ags: 4,3	6,3	Na: 0,05g
C'était au temps yaourt nature *(La Fermière)*	1 pot: 140g	**150**	5,5	12,4	4,2	
Danacol nature *(Danone)*	1 pot: 125g	**60**	8 Suc: 7,6	0,4 Ags: 0,4	6,1	Stérols végétaux
La Laitière Nature *(Nestlé)*	1 pot: 125g	**80**	5,9 Suc: 5,8	4,1 Ags: 2,8	4,9	Ca: 0,18g Na: 0,08g
Perle de Lait *(Yoplait)*	1 pot: 125g	**151**	6,3 Suc: 5	12,4 Ags: 8,3	3,8	Ca: 0,14g
P'tit gourmand brassé nature *(Nestlé)*	1 pot: 100g	**95**	12 Suc: 8,6	3,8 Ags: 2	3,3	Ca: 0,13g Na: 0,06g
Sveltesse Ferme et fondant *(Nestlé)*	1 pot: 125g	**46**	5,9 Suc: 5,5		5	Ca: 0,16g Na: 0,08g
Taillefine Le brassé nature *(Danone)*	1 pot: 125g	**51**	6,9 Suc: 6,9	0,08	5,6	

2. Produits laitiers

PRODUITS	POIDS D'UNE PORTION (G)	ÉNERGIE (KCAL)	GLUCIDES (G)	LIPIDES (G)	PROTIDES (G)	AUTRES
Taillefine Le nature *(Danone)*	1 pot: 125g	**52**	7,6 Suc: 7,3	0,08	5,3	
Velouté nature *(Danone)*	1 pot: 125g	**92**	7,6 Suc: 7,6	4,4 Ags: 3	5,6	
Yaourt à la grecque La Laitière *(Nestlé)*	1 pot: 150g	**183**	7,5 Suc: 7,2	14,3 Ags: 9,5	6,2	Ca: 0,23g Na: 0,11g
Yaourt au lait de chèvre nature *(Rians)*	1 pot: 120g	**95**	3,4	6	6,7	
Yaourt nature *(Les deux vaches)*	1 pot: 115g	**82**	6,4 Suc: 6,4	4 Ags: 2,5	4,8	
Yaourt nature *(La Fermière)*	1 pot: 125g	**60**	4,4	2,9	4,2	
Yoghourt nature *(Danone)*	1 pot: 125g	**66**	8,9 Suc: 8,9	1,3 Ags: 0,6	4,9	Na: 0,09g
YAOURTS SUCRÉS						
C'était au temps yaourt au miel ou sirop d'érable (moy.) *(La Fermière)*	1 pot: 140g	**183**	17,7	10,7	4,1	
Mon Plaisir yaourt sur lit de caramel au beurre salé (*La Fermière)*	1 pot: 150g	**245**	30,3	12,4	3,2	
Nature Sucré au sucre de canne *(Yoplait)*	1 pot: 125g	**114**	15,6 Suc: 15,6	3,9 Ags: 2,6	4,1	Ca: 0,15g

Viandes & Poissons

Cette rubrique regroupe :
★ les différentes viandes et volailles, les abats, les gibiers ;
★ les produits de charcuterie : jambons, saucisses, saucissons, pâtés, etc. ;
★ les œufs ;
★ les poissons et les fruits de mer.

Vous trouverez aussi des préparations à base de viande, de volaille ou de poisson, comme des carpaccios, des nuggets, du surimi, du tarama.

La consommation de ces aliments, excepté les charcuteries, est recommandée au moins une fois par jour, en raison de leur richesse en protéines animales de bonne qualité. Il est conseillé de varier ces produits, et notamment de manger du poisson au moins 2 fois par semaine.

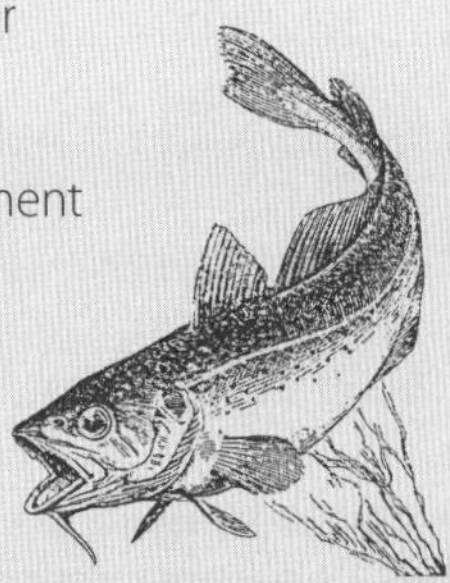

LES VIANDES, VOLAILLES, ABATS ET GIBIERS

Ces aliments, surtout les abats et la viande rouge, sont d'excellentes sources de fer et de zinc, particulièrement bien assimilables. Ils fournissent aussi une bonne part de vitamines B.

★ **La viande** est parfois accusée d'être trop grasse. Vous verrez que tout dépend des morceaux.

D'une façon générale, les morceaux à cuisson rapide, steaks, escalopes et rôtis sont les plus maigres. Les morceaux à cuisson longue, pour cuisiner des plats mijotés, comme le bœuf à pot-au-feu ou la poitrine de porc, peuvent être nettement plus gras.

Si vous êtes adepte des steaks hachés, attention, leur teneur en lipides va de 5 à 20 % de MG, avec une différence calorique de 150 kcal pour 100 g !

★ **Les volailles** sont réputées maigres, à condition de ne pas consommer la peau !

Comparées aux viandes, elles présentent l'atout de plus faibles proportions d'acides gras saturés. Les gibiers, certes plus rares et coûteux, sont maigres et riches en fer.

★ **Les viandes ou volailles préparées** peuvent présenter un apport nutritionnel considérablement modifié. Regardez bien les apports en glucides et lipides.

Par exemple, des nuggets de poulet apportent jusqu'à 23 g de glucides par portion de 125 g (presque l'équivalent de 5 morceaux de sucre) alors qu'il n'y a pas de glucides dans la viande, et 18 g de lipides, 4 fois plus que du poulet nature.

★ **Les abats** sont des concentrés de fer, zinc, cuivre, vitamines A, D, B. Mais ils sont riches en cholestérol ; à limiter à une fois par semaine au maximum si vous avez un excès de cholestérol.

LES CHARCUTERIES

Ces produits ne devraient figurer aux menus que de façon occasionnelle, car ils présentent deux inconvénients majeurs :

★ **des teneurs en lipides élevées,** 30 % pour les saucisses et les pâtés, 40 % et plus pour les saucissons et les rillettes.

Seuls les jambons, jambonneaux, rôtis cuits, peuvent être substitués régulièrement aux viandes.

★ **un apport de sodium conséquent,** jusqu'à 2,4 g pour 100 g, l'apport à ne pas dépasser dans une journée étant de 3,2 g.

Si vous consommez régulièrement des jambons, choisissez ceux qui affichent une teneur réduite en sel.

LES ŒUFS

Ils comptent parmi les sources de protéines animales les moins chères ! Ils sont riches en vitamines A, D et B.

On peut manger jusqu'à 1 œuf par jour, sauf lorsqu'on a un excès de cholestérol : si c'est votre cas, limitez-vous à 2 à 4 par semaine, sans oublier de comptabiliser les œufs inclus dans des préparations (entremets, gâteaux, quiches).

LES POISSONS ET LES FRUITS DE MER

★ **Les poissons** sont riches en phosphore, en sélénium (un oligo-élément) et en iode.

★ **Les fruits de mer** apportent en plus beaucoup de fer et de magnésium.

★ **Les poissons gras,** hareng, maquereau, sardine, saumon, thon, sont recommandés 2 fois par semaine pour leurs apports de bons lipides oméga 3 et de vitamine D.

Même si vous surveillez votre poids, n'hésitez pas à en manger, leur teneur en lipides n'est pas si élevée.

★ **Les produits dérivés des poissons,** surimi, tarama… sont, quant à eux, comme les viandes préparées : ayez l'œil sur les apports supplémentaires de glucides et de lipides.

1. Boucherie

PRODUITS	Poids d'une portion (g)	Énergie (kcal)	Glucides (g)	Lipides (g)	Protides (g)	Autres
ABATS						
Cervelle d'agneau cuite *	pour 100g	**136**	0,4 Suc : 0	10 Ags : 3	11,1	Na : 0,14g P : 0,33g
Cervelle de porc braisée *	pour 100g	**157**	0 Suc : 0	12,1 Ags : 2,7	12,1	Na : 0,09g P : 0,22g
Cervelle de veau cuite *	pour 100g	**156**	0 Suc : 0	12 Ags : 2,8	12	Na : 0,15g P : 0,35g
Cœur de bœuf cuit *	pour 100g	**163**	0 Suc : 0	5,7 Ags : 2,3	27,9	Na : 0,1g P : 0,21g
Foie d'agneau cuit *	pour 100g	**162**	2,5	6 Ags : 3,5	24,6	Na : 0,08g P : 0,42g
Foie de bœuf	pour 100g	**136**	0	5,3	21	
Foie de génisse cuit *	pour 100g	**152**	3,8	4,7 Ags : 1,8	23,6	Na : 0,09g P : 0,3g
Foie de porc	pour 100g	**131**	0	5,4	20,1	
Foie de poulet cuit *	pour 100g	**160**	0,8	6,5 Ags : 2,1	24,5	Na : 0,08g P : 0,4g
Foie de veau cuit *	pour 100g	**159**	4	6 Ags : 2	22,3	Na : 0,08g P : 0,42g
Foie de volaille cuit *	pour 100g	**169**	1	7,2 Ags : 2,4	25,1	Na : 0,1g P : 0,31g
Foies de volaille *(Le gaulois)*	1 part : 100g	**170**	traces	9 Ags : 3	22	
Gésier de canard confit *	pour 100g	**148**	0,2 Suc : 0,2	2,1 Ags : 0,7	32,4	Na : 0,77g P : 0,13g
Langue de bœuf cuite *	pour 100g	**258**	0 Suc : 0	17,9 Ags : 7,7	24,2	Na : 0,06g P : 0,17g
Langue de veau cuite *	pour 100g	**237**	0 Suc : 0	17 Ags : 5,9	21	
Ris de veau braisé ou poêlé *	pour 100g	**165**	0 Suc : 0	4,3 Ags : 1,5	31,6	Na : 0,07g P : 0,63g
Rognon d'agneau braisé *	pour 100g	**155**	0	6,3 Ags : 2,1	24,6	Na : 0,15g P : 0,36g

* *Table de composition nutritionnelle des aliments Ciqual 2008*

1. Boucherie

PRODUITS	POIDS D'UNE PORTION (G)	ÉNERGIE (KCAL)	GLUCIDES (G)	LIPIDES (G)	PROTIDES (G)	AUTRES
Rognon de bœuf cuit *	pour 100g	**171**	0	7 Ags : 2,2	27	Na : 0,09g P : 0,3g
Rognon de porc cuit *	pour 100g	**144**	0	4,7 Ags : 1,5	25,4	Na : 0,08g P : 0,33g
Rognon de veau braisé ou poêlé *	pour 100g	**167**	0	7 Ags : 2,1	26	Na : 0,11g P : 0,37g
AGNEAU						
Côtelette d'agneau grillée *	pour 100g	**230**	0 Suc : 0	15,5 Ags : 7,4	22,6	Na : 0,12g P : 0,18g
Épaule d'agneau maigre rôtie *	pour 100g	**190**	0 Suc : 0	11,2 Ags : 6,7	22,3	Na : 0,07g P : 0,19g
Épaule d'agneau rôtie *	pour 100g	**304**	0 Suc : 0	24 Ags : 11,7	22	Na : 0,07g P : 0,17g
Gigot d'agneau rôti *	pour 100g	**226**	0 Suc : 0	14 Ags : 6,4	25	Na : 0,06g P : 0,18g
BŒUF						
Bavette d'Aloyau *(Charal)*	1 part : 140g	**193**	0	7,7	30,8	
Bifteck *(Valtero)*	1 part : 150g	**207**	0	3,6	43,5	
Bifteck de bœuf grillé *	pour 100g	**148**	0 Suc : 0	4 Ags : 1,7	28	Na : 0,1g P : 0,23g
Bifteck dessus de palette *(Charal)*	1 part : 150g	**167**	0	3,8	33	
Bifteck tendre de tranche *(Charal)*	1 part : 120g	**133**	0	3	26,4	
Bœuf à bourguignon cuit *	pour 100g	**196**	0 Suc : 0	8,5 Ags : 3,6	30	Na : 0,07g P : 0,24g
Bœuf à pot-au-feu cuit *	pour 100g	**240**	0 Suc : 0	14 Ags : 5,9	28,5	Na : 0,05g P : 0,17g
Bœuf braisé *	pour 100g	**236**	0 Suc : 0	12 Ags : 5,7	32,1	Na : 0,06g P : 0,2g
Entrecôte *(Charal)*	1 part : 130g	**250**	0	15	28,6	
Entrecôte de bœuf grillée *	pour 100g	**203**	0 Suc : 0	11,8 Ags : 5	24,3	Na : 0,05g P : 0,18g

** Table de composition nutritionnelle des aliments Ciqual 2008*

1. Boucherie

PRODUITS	POIDS D'UNE PORTION (G)	ÉNERGIE (KCAL)	GLUCIDES (G)	LIPIDES (G)	PROTIDES (G)	AUTRES
Faux-filet de bœuf grillé *	pour 100g	**162**	0 Suc : 0	6,6 Ags : 2,3	25,6	Na : 0,06g P : 0,24g
Faux-filets *(Charal)*	1 part : 160g	**237**	0	9,9	36,8	
Flanchet de bœuf cuit *	pour 100g	**231**	0 Suc : 0	12,6 Ags : 5,3	29,4	Na : 0,05g P : 0,17g
Haché pur bœuf forme et plaisir *(Charal)*	1 part : 100g	**111**	0	3	21	
L'entrecôte *(Valtero)*	1 part : 100g	**192**	0	11,5	22	
Onglet *(Charal)*	1 part : 130g	**222**	0	11,4	29,9	
Pavé rumsteck *(Charal)*	1 part : 140g	**172**	0	3,5	35	
Rosbif de bœuf rôti *	pour 100g	**134**	0 Suc : 0	2,4 Ags : 0,6	28	Na : 0,07g P : 0,23g
Steack haché 10% MG *	pour 100g	**212**	0 Suc : 0	12,8 Ags : 5,4	24,2	Na : 0,08g P : 0,23g
Steack haché 15% MG *	pour 100g	**251**	0 Suc : 0	18 Ags : 7,5	22,3	Na : 0,08g P : 0,23g
Steack haché 20% MG *	pour 100g	**309**	0 Suc : 0	25 Ags : 10,5	21	Na : 0,08g P : 0,17g
Steack haché 5% MG *	pour 100g	**160**	0 Suc : 0	6,4 Ags : 2,7	25,5	Na : 0,07g P : 0,24g
Steak haché 10% MG cru *	pour 100g	**172**	0 Suc : 0	10,4 Ags : 4,4	19,5	Na : 0,06g P : 0,19g
Steak haché 15% MG *(Charal)*	1 steak : 130g	**271**	0	19,5	24,1	
Steak haché 15% MG cru *	pour 100g	**202**	0 Suc : 0	13,9 Ags : 5,9	19,1	Na : 0,07g P : 0,15g
Steak haché 20% MG cru *	pour 100g	**252**	0 Suc : 0	20,4 Ags : 8,6	17	Na : 0,07g P : 0,14g
Steak haché 5% MG *(Charal)*	1 steak : 130g	**163**	0	6,5	26	
Steak haché 5% MG cru *	pour 100g	**129**	0 Suc : 0	5,2 Ags : 2,2	20,6	Na : 0,06g P : 0,2g
Steak haché bio *(Charal)*	1 steak : 100g	**209**	0	15	18,5	

** Table de composition nutritionnelle des aliments Ciqual 2008*

1. Boucherie

PRODUITS	Poids d'une portion (g)	Énergie (kcal)	Glucides (g)	Lipides (g)	Protides (g)	Autres
Steak haché l'absolu façon bouchère *(Valtero)*	1 steak: 125g	**233**	0,6	15	23,8	
Tartare 5% MG *(Charal)*	1 steak: 135g	**169**	0	6,8	27	
Tournedos *(Charal)*	1 part: 120g	**163**	0	6,4	26,4	
CHEVAL						
Viande de cheval rôtie *	pour 100g	**174**	0,2 Suc: 0,2	6,9 Ags: 2,8	28	Na: 0,04g P: 0,21g
PORC						
Côte de porc grillée *	pour 100g	**250**	0 Suc: 0	15,3 Ags: 5,6	28	Na: 0,11g P: 0,22g
Côte de porc crue *	pour 100g	**175**	0	11,2 Ags: 4,4	18,5	Na: 0,05g P: 0,45g
Échine de porc rôtie *	pour 100g	**243**	0 Suc: 0	15 Ags: 5,5	27	Na: 0,06g P: 0,17g
Filet de porc maigre cru *	pour 100g	**122**	0	4,1 Ags: 1,6	21,2	Na: 0,04g P: 0,5g
Filet de porc maigre rôti *	pour 100g	**158**	0 Suc: 0	4,8 Ags: 1,7	28,8	Na: 0,07g P: 0,29g
Poitrine de porc crue *	pour 100g	**252**	0	20,5 Ags: 7,9	17	Na: 0,06g P: 0,38g
Rôti de porc *	pour 100g	**123**	1,1 Suc: 1,1	4,3 Ags: 1,6	19,9	Na: 0,09g P: 0,41g
Rôti de porc cru *	pour 100g	**146**	0	6,9 Ags: 2,6	21	Na: 0,05g P: 0,49g
Travers de porc braisé *	pour 100g	**389**	0 Suc: 0	30,3 Ags: 11,8	29,1	Na: 0,09g P: 0,26g
Travers de porc cru *	pour 100g	**234**	0	18 Ags: 7,1	18	Na: 0,05g P: 0,43g
VEAU						
Côte de veau *	pour 100g	**241**	0,2 Suc: 0,2	15,1 Ags: 7,06	26,3	Na: 0,1g P: 0,2g
Épaule de veau crue *	pour 100g	**134**	0 Suc: 0	6,5 Ags: 2,7	19	Na: 0,09g P: 0,2g

** Table de composition nutritionnelle des aliments Ciqual 2008*

1. Boucherie

PRODUITS	Poids d'une portion (g)	Énergie (kcal)	Glucides (g)	Lipides (g)	Protides (g)	Autres
Escalope de veau *	pour 100g	**151**	0 Suc : 0	3 Ags : 1	31	Na : 0,12g P : 0,24g
Escalope de veau *(Charal)*	1 part : 140g	**206**	0	3,5	43,4	
Filet de veau rôti *	pour 100g	**160**	0 Suc : 0	5,2 Ags : 1,8	28,4	Na : 0,09g P : 0,24g
Poitrine de veau crue *	pour 100g	**136**	0 Suc : 0	6,5 Ags : 2,2	19,5	Na : 0,1g P : 0,2g
Rôti de veau *	pour 100g	**230**	0 Suc : 0	12,5 Ags : 4,4	29,5	Na : 0,08g P : 0,24g
Veau mijoté *	pour 100g	**178**	0 Suc : 0	4,3 Ags : 1,3	34,9	Na : 0,09g P : 0,24g
VIANDES PRÉPARÉES						
Aiguilettes de poulet citron thym *(Le gaulois)*	1 part : 125g	**184**	2,5	3,8	35	
Aiguilettes de poulet aux champignons *(Le gaulois)*	1 part : 125g	**206**	3,4	6,4	33,8	
Aiguilettes de poulet pané *(Le gaulois)*	1 aiguilette : 30g	**61**	4,5	2,4	5,4	
Bavette marinée et fondue échalotte *(Valtero)*	1 part : 150g	**191**	6,4	7,5	24,3	
Blanquette de veau à la crème *(Charal)*	1 part : 190g	**258**	4,8	15,2	25,7	
Bœuf bourguignon aux lardons *(Charal)*	1 part : 190g	**205**	4,8	7,6	29,5	
Boulettes au bœuf sauce napolitaine *(Charal)*	1 part : 190g	**228**	12,4	12,4	17,1	
Carpaccio basilic *(Charal)*	1 part : 115g	**270**	0,2	20	22,3	
Carpaccio olives *(Charal)*	1 part : 115g	**301**	0,2	23,5	22,3	
Carpaccio parmesan *(Charal)*	1 part : 115g	**289**	0,2	21	24,5	
Chicken nuggets barbecue *(Maître Coq')*	1 part : 125g	**321**	23,3	18,1	16,9	

** Table de composition nutritionnelle des aliments Ciqual 2008*

1. Boucherie

PRODUITS	Poids d'une portion (g)	Énergie (kcal)	Glucides (g)	Lipides (g)	Protides (g)	Autres
Chili con carne *(Kerguelen)*	1 part: 280g	**332**	32,5	14,3	18,2	
Croq' ailes 3 poivres *(Maître Coq')*	1 part: 125g	**189**	3	12	17	
Croq' ailes mexicain *(Maître Coq')*	1 part: 125g	**265**	3,3	16,4	26,1	
Croq' ailes nature *(Maître Coq')*	1 part: 125g	**234**	3,5	13,1	25,6	
Émincés de canard fumés *(Labeyrie)*	1 part: 100g	**163**	0,05	6,8 Ags: 2,5	25,4	P: 0,3g Na: 1,16g
Émincés de dinde à la moutarde *(Père dodu)*	1 part: 120g	**157**	1,1	6,4	23,2	
Émincés de gésiers *(Fleury Michon)*	1 part: 75g	**114**	0 Suc: 0	3 Ags: 1	21,8	Na: 1,5g Fib: 0,4g
Émincés de lapin mariné à la moutarde *(Douce France)*	1 part: 125g	**140**	2	4	26,3	
Émincés de poulet grillé *(Fleury Michon)*	1 part: 75g	**141**	1,2 Suc: 1,2	6,8 Ags: 2	18,8	Na: 1,5g Fib: 0,8g
Émincés de poulet paprika *(Fleury Michon)*	1 part: 75g	**142**	1,1 Suc: 1,1	8,3 Ags: 2,4	15,8	Na: 1,2g Fib: 0,8g
Émincés de poulet sauce aigre douce *(Douce France)*	1 part: 140g	**190**	12,2	8,4	16,4	
Émincés de poulet sauce basquaise *(Douce France)*	1 part: 140g	**175**	5,8	8,7	17,8	
Escalope de dinde marinée aux 3 poivres *(Père dodu)*	1 part: 110g	**154**	1,1	5,2	25,6	
Escalope de dinde marinée thym citron *(Père dodu)*	1 part: 110g	**130**	1,1	2,5	25,6	
Frites de poulet pané *(Le gaulois)*	1 bâtonnet: 15g	**37**	2,6	2,1	2	

1. Boucherie

PRODUITS	POIDS D'UNE PORTION (G)	ÉNERGIE (KCAL)	GLUCIDES (G)	LIPIDES (G)	PROTIDES (G)	AUTRES
Gésiers de poulet olives-romarin *(Le gaulois)*	1 part: 100g	**128**	0,6 Suc: 0,2	5,1 Ags: 1,2	20	
Gésiers de poulet aux tomates séchées *(Le gaulois)*	1 part: 100g	**113**	1 Suc: 0,2	3,2 Ags: 0,8	20	
Grignottes kebab *(Le gaulois)*	1 part: 125g	**292**	3,4 Suc: 0,6	18 Ags: 4,8	29	Fib: 1,4g Na: 0,6g
Haché de dinde *(Fleury Michon)*	1 haché: 100g	**150**	2,5 Suc: 1,7	8 Ags: 2,6	17	Na: 1,3g Fib: 1g
Haché de jambon au fromage *(Fleury Michon)*	1 haché: 100g	**172**	1,5 Suc: 1,5	10 Ags: 5,2	19	Na: 1,3g Fib: 1g
Haché de jambon aux oignons *(Fleury Michon)*	1 haché: 80g	**105**	2,8 Suc: 2,2	4 Ags: 1,5	14,4	Na: 1g Fib: 0,8g
Haché doré de jambon *(Fleury Michon)*	1 haché: 80g	**132**	2,4 Suc: 2,2	7,2 Ags: 2,7	14,4	Na: 1,3g Fib: 0,8g
Haché doré de poulet *(Fleury Michon)*	1 haché: 80g	**128**	3,2 Suc: 2,2	6,4 Ags: 1,8	14,4	Na: 1,1g Fib: 0,8g
Haut de cuisse de poulet rôti *(Fleury Michon)*	1 cuisse: 125g	**314**	1,3 Suc: 1,3	23,8 Ags: 7	23,8	Na: 2,6g Fib: 0,6g
Kebab de dinde *(Fleury Michon)*	1 kebab: 75g	**130**	1,1 Suc: 1,1	5,3 Ags: 1,7	19,5	Na: 1,4g Fib: 0,8g
Langue de bœuf sauce piquante *(Charal)*	1 part: 190g	**346**	5,7	26,6	20,9	
Morceaux de canards confits *(Le gaulois)*	1 part: 100g	**130**	1	3,5 Ags: 1	24	
Navarin d'agneau *(Charal)*	1 part: 190g	**239**	5,7	10,5	30,4	
Onglet mariné et confit d'oignons *(Valtero)*	1 part: 150g	**195**	6,3	9	22	
Panés de poulet *(Le gaulois)*	1 pané: 100g	**238**	13	14	15	

1. Boucherie

PRODUITS	Poids d'une portion (g)	Énergie (kcal)	Glucides (g)	Lipides (g)	Protides (g)	Autres
Pavés de canard aux 3 poivres *(Le gaulois)*	1 part: 125g	**131**	0,8	3,8	24	
Pavés marinés 3 poivres *(Valtero)*	1 part: 120g	**139**	1,8	4,2	24	
Pavés marinés à l'échalotte *(Valtero)*	1 part: 120g	**151**	1,8	4,7	25,4	
Pavés marinés aux 3 poivres *(Charal)*	1 pavé: 130g	**155**	1,3	3,9	28,6	
Poule au pot *(Maître Coq)*	1 part: 160g	**240**	3	16	21	Na: 1,4g
Poulet mijoté sauce paysanne *(Douce France)*	1 part: 130g	**276**	6,2	20,5	16,5	
Poulet mijoté sauce provencale *(Douce France)*	1 part: 130g	**261**	6,9	18,9	16,3	
P'tits Crousts *(Charal Kids)* - Bœuf et purée	1 bâtonnet: 20g	**44**	4,4 Suc: 0,2	2 Ags: 0,4	2,1	
Rognons de bœuf sauce madère *(Charal)*	1 part: 190g	**201**	6,7	7,6	26,6	
Rôti de dinde *(Fleury Michon)*	1 tranche: 50g	**55**	0,5 Suc: 0,5	0,5 Ags: 0,2	12	Na: 0,9g Fib: 0,5g
Rôti de dinde nature *(Père dodu)*	1 tranche: 70g	**70**	0,7	0,9	15	
Sot-l'y-laisse confit *(Le gaulois)*	1 part: 100g	**174**	0,5 Suc: 0,1	7,5 Ags: 2,5	26	Na: 0,43g
VOLAILLES ET GIBIERS						
Blanc de poulet *	pour 100g	**124**	traces	3,9 Ags: 1	22,2	Na: 0,05g P: 0,48g
Blanc de poulet cru *	pour 100g	**118**	0,44 Suc: 0,44	2,9 Ags: 0,8	22,4	Na: 0,06g P: 0,46g
Caille *	pour 100g	**227**	traces	14,1	25,1	
Canard rôti *	pour 100g	**190**	traces	10 Ags: 2,7	25	Na: 0,09g P: 0,2g

** Table de composition nutritionnelle des aliments Ciqual 2008*

1. Boucherie

PRODUITS	POIDS D'UNE PORTION (G)	ÉNERGIE (KCAL)	GLUCIDES (G)	LIPIDES (G)	PROTIDES (G)	AUTRES
Chevreuil rôti *	pour 100g	**174**	0 Suc : 0	4,8 Ags : 1,9	32,6	Na : 0,06g P : 0,23g
Dinde rôtie *	pour 100g	**144**	traces	2,9 Ags : 1	29,4	Na : 0,06g P : 0,22g
Escalope de dinde sautée *	pour 100g	**134**	traces	2,25 Ags : 0,5	28,5	Na : 0,1g P : 0,29g
Faisan rôti *	pour 100g	**215**	traces	9,4 Ags : 3,1	32,5	Na : 0,1g P : 0,31g
Gésiers de canard *(Le gaulois)*	1 part : 100g	**155**	2	5,5 Ags : 2	24	
Gésiers de volaille *(Le gaulois)*	1 part : 100g	**170**	traces	8,5 Ags : 3	24	
Lapin cuit *	pour 100g	**167**	0 Suc : 0	9,2 Ags : 3,4	20,5	Na : 0,06g P : 0,2g
Lapin en râgout *	pour 100g	**194**	0 Suc : 0	8,7 Ags : 3,4	29	Na : 0,04g P : 0,21g
Lapin viande crue *	pour 100g	**188**	0,5 Suc : 0,5	11,6 Ags : 4,7	20,4	Na : 0,1g P : 0,16g
Lièvre en râgout *	pour 100g	**192**	0 Suc : 0	8 Ags : 3,3	30	Na : 0,04g P : 0,25g
Magret de canard *	pour 100g	**191**	0,6 Suc : 0,6	9,1 Ags : 2,9	26,7	Na : 0,44g P : 0,27g
Oie rôtie *	pour 100g	**274**	traces	17,5 Ags : 7,3	29,1	Na : 0,12g P : 0,29g
Pigeon rôti *	pour 100g	**175**	traces	3 Ags : 0,8	37	Na : 0,1g P : 0,4g
Poule bouillie *	pour 100g	**229**	traces	11,9 Ags : 3,1	30,4	Na : 0,08g P : 0,2g
Poulet rôti *	pour 100g	**231**	traces	14,2 Ags : 4,2	25,9	Na : 0,1g P : 0,2g
Rôti de filet de poulet *(Le gaulois)*	1 part : 100g	**125**	1	4,5	20	
Sanglier rôti *	pour 100g	**153**	0 Suc : 0	4,4 Ags : 1,3	28,3	Na : 0,06g P : 0,13g

** Table de composition nutritionnelle des aliments Ciqual 2008*

2. Charcuterie

PRODUITS	POIDS D'UNE PORTION (G)	ÉNERGIE (KCAL)	GLUCIDES (G)	LIPIDES (G)	PROTIDES (G)	AUTRES
JAMBONNEAUX						
Jambonneau cuit *(* artisanal)*	1 part: 100g	**135**	0,8 Suc: 0,8	5,9	19,8	Na: 0,91g P: 0,51g
Jambonneau qualité supérieure *(Fleury Michon)*	1 part: 100g	**122**	0,5 Suc: 0,5	4 Ags: 1,5	21	Na: 0,8g Fib: 1g
Jambonneau rôti *(Fleury Michon)*	1 part: 100g	**146**	1 Suc: 1	6 Ags: 2,3	22	Na: 2g Fib: 0,5g
Le jambonneau à griller *(Fleury Michon)*	1 part: 80g	**105**	0,6 Suc: 0,6	3,2 Ags: 1,2	18,4	Na: 1,4g Fib: 0,8g
JAMBONS ET ÉPAULES						
Allumettes de jambon *(Fleury Michon)*	1 part: 75g	**87**	1,9 Suc: 1,9	3 Ags: 1,1	13,1	Na: 1,4g Fib: 0,8g
Allumettes fumées *(Herta)*	1 part: 100g	**250**	0,4	20	17	Na: 2,5g
Allumettes natures *(Herta)*	1 part: 100g	**250**	0,4	20	17	Na: 2,5g
Bresaola *(Citterio)*	1 part: 30g	**49**	0,03	0,6	10,7	
Coppa *(Citterio)*	1 part: 30g	**102**	0,03	8	7,5	
Coppa sec *(* artisanal)*	1 part: 100g	**241**	0,6 Suc: 0,43	15,1 Ags: 5,2	25,7	Na: 1,9g P: 0,17g
Dés de jambon à l'étouffée *(Herta)*	1 part: 50g	**49**	1	1	9	
Dés d'épaule *(Fleury Michon)*	1 part: 75g	**84**	1,5 Suc: 1,5	3 Ags: 1,1	12,8	Na: 1,5g Fib: 0,8g
Dés d'épaule fumés *(Fleury Michon)*	1 part: 75g	**86**	1,5 Suc: 1,5	3 Ags: 1,1	13,1	Na: 1,5g Fib: 0,8g
Grandes tranches jambon de Bayonne *(Aoste)*	1 tranche: 30g	**61**	0,1	3,3	7,7	
Jambon aux herbes sans couenne Joël Robuchon *(Fleury Michon)*	1 tranche: 60g	**72**	0,5 Suc: 0,5	2,4 Ags: 0,9	12	Na: 1,2g Fib: 0,6g
Jambon aux trois poivres sans couenne Joël Robuchon *(Fleury Michon)*	1 tranche: 45g	**54**	0,4 Suc: 0,4	1,8 Ags: 0,7	9	Na: 0,9g Fib: 0,5g

** Table de composition nutritionnelle des aliments Ciqual 2008*

2. Charcuterie

PRODUITS	Poids d'une portion (g)	Énergie (kcal)	Glucides (g)	Lipides (g)	Protides (g)	Autres
Jambon bio avec couenne *(Fleury Michon)*	1 tranche: 45g	**54**	0,5 Suc: 0,5	1,8 Ags: 0,7	9	Na: 0,9g Fib: 0,5g
Jambon cru *(* artisanal)*	pour 100g	**287**	0,5 Suc: 0,3	19 Ags: 6,8	28,4	Na: 2,1g P: 0,25g
Jambon cru fumé *(* artisanal)*	pour 100g	**303**	0,2	21,9 Ags: 6,8	26,2	Na: 1,6g P: 0,2g
Jambon cuisiné à l'os Joël Robuchon *(Fleury Michon)*	1 tranche: 60g	**74**	0,5 Suc: 0,5	2,4 Ags: 0,9	12,6	Na: 1,2g Fib: 0,6g
Jambon cuit *(Citterio)*	1 part: 30g	**62**	0,2	3,4	6,8	
Jambon cuit *(* artisanal)*	pour 100g	**105**	1,7 Suc: 1,7	3,4 Ags: 0,3	17,1	Na: 0,71g P: 0,19g
Jambon cuit de Paris *(* artisanal)*	pour 100g	**116**	0,8 Suc: 0,6	3,8 Ags: 1,4	19,7	Na: 0,78g P: 0,43g
Jambon cuit fumé *(* artisanal)*	pour 100g	**157**	0,6 Suc: 0,4	8 Ags: 3,1	20,7	Na: 1,9g P: 0,36g
Jambon cuit supérieur *(* artisanal)*	pour 100g	**120**	0,5 Suc: 0,5	3,6 Ags: 0,8	21,4	Na: 0,78g P: 0,21g
Jambon de Bayonne *(Justin Bridou)*	1 tranche: 20g	**52**	0,2	3,4	5,2	
Jambon de Bayonne *(Maison Chevallier)*	1 tranche: 20g	**43**	0,04	2,4	5,4	
Jambon de Parme *(Citterio)*	1 part: 30g	**72**	0,03	4,5	8	
Jambon doré au four sans couenne Plaisir et équilibre *(Fleury Michon)*	1 tranche: 45g	**60**	0,4 Suc: 0,4	2,3 Ags: 0,8	9,5	Na: 0,7g Fib: 0,5g Omg3: 0,1g
Jambon en croûte *(* artisanal)*	pour 100g	**226**	16,1 Suc: 2,3	11,6 Ags: 4,7	14,3	Na: 0,68g P: 0,15g
Jambon sec découenné dégraissé *(* artisanal)*	pour 100g	**236**	0,5 Suc: 0,2	13,8 Ags: 4,7	27,4	Na: 2,1g P: 0,24g
Jambon supérieur léger sans couenne *(Fleury Michon)*	1 tranche: 40g	**44**	0,2 Suc: 0,2	1 Ags: 0,4	8,4	Na: 0,6g Fib: 0,2g
Le Bon Paris à la broche *(Herta)*	1 tranche: 30g	**32**	0,1 Suc: 0,1	0,7 Ags: 0,3	6,3	Na: 0,3g

** Table de composition nutritionnelle des aliments Ciqual 2008*

2. Charcuterie

PRODUITS	POIDS D'UNE PORTION (G)	ÉNERGIE (KCAL)	GLUCIDES (G)	LIPIDES (G)	PROTIDES (G)	AUTRES
Le Bon Paris à l'étouffée *(Herta)*	1 tranche: 45g	**49**	0,2 Suc: 0,2	1,1 Ags: 0,4	9	Na: 0,34g
Le Bon Paris fumé *(Herta)*	1 tranche: 30g	**32**	0,1 Suc: 0,1	0,7 Ags: 0,3	6	Na: 0,2g
Le Braisé sans couenne *(Fleury Michon)*	1 tranche: 45g	**55**	0,4 Suc: 0,4	1,8 Ags: 0,7	9,5	Na: 0,9g Fib: 0,5g
Le Cuit avec os sans couenne *(Fleury Michon)*	1 tranche: 40g	**49**	0,3 Suc: 0,3	1,6 Ags: 0,6	8,4	Na: 0,8g Fib: 0,4g
Le Fumé avec couenne *(Fleury Michon)*	1 tranche: 45g	**55**	0,4 Suc: 0,4	1,8 Ags: 0,7	9,5	Na: 0,9g Fib: 0,5g
Le Jambon à griller *(Fleury Michon)*	1 tranche: 80g	**102**	0,6 Suc: 0,6	3,2 Ags: 1,2	17,6	Na: 1,4g Fib: 0,8g
Le Jambon label rouge sans couenne *(Fleury Michon)*	1 tranche: 40g	**49**	0,3 Suc: 0,3	1,6 Ags: 0,6	8,4	Na: 0,8g Fib: 0,4g
Le Supérieur sans couenne *(Fleury Michon)*	1 tranche: 40g	**49**	0,3 Suc: 0,3	1,6 Ags: 0,6	8,4	Na: 0,8g Fib: 0,4g
Le Supérieur sans couenne Plaisir et équilibre *(Fleury Michon)*	1 tranche: 45g	**60**	0,4 Suc: 0,4	2,3 Ags: 0,8	9,5	Na: 0,7g Fib: 0,5g Omg3: 0,1g
Le Torchon sans couenne *(Fleury Michon)*	1 tranche: 45g	**55**	0,4 Suc: 0,4	1,8 Ags: 0,7	9,5	Na: 0,9g Fib: 0,5g
Le Torchon sans couenne Plaisir et équilibre *(Fleury Michon)*	1 tranche: 45g	**60**	0,4 Suc: 0,4	2,3 Ags: 0,8	9,5	Na: 0,7g Fib: 0,5g Omg3: 0,1g
Le Tradition avec couenne *(Fleury Michon)*	1 tranche: 40g	**49**	0,3 Suc: 0,3	1,6 Ags: 0,6	8,4	Na: 0,8g Fib: 0,4g
Le Tranché fin à l'italienne sans couenne *(Fleury Michon)*	1 tranche: 30g	**37**	0,2 Suc: 0,2	1,2 Ags: 0,5	6,3	Na: 0,6g Fib: 0,3g
Noix de jambon rôti à la broche *(Fleury Michon)*	1 part: 70g	**87**	0,7 Suc: 0,7	2,8 Ags: 1,1	14,7	Na: 1,4g Fib: 0,4g
Pétales de jambon cru *(Aoste)*	1 part: 30g	**70**	0,15	3,3	9,9	

2. Charcuterie

PRODUITS	POIDS D'UNE PORTION (G)	ÉNERGIE (KCAL)	GLUCIDES (G)	LIPIDES (G)	PROTIDES (G)	AUTRES
Tendre noix à la broche *(Herta)*	1 tranche: 40g	**44**	0,2	1	8,8	Na: 0,8g
Tendre noix à l'étouffée *(Herta)*	1 tranche: 40g	**40**	0,2	0,8	8	Na: 0,8g
LANGUE DE PORC						
Langue de porc en gelée *(Régis Bahier)*	1 part: 90g	**188**	0,5	14	15	
LARDONS ET BACON						
Émincés de bacon *(Fleury Michon)*	1 part: 75g	**81**	0,8 Suc: 0,8	1,5 Ags: 0,6	16,1	Na: 1,9g Fib: 0,8g
Filet de bacon *(Herta)*	1 tranche: 10g	**10**	0,09	0,1	2,2	Na: 0,05g
Filet de bacon cuit *(* artisanal)*	pour 100g	**122**	0,4 Suc: 0,4	3,2 Ags: 1,2	23	Na: 1,3g P: 0,24g
Fine de bacon *(Herta)*	1 part: 100g	**108**	0,9	2,7	20	Na: 2,5g
Lardon fumé cru *(* artisanal)*	pour 100g	**298**	0,6 Suc: 0,5	25,7 Ags: 9,6	16,2	Na: 1,4g P: 0,18g
Lardon fumé cuit *(* artisanal)*	pour 100g	**132**	0,3 Suc: 0,3	4,3 Ags: 1,6	23	Na: 1,6g P: 0,24g
Lardon nature *(Herta)*	pour 100g	**250**	0,4	20	17	Na: 2,5g
Lardon nature cru *(* artisanal)*	pour 100g	**258**	0,7 Suc: 0,5	21 Ags: 7,8	16,6	Na: 1,2g P: 0,27g
Lardon nature cuit *(* artisanal)*	pour 100g	**334**	2 Suc: 2	25,7 Ags: 12,9	23,8	Na: 1,6g P: 0,16g
Lardons fumés *(Herta)*	pour 100g	**250**	0,4	20	17	Na: 2,5g
Pancetta ou poitrine roulée sèche *(* artisanal)*	pour 100g	**344**	0,13 Suc: 0,1	29,8 Ags: 11,6	18,9	Na: 1,4g P: 0,17g
Tranches de poitrines fumées *(Herta)*	1 part: 100g	**285**	0,3	24,2	16,3	Na: 2,4g
PÂTÉS ET RILLETTES						
Autres pâtés au rayon conserve *(voir conserves et bocaux)*						

** Table de composition nutritionnelle des aliments Ciqual 2008*

2. Charcuterie

PRODUITS	POIDS D'UNE PORTION (G)	ÉNERGIE (KCAL)	GLUCIDES (G)	LIPIDES (G)	PROTIDES (G)	AUTRES
Fromage de tête *(* artisanal)*	pour 100g	**169**	0,3 Suc : 0,3	12 Ags : 4,2	14,9	Na : 0,6g P : 0,08g
Galantine *(* artisanal)*	pour 100g	**271**	2	22,2	15,8	
Mousse de foie *(* artisanal)*	pour 100g	**323**	3,6 Suc : 2,4	29 Ags : 10,4	11,8	Na : 0,8g P : 0,17g
Pâté de campagne *(* artisanal)*	pour 100g	**336**	1,6 Suc : 1,02	29,6 Ags : 10,7	15,8	Na : 0,67g P : 0,18g
Pâté de foie de porc *(* artisanal)*	pour 100g	**352**	2,5 Suc : 1,7	33,3 Ags : 12,7	10,6	Na : 0,66g P : 0,15g
Pâté de lapin *(* artisanal)*	pour 100g	**239**	2 Suc : 2	18,3 Ags : 8,8	16,6	Na : 0,34g P : 0,21g
Pâté en croûte *(* artisanal)*	pour 100g	**249**	11 Suc : 0,2	17,6 Ags : 7,7	11,7	Na : 0,65g P : 0,13g
Rillettes *(* artisanal)*	pour 100g	**432**	0,2 Suc : 0,1	41,4 Ags : 16,2	14,8	Na : 0,45g P : 0,12g
Rillettes pur porc *(* artisanal)*	pour 100g	**429**	0,1 Suc : 0,1	40,8 Ags : 14,3	15,3	Na : 0,47g P : 0,13g
Véritable rillettes du Mans *(Bordeau Chesnel)*	pour 100g	**437**	0,2	40,7	15	

QUENELLES *Voir Traiteur*

RÔTIS, CÔTES ET TRAVERS DE PORC

Carré de porc rôti *(Fleury Michon)*	1 tranche : 70g	**90**	0,7 Suc : 0,7	2,8 Ags : 1,1	15,4	Na : 1,4g Fib : 0,4g
Côte de porc *(Fleury Michon)*	1 côte : 70g	**83**	0,7 Suc : 0,7	2,1 Ags : 0,8	15,4	Na : 1,2g Fib : 0,7g
Côtes de porc cuites *(Stœffler)*	1 part : 180g	**234**	2,7 Suc : 1,3	9 Ags : 3,6	36	Fib : 1,4g Na : 0,9g
Émincés de porc rôti *(Fleury Michon)*	1 part : 75g	**125**	1,1 Suc : 1,1	3,8 Ags : 1,5	21,8	Na : 1,1g Fib : 1,5g
Rôti de porc cuit *(Fleury Michon)*	1 tranche : 50g	**64**	0,5 Suc : 0,5	2 Ags : 0,8	11	Na : 0,9g Fib : 0,5g

** Table de composition nutritionnelle des aliments Ciqual 2008*

2. Charcuterie

PRODUITS	POIDS D'UNE PORTION (G)	ÉNERGIE (KCAL)	GLUCIDES (G)	LIPIDES (G)	PROTIDES (G)	AUTRES
Rôti de porc label rouge *(Fleury Michon)*	1 tranche: 40g	**51**	0,3 Suc: 0,3	1,6 Ags: 0,6	8,8	Na: 0,8g Fib: 0,4g
Rôti de veau cuit *(Fleury Michon)*	1 tranche: 40g	**46**	0,4 Suc: 0,4	1,2 Ags: 0,4	8,4	Na: 0,7g Fib: 0,4g
Travers de porc desossé cuit *(Fleury Michon)*	1 travers: 100g	**321**	0,8 Suc: 0,8	26 Ags: 9,8	21	Na: 2g Fib: 0,5g
SAUCISSES						
Andouille *(* artisanal)*	1 part: 100g	**270**	0,2 Suc: 0,2	20 Ags: 9,6	22,5	Na: 1,1g P: 0,15g
Andouillette *(* artisanal)*	1 part: 100g	**231**	0,2	17 Ags: 7	19,4	Na: 0,8g P: 0,12g
Andouillette poêlée *(* artisanal)*	1 part: 100g	**303**	1 Suc: 0,2	22,3 Ags: 10,8	24,5	Na: 1,1g P: 0,1g
Boudin blanc poêlé *(* artisanal)*	1 part: 100g	**249**	4,1 Suc: 2,3	20,7	11,6	Na: 0,7g K: 0,14g
Boudin noir antillais *(Régis Bahier)*	1 boudin: 60g	**112**	8,4	6	6	Fer: 8,7mg
Boudin noir aux oignons *(Régis Bahier)*	1 boudin: 125g	**403**	3,8	37,5	12,5	Fer: 18,1mg
Boudin noir aux pommes *(Régis Bahier)*	1 boudin: 125g	**340**	5	30	12,5	Fer: 18,1mg
Boudin noir poêlé *(* artisanal)*	1 part: 100g	**261**	1,8 Suc: 1,3	21,6 Ags: 11,7	14,8	Na: 0,75g K: 0,16g
Cervelas *(Herta)*	1 part: 40g	**110**	0,3	10	4,8	Na: 0,7g
Cervelas *(* artisanal)*	pour 100g	**302**	1,07	28 Ags: 10,8	11,3	Na: 0,75g P: 0,11g
Chipolata cuite *(* artisanal)*	1 part: 100g	**309**	1 Suc: 0,5	25,4 Ags: 9,2	19	
Knacki 100% pur porc *(Herta)*	1 saucisse: 35g	**98**	0,7	8,8	4,2	Na: 0,7g
Knacki ball *(Herta)*	1 part: 50g	**140**	1	12,5	5,8	Na: 1,1g
Knacki grillée *(Herta)*	1 saucisse: 70g	**195**	1,4	17,5	8,1	Na: 1,3g

** Table de composition nutritionnelle des aliments Ciqual 2008*

2. Charcuterie

PRODUITS	POIDS D'UNE PORTION (G)	ÉNERGIE (KCAL)	GLUCIDES (G)	LIPIDES (G)	PROTIDES (G)	AUTRES
Merguez cuite (bœuf et mouton) *(* artisanal)*	1 part: 100g	**296**	1,6 Suc: 1,6	23,4 Ags: 12,3	19,8	Na: 0,89g P: 0,13g
Saucisse alsacienne fumée ou gendarme *(* artisanal)*	1 part: 100g	**310**	3 Suc: 3	24,7 Ags: 9,5	19	Na: 1,1g P: 0,2g
Saucisse cocktail *(* artisanal)*	1 part: 100g	**318**	1,4	29,1 Ags: 10,8	12,6	Na: 0,82g P: 0,17g
Saucisse de Francfort *(* artisanal)*	1 part: 100g	**302**	0,9 Suc: 0,2	27,3 Ags: 10,4	13,2	Na: 0,83g P: 0,2g
Saucisse de Montbéliard *(* artisanal)*	1 part: 100g	**339**	0,7 Suc: 0,6	30,2 Ags: 11,4	16,1	Na: 0,71g P: 0,17g
Saucisse de Morteau *(* artisanal)*	1 part: 100g	**346**	1 Suc: 0,5	31,3 Ags: 12,7	15,2	Na: 0,81g P: 0,13g
Saucisse de Strasbourg *(* artisanal)*	1 part: 100g	**303**	1 Suc: 0,6	27,7 Ags: 9,8	12,4	Na: 0,74g P: 0,14g
Saucisse de Toulouse *(* artisanal)*	1 part: 100g	**295**	1 Suc: 0,6	24 Ags: 9,3	18,8	Na: 0,69g P: 0,14g
Saucisses cocktail *(Jean Caby)*	5 mini saucisses: 40g	**110**	0,3 Suc: 0,27	9,9 Ags: 3,6	5	Na: 0,4g
Saucisses de poulet fumées *(Fleury Michon)*	1 saucisse: 35g	**105**	0,9 Suc: 0,9	9,5 Ags: 2,7	4,2	Na: 0,7g Fib: 0,4g
SAUCISSONS						
Bâton de berger mini nature *(Justin Bridou)*	1 part: 30g	**159**	0,6	13,6	8,7	
Chorizo sec *(* artisanal)*	pour 100g	**477**	1,15 Suc: 1,2	41,9 Ags: 15,7	23,8	Na: 1,7g P: 0,25g
Mortadelle *(* artisanal)*	pour 100g	**310**	1,4	27,4 Ags: 10,8	14,4	Na: 0,76g P: 0,11g
Rosette *(Cochonou)*	1 tranche: 10g	**39**	0,06	3,1	2,6	
Rosette au poivre *(Cochonou)*	1 tranche: 10g	**39**	0,06	3,1	2,6	
Rosette ou fuseau *(* artisanal)*	pour 100g	**383**	0,9 Suc: 0,3	30,9 Ags: 11,7	25,4	Na: 1,6g P: 0,23g

** Table de composition nutritionnelle des aliments Ciqual 2008*

2. Charcuterie

PRODUITS	POIDS D'UNE PORTION (G)	ÉNERGIE (KCAL)	GLUCIDES (G)	LIPIDES (G)	PROTIDES (G)	AUTRES
Salami *(Citterio)*	1 tranche: 10g	**39**	0,01	3,3	2,4	
Salami *(Herta)*	1 part: 20g	**83**	0,1	7	4	
Salami *(* artisanal)*	pour 100g	**460**	1,7	43,2 Ags: 16,1	16	Na: 1,8g P: 0,21g
Saucisse sèche artisanale d'Ardèche	1 part: 30g	**126**	0,2	9,9	8,8	
Saucisse sèche de porc artisanale 7% MG	1 part: 30g	**92**	1,2	5,6	9,3	
Saucisson à l'ail *(* artisanal)*	pour 100g	**279**	0,7	24,2 Ags: 8,9	14,6	Na: 1,1g P: 0,17g
Saucisson artisanal au poivre	1 part: 30g	**116**	0,3	9,2	8	
Saucisson artisanal au roquefort	1 part: 30g	**109**	0,2	8,5	7,8	
Saucisson artisanal aux herbes de provence	1 part: 30g	**116**	0,3	9,2	8	
Saucisson artisanal pur porc	1 part: 30g	**116**	0,3	9,2	8	
Saucisson fumé artisanal	1 part: 30g	**116**	0,3	9,2	8	
Saucisson sec *(Cochonou)*	1 tranche: 10g	**44**	0,3	3,5	2,7	
Saucisson sec *(* artisanal)*	pour 100g	**422**	0,9 Suc: 0,1	34,7 Ags: 12,7	26,6	Na: 1,9g P: 0,23g
Saucisson sec pur porc *(* artisanal)*	pour 100g	**390**	1,75 Suc: 1,2	31 Ags: 11,8	26	Na: 2g P: 0,25g
VOLAILLES						
Allumettes de blanc de poulet *(Fleury Michon)*	1 part: 75g	**91**	1,1 Suc: 1,1	3 Ags: 1,1	14,3	Na: 1,4g Fib: 0,8g
Blanc de dinde doré au four *(Fleury Michon)*	1 tranche: 40g	**42**	0,4 Suc: 0,4	0,6 Ags: 0,2	8,8	Na: 0,7g Fib: 0,4g
Blanc de poulet *(Fleury Michon)*	1 tranche: 40g	**44**	0,4 Suc: 0,4	0,8 Ags: 0,2	8,8	Na: 0,6g Fib: 0,4g

** Table de composition nutritionnelle des aliments Ciqual 2008*

2. Charcuterie

PRODUITS	POIDS D'UNE PORTION (G)	ÉNERGIE (KCAL)	GLUCIDES (G)	LIPIDES (G)	PROTIDES (G)	AUTRES
Confit de canard *(* artisanal)*	pour 100g	**220**	0 Suc: 0	10,8 Ags: 4,9	30,7	Na: 0,9g K: 0,32g P: 0,14g
Filet de dinde fumé *(Fleury Michon)*	1 tranche: 30g	**32**	0,3 Suc: 0,3	0,5 Ags: 0,2	6,6	Na: 0,5g Fib: 0,3g
Filet de poulet à la provencale, au pesto, aux fines herbes ou fumé (moy.) *(Fleury Michon)*	1 tranche: 30g	**33**	0,3 Suc: 0,3	0,7 Ags: 0,2	6,6	Na: 0,5g Fib: 0,3g
Filet de poulet gratiné à l'emmental *(Fleury Michon)*	1 tranche: 30g	**35**	0,5 Suc: 0,5	0,8 Ags: 0,2	6,6	Na: 0,5g Fib: 0,3g
Filet de poulet grillé aux herbes *(Fleury Michon)*	1 tranche: 30g	**36**	0,5 Suc: 0,5	0,6 Ags: 0,2	7,2	Na: 0,4g Fib: 0,3g
Filet de poulet rôti *(Fleury Michon)*	1 filet: 100g	**176**	1 Suc: 1	8 Ags: 3	25	Na: 2g Fib: 0,5g
Filet de poulet rôti à la broche *(Fleury Michon)*	1 tranche: 30g	**34**	0,3 Suc: 0,3	0,6 Ags: 0,2	6,9	Na: 0,5g Fib: 0,3g
Foie gras *(* artisanal)*	pour 100g	**521**	1,8 Suc: 1,8	54 Ags: 21,6	6,9	Na: 0,52g P: 0,11g
Foie gras de canard entier *(* artisanal)*	pour 100g	**512**	1,6	52,9 Ags: 21,2	7,4	Na: 0,4g P: 0,19g
Knacki au poulet *(Herta)*	1 saucisse: 35g	**71**	0,7	5,6	4,6	Na: 0,7g
Pâté de foie de volaille *(* artisanal)*	pour 100g	**278**	6 Suc: 3	22,9 Ags: 7	11,9	Na: 0,39g P: 0,18g
Rillettes de canard *(Bordeau Chesnel)*	pour 100g	**420**	0,2	37,4	15,7	
Rillettes d'oie *(Bordeau Chesnel)*	pour 100g	**402**	0,2	36,5	15	
Saucisses de poulet *(Fleury Michon)*	1 saucisse: 35g	**48**	0,9 Suc: 0,9	2,8 Ags: 0,8	4,9	Na: 0,5g Fib: 0,4g
Terrine de canard *(* artisanal)*	pour 100g	**338**	4,5	29 Ags: 11	14,8	Na: 0,87g P: 0,23g

** Table de composition nutritionnelle des aliments Ciqual 2008*

3. Œufs

PRODUITS	POIDS D'UNE PORTION (G)	ÉNERGIE (KCAL)	GLUCIDES (G)	LIPIDES (G)	PROTIDES (G)	AUTRES
Blanc d'œuf cuit *	2 blancs : 60g	**27**	0,4 Suc : 0,4	0,1 Ags : 0	6,2	Na : 0,09g
Jaune d'œuf cuit *	2 jaunes : 40g	**138**	0,24 Suc : 0,2	12,4 Ags : 4,4	6,6	Na : 0,02g P : 0,18g
Œuf à la coque *	2 œufs : 100g	**148**	0,8 Suc : 0,77	10,6 Ags : 3,3	12,3	Na : 0,12g P : 0,17g
Œuf au plat frit et salé *	2 œufs : 100g	**186**	0,83 Suc : 0,83	15 Ags : 4,2	12	Na : 0,18g P : 0,19g
Œuf brouillé *	2 œufs : 100g	**181**	1,7 Suc : 1,7	14,5 Ags : 6,4	10,9	Na : 0,2g P : 0,18g
Œuf dur *	2 œufs : 100g	**148**	0,8 Suc : 0,77	10,6 Ags : 3,3	12,3	Na : 0,12g P : 0,17g
Œuf poché *	2 œufs : 100g	**142**	0,8 Suc : 0,77	9,9 Ags : 3,1	12,5	Na : 0,09g P : 0,19g
Œuf cru *	2 œufs : 100g	**142**	0,8 Suc : 0,77	9,9 Ags : 2,6	12,6	Na : 0,13g P : 0,18g
Omelette nature *	2 œufs : 100g	**162**	0,7 Suc : 0,7	13 Ags : 3,6	10,6	Na : 0,2g P : 0,17g

** Table de composition nutritionnelle des aliments Ciqual 2008*

4. Poissonnerie

PRODUITS	Poids d'une portion (g)	Énergie (kcal)	Glucides (g)	Lipides (g)	Protides (g)	Autres
FRUITS DE MER						
Bigorneau cuit *	pour 100g	**135**	5 Suc: 4,8	1,2 Ags: 0,2	26,1	Fer: 13mg P: 0,24g
Bulot cuit *	pour 100g	**114**	traces	1,53 Ags: 0,06	25	Fer: 6mg P: 0,23g
Calamar cuit *	pour 100g	**254**	29 Suc: 10,4	11,5 Ags: 2,1	8,7	P: 0,2g
Clam, palourde *	pour 100g	**36**	0 Suc: 0	1 Ags:0,09	6,8	Fer: 13mg P: 0,12g
Coquille Saint-Jacques crue *	pour 100g	**77**	2,3 Suc: 0	0,7 Ags: 0,2	15,4	Fer: 0,03mg P: 0,2g
Coquille Saint-Jacques cuite *	pour 100g	**106**	0 Suc: 0	1,4 Ags: 0,3	23,4	Fer: 3mg P: 0,3g
Crabe, tourteau cuit à l'eau *	pour 100g	**127**	0 Suc: 0	5,2 Ags: 0,8	19,5	Fer: 1,5mg P: 0,4g
Crevette cuite *	pour 100g	**96**	0,3 Suc: 0	1,1 Ags: 0,2	21,3	Fer: 1,7mg P: 0,2g
Écrevisse crue *	pour 100g	**71**	1,1 Suc: 0,6	0,6 Ags: 0,1	15,2	Fer: 1,8mg P: 0,2g
Homard cuit à l'eau *	pour 100g	**90**	0,3 Suc: 0	1,5 Ags: 0,2	18,7	Fer: 0,8mg P: 0,2g
Huître creuse crue	pour 100g	**68**	4,7	1,6 Ags: 0,4	8,9	Fer: 5,8mg P: 0,18g
Langouste cuite à l'eau *	pour 100g	**136**	3,3 Suc: 0	1,9 Ags: 0,3	26,4	Fer: 1,4mg P: 0,23g
Moule cuite à l'eau *	pour 100g	**115**	3,1 Suc: 0	3 Ags: 0,4	19	Fer: 10,2 P: 0,22g
Seiche crue *	pour 100g	**88**	2 Suc: 0	1 Ags: 0,3	17,8	Fer: 4,9mg P: 0,27g
GRENOUILLES ET ESCARGOTS						
Cuisse de grenouille crue *	pour 100g	**68**	0	0,25 Ags:0,07	16,4	Fer: 1,5mg P: 0,15g

** Table de composition nutritionnelle des aliments Ciqual 2008*

4. Poissonnerie

PRODUITS	Poids d'une portion (g)	Énergie (kcal)	Glucides (g)	Lipides (g)	Protides (g)	Autres
Escargot cru *	pour 100g	**81**	2	1	16	Fer: 3,5mg P: 0,14g
POISSONS						
Anchois cru *	pour 100g	**113**	1,1 Suc: 1,1	3,4 Ags: 1,3	19,4	Fer: 4,5mg P: 0,15g
Anguille cuite au four *	pour 100g	**229**	0 Suc: 0	15 Ags: 3	23,6	Fer: 0,64mg P: 0,28g
Anguille pochée *	pour 100g	**204**	0 Suc: 0	13,5 Ags: 3,3	20,5	Fer: 0,8mg P: 0,23g
Bar, loup cru *	pour 100g	**104**	0 Suc: 0	3,1 Ags: 0,46	19,1	Fer: 1,25mg P: 0,3g
Brochet cuit au four *	pour 100g	**94**	0 Suc: 0	0,9 Ags: 0,15	21,5	Fer: 0,9mg P: 0,28g
Cabillaud cru *	pour 100g	**77**	0 Suc: 0	0,4 Ags: 0,1	18,3	Fer: 0,7mg P: 0,16g
Cabillaud cuit au four *	pour 100g	**98**	0 Suc: 0	1,2 Ags: 0,3	21,8	Fer: 0,1mg P: 0,19g
Cabillaud cuit vapeur *	pour 100g	**82**	0 Suc: 0	0,8 Ags: 0,2	18,8	Fer: 0,1mg P: 0,24g
Carpe cuit au four *	pour 100g	**136**	0 Suc: 0	6 Ags: 1,2	20,4	Fer: 1,3mg P: 0,37g
Carrelet, plie cuit vapeur *	pour 100g	**94**	0 Suc: 0	2 Ags: 0,2	19	Fer: 0,6mg P: 0,25g
Daurade grise crue *	pour 100g	**76**	0 Suc: 0	0,2 Ags: 0,04	18,7	Fer: 7,8mg P: 0,3g
Eglefin vapeur *	pour 100g	**89**	0 Suc: 0	0,6 Ags: 0,1	20,9	Fer: 0,1mg P: 0,2g
Eperlan cru *	pour 100g	**96**	0 Suc: 0	2,8 Ags: 0,5	17,6	Fer: 0,9mg P: 0,23g
Espadon cuit au four *	pour 100g	**148**	0 Suc: 0	5,1 Ags: 1,4	25,4	Fer: 1mg P: 0,34g
Filets de haddock fumés *(Delpierre)*	1 portion: 75g	**75**	0,08	2,1 Ags: 0,55	13,9	

** Table de composition nutritionnelle des aliments Ciqual 2008*

4. Poissonnerie

PRODUITS	Poids d'une portion (g)	Énergie (kcal)	Glucides (g)	Lipides (g)	Protides (g)	Autres
Filets de maquereaux fumés au poivre *(Delpierre)*	1 portion : 75g	**185**	0,23	13,5 Ags : 4,5	15,8	
Flétan cru *	pour 100g	**110**	0 Suc : 0	2,8 Ags : 0,5	21,3	Fer : 0,5mg P : 0,22g
Hareng frit *	pour 100g	**233**	1,5 Suc : 0	15 Ags : 3,5	23	Fer : 1mg P : 0,3g
Hareng grillé *	pour 100g	**181**	0 Suc : 0	11,2 Ags : 2	20,1	Fer : 1,6mg P : 0,31g
Julienne, lingue crue *	pour 100g	**81**	0 Suc : 0	0,35 Ags : 0,1	19,4	Fer : 0,7mg P : 0,2g
Lieu noir cuit *	pour 100g	**102**	0,2 Suc : 0,2	1 Ags : 0,2	23,1	Fer : 0,4mg P : 0,15g
Limande-sole vapeur *	pour 100g	**91**	0 Suc : 0	0,9 Ags : 0,1	20,6	Fer : 0,6mg P : 0,25g
Lotte, baudroie grillée *	pour 100g	**94**	0 Suc : 0	1,3 Ags : 0,1	20,6	Fer : 0,5mg P : 0,37g
Maquereau cuit au four *	pour 100g	**249**	0 Suc : 0	17 Ags : 4,5	23,9	Fer : 1,4mg P : 0,28g
Maquereau frit *	pour 100g	**234**	0 Suc : 0	19,5	14,5	Fer : 0,9mg P : 0,18g
Merlan frit *	pour 100g	**177**	3 Suc : 0	10,3 Ags : 1,5	18,1	Fer : 0,7mg P : 0,26g
Merlan vapeur *	pour 100g	**92**	0 Suc : 0	0,9 Ags : 0,1	20,9	Fer : 0,1mg P : 0,19g
Merlu cuit à l'étouffée *	pour 100g	**67**	0 Suc : 0	0,9 Ags : 0,2	14,9	Fer : 1mg P : 0,12g
Morue express *(Delpierre)*	1 part : 150g	**90**	0,2	0,2	21	
Mulet cuit au four *	pour 100g	**143**	0 Suc : 0	4,9 Ags : 1,4	24,8	Fer : 1,4mg P : 0,24g
Perche cuite au four *	pour 100g	**95**	0 Suc : 0	1 Ags : 0,2	21,6	Fer : 1,1mg P : 0,23g
Poisson pané frit *	pour 100g	**202**	15,3 Suc : 0	10,3 Ags : 2,2	11,9	Fer : 0,6mg P : 0,16g

** Table de composition nutritionnelle des aliments Ciqual 2008*

4. Poissonnerie

PRODUITS	POIDS D'UNE PORTION (G)	ÉNERGIE (KCAL)	GLUCIDES (G)	LIPIDES (G)	PROTIDES (G)	AUTRES
Raie cuite au court-bouillon *	pour 100g	**69**	0 Suc : 0	1 Ags : 0,2	15	Fer : 0,4mg P : 0,15g
Raie cuite au four *	pour 100g	**80**	0 Suc : 0	0,5 Ags : 0,1	18,9	Fer : 0,6mg P : 0,22g
Rascasse crue *	pour 100g	**90**	0 Suc : 0	1,6 Ags : 0,3	18,8	Fer : 3,2mg P : 0,22g
Rouget-barbet de roche cuit à l'étouffée *	pour 100g	**100**	0 Suc : 0	4,25 Ags : 1,2	15,5	Fer : 2,1mg P : 0,21g
Roussette cuite *	pour 100g	**246**	7 Suc : 0	16,3 Ags : 3,8	17,7	Fer : 1,1mg P : 0,21g
Sardine grillée *	pour 100g	**196**	0 Suc : 0	10,8 Ags : 3,1	24,7	Fer : 2,5mg P : 0,26g
Saumon cru *	pour 100g	**190**	0 Suc : 0	12,5 Ags : 3	19,5	Fer : 0,44mg P : 0,2g
Saumon cuit vapeur *	pour 100g	**201**	0 Suc : 0	11,8 Ags : 1,8	23,6	Fer : 0,7mg P : 0,27g
Saumon fumé Ecosse *(Labeyrie)*	1 tranche : 40g	**69**	0,04	4,1 Ags : 0,8	8	P : 0,08g
Saumon fumé Irelande *(Labeyrie)*	1 tranche : 40g	**65**	0,04	3,6 Ags : 0,8	8,3	P : 0,09g
Saumon fumé Norvège *(Labeyrie)*	1 tranche : 40g	**93**	0,2	6 Ags : 1,1	9,1	P : 0,09g
Saumon sauvage d'Alaska *(Labeyrie)*	1 tranche : 40g	**53**	0,04 Suc : 0,04	1,6 Ags : 0,4	8,8	Na : 0,5g
Sole cuite au four *	pour 100g	**73**	0 Suc : 0	1 Ags : 0,2	16	Fer : 0,9mg P : 0,26g
Sole cuite vapeur *	pour 100g	**70**	0 Suc : 0	1 Ags : 0,2	15,2	Fer : 0,7mg P : 0,21g
Thon cru *	pour 100g	**134**	0 Suc : 0	4 Ags : 1,5	24,6	Fer : 2mg P : 0,22g
Thon cuit au four *	pour 100g	**163**	0 Suc : 0	5 Ags : 0,8	29,4	Fer : 1,3mg P : 0,29g
Truite arc-en-ciel cuite four *	pour 100g	**159**	0 Suc : 0	7,3 Ags : 2,1	23,3	Fer : 0,3mg P : 0,27g

** Table de composition nutritionnelle des aliments Ciqual 2008*

4. Poissonnerie

PRODUITS	POIDS D'UNE PORTION (G)	ÉNERGIE (KCAL)	GLUCIDES (G)	LIPIDES (G)	PROTIDES (G)	AUTRES
Truite arc-en-ciel cuite vapeur *	pour 100g	**119**	0 Suc : 0	4,3 Ags : 0,9	20	Fer : 0,7mg P : 0,14g
Truite cuite au four *	pour 100g	**125**	0 Suc : 0	3,8 Ags : 0,7	22,8	Fer : 1,15mg P : 0,29g
Truite cuite vapeur *	pour 100g	**106**	0 Suc : 0	3,3 Ags : 0,7	19	Fer : 1mg P : 0,25g
Truite fumée *(Landvika)*	1 portion : 150g	**171**	0 Suc : 0	9 Ags : 2,7	22	Na : 3g
Turbot cuit au four *	pour 100g	**116**	0 Suc : 0	3,8 Ags : 0,5	20,6	Fer : 0,5mg P : 0,17g
SURIMI ET TARAMA						
Apérimis panachés nature-paprika-curry ou poivre-provençal-ail-fines herbes (moy.) *(Fleury Michon)*	1 bouchée : 7g	**12,2**	0,6	0,8	0,6	Na : 0,1g
Bâtonnets mœlleux crabe *(Fleury Michon)*	1 bâtonnet : 18g	**22**	1,9 Suc : 0,4	0,9 Ags : 0,1	1,5	Na : 0,3g Fib : 0,4g
Bâtonnets pleine saveur *(Coraya)*	1 bâtonnet : 15g	**17**	1,5 Suc : 0,2	0,6 Ags : 0,05	1,3	Fib : 0,2g Na : 0,1g
Délices de surimi à la chair de crabe *(Fleury Michon)*	1 bâtonnet : 17g	**18,5**	1,4 Suc : 0,5	0,7 Ags : 0,1	1,5	Na : 0,3g Fib : 0,4g
Le râpé de la mer *(Coraya)* - Surimi râpé	1 portion : 100g	**113**	10,5 Suc : 2,2	4 Ags : 0,3	8	Fib : 2,4g Na : 0,56g
Médaillons de surimi goût langouste *(Fleury Michon)*	1 tranche : 9,4g	**9,4**	0,9 Suc : 0,2	0,2 Ags : 0	0,9	Na : 0,1g Fib : 0,1g
Mini saumon fumé *(Coraya)*	1 bâtonnet : 10g	**16**	0,8 Suc : 0,1	1 Ags : 0,07	0,8	Fib : 0,14g Na : 0,08g
Petits corayas *(Coraya)*	1 bâtonnet : 10g	**10**	1 Suc : 0,2	0,4 Ags : 0,03	0,8	Fib : 0,25g Na : 0,06g
Roulé de surimi tranché goût crabe *(Fleury Michon)*	1 tranche : 30g	**40**	4,2 Suc : 0,8	1,6 Ags : 0,1	2,3	Na : 0,4g Fib : 0,2g
Tarama aux œufs de cabillaud *(Blini)*	1 cuillère : 10g	**56**	0,3	5,9 Ags : 0,5	0,5	

** Table de composition nutritionnelle des aliments Ciqual 2008*

4. Poissonnerie

PRODUITS	POIDS D'UNE PORTION (G)	ÉNERGIE (KCAL)	GLUCIDES (G)	LIPIDES (G)	PROTIDES (G)	AUTRES
Tarama aux œufs de cabillaud extra léger *(Blini)*	1 cuillère : 10g	**39**	0,7	3,7	0,6	
AUTRES						
Blinis légers *(Blini)*	1 blini : 70g	**146**	23,2	4,1	4,3	
Cordons bleus de la mer saumon fromage *(L'assiette bleue)*	1 cordon : 100g	**177**	11,6	8,7	13,3	
Jambon de la mer *(Coraya)*	1 tranche : 30g	**44**	4 Suc : 0,9	2 Ags : 0,2	2,7	Fib : 0,5g Na : 0,27g
Soupe de poissons fraîche *(Select marée)*	1 assiette : 250g	**68**	4,3	1,5	9,5	
Steak haché colin au citron persil *(Cap océan)*	1 steak : 100g	**162**	4,5	8,8 Ags : 1,2	16	P : 0,14g
Steak haché saumon ciboulette *(Cap océan)*	1 steak : 100g	**246**	3,4	17,7 Ags : 2,7	18,3	P : 0,23g

Pains & Céréales

Cette catégorie regroupe les pains et tous les produits qui peuvent les remplacer, ou vendus également en boulangerie : biscottes et pains grillés, céréales du petit déjeuner et barres de céréales, viennoiseries, biscuits, pâtisseries.

À base de farine ou directement de céréales, tous ces aliments peuvent être considérés comme des produits céréaliers fournisseurs de glucides complexes. Toutefois, en fonction de leur recette, ils présentent des apports nutritionnels très variables.

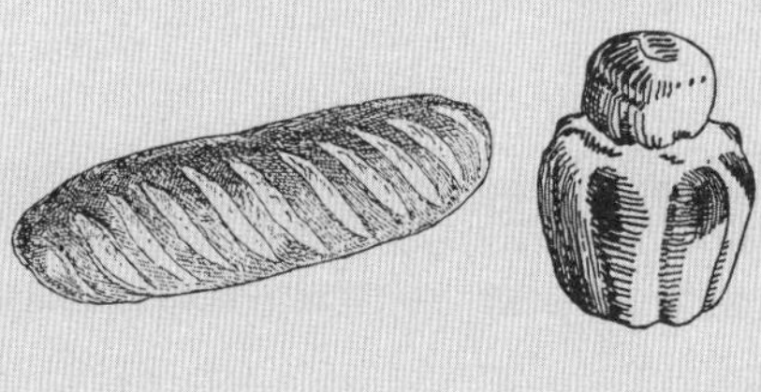

LES PAINS

★ Le pain est un aliment basique, constitué uniquement de farine, d'eau, de sel, et de levure ou de levain. Il est riche en glucides complexes. Sa consommation est actuellement encouragée à chaque repas pour rééquilibrer notre alimentation. La ration idéale serait de l'ordre de 200 g par jour pour les femmes, 300 g pour les hommes (une baguette pèse 250 g).

Les pains à privilégier sont ceux à base de farine semi-complète ou complète, que vous reconnaîtrez à leur densité supérieure et à leur mie plus foncée: ils sont plus riches en fibres (et par conséquent plus rassasiants), en minéraux (magnésium) et en vitamines B.

★ Les pains de mie: au supermarché, il en existe une vaste gamme. Ils sont, certes, pratiques à conserver, mais moins intéressants sur le plan nutritionnel: ils contiennent en plus des graisses – jusqu'à 7 % – et du sucre. Si vous en achetez, comparez la nature des matières grasses, l'huile de colza est préférable aux huiles de palme ou de coprah, sources de graisses saturées (les «mauvaises»). Enfin, vérifiez le poids des tranches, qui va du simple au double (de 25 à 50 g).

LES BISCOTTES ET PAINS GRILLÉS

Comme les pains de mie, ces produits comportent des matières grasses et du sucre, absents du pain traditionnel. Bien qu'ils aient une réputation d'aliments de régime, ils sont plus caloriques, jusqu'à 400 kcal pour 100 g (250 pour la baguette).

Plus cuits que le pain, ils sont plus digestes, par exemple si vous avez tendance aux brûlures d'estomac ou aux ballonnements intestinaux. Mais leurs glucides, modifiés par cette cuisson poussée, se digèrent beaucoup plus rapidement, ils «calent» donc moins longtemps. Comparez l'apport en lipides et choisissez les produits qui apportent le plus de fibres.

LES CÉRÉALES DE PETIT-DÉJEUNER

Elles sont obtenues à partir de grains de céréales variées (blé, maïs, riz…) cuits à la vapeur, puis soufflés ou découpés en pétales, éventuellement fourrés. Elles sont salées (ce que ne révèle pas leur saveur) et, à l'exception des flocons d'avoine et des mueslis « sans sucre », elles sont toujours sucrées. Vous verrez que la proportion des sucres parmi les glucides est de 30 à 40 % dans les produits ciblés enfants, et souvent supérieure à 20 %, même dans des céréales « minceur » pour adultes. Les céréales n'apportent quasiment pas de lipides, à l'exception des recettes incluant des morceaux de chocolat ou des fruits secs type noix ou noisettes (les plus caloriques). Pour être bien rassasié(e), choisissez les produits les moins sucrés et les plus riches en fibres.

Dans le ***Mini dictionnaire***, vous trouverez les apports nutritionnels de 30 g de céréales (sans lait) : il s'agit d'une petite portion (celle indiquée par les fabricants), que vous pouvez aisément doubler sans risquer de dépasser les apports recommandés.

LES BISCUITS, VIENNOISERIES, GÂTEAUX ET PÂTISSERIES

Il en existe des centaines de recettes, mais ces produits contiennent les mêmes ingrédients de base, en proportions variées : farine, matière grasse, sucre, œufs.

Comparés au pain, ils sont une fois et demie à 2 fois plus caloriques, et ils apportent nettement moins de glucides complexes (mais des sucres et des lipides). Les plus caloriques sont les plus gras, les moins rassasiants sont les plus sucrés. Les portions industrielles sont généralement inférieures aux portions artisanales.

Lorsque vous achetez ces produits conditionnés, vérifiez la liste des ingrédients. Préférez les recettes sans matière grasse hydrogénée (source potentielle d'acides gras trans), et sans sirop de fructose-glucose.

1. Biscuits et gâteaux

PRODUITS	POIDS D'UNE PORTION (G)	ÉNERGIE (KCAL)	GLUCIDES (G)	LIPIDES (G)	PROTIDES (G)	AUTRES
BISCUITS						
À la campagne chocolat céréales *(Saint Michel)*	1 galette: 16,6g	**70**	11 Suc: 3,7	2,3 Ags: 1,3	1,5	Fib: 1,3g Na: 0,05g
À la campagne figues et huile d'olive *(Saint Michel)*	1 galette: 16,6g	**70**	11 Suc: 3,5	2 Ags: 0,5	1,6	Fib: 1,1g Na: 0,09g
Barquette abricot, fraise ou framboise (moy.) *(Lu)*	1 biscuit: 6,6g	**23**	4,9 Suc: 3,1	0,1 Ags: 0	0,3	Fib: 0,2g
Barquette chocolat *(Lu)*	1 biscuit: 6,6g	**32**	4 Suc: 3,1	1,5 Ags: 0,2	0,5	Fib: 0,2g
Bastogne *(Lu)* - Biscuit à la cannelle	1 biscuit: 11,3g	**55**	8,2 Suc: 4,5	2,3 Ags: 1,1	0,6	Na: 0,02g
Belvita Sablés céréales chocolat ou miel-sésame (moyenne) *(Lu)*	1 sablé: 11g	**49**	7,65 Suc: 2,5	1,6 Ags: 0,4	0,85	Fib: 0,3g Na: 0,04g
Beurre nantais *(Lu)* - Sablé	1 biscuit: 6,5g	**31**	4,6 Suc: 1,7	1,1 Ags: 0,7	0,4	Fib: 0,2g Na: 0,03g
Biscuit Thé *(Lu)*	1 biscuit: 6,9g	**31**	5 Suc: 1,8	1 Ags: 0,4	0,5	Fib: 0,2g Na: 0,02g
BN Chocolat allégé *(United Biscuits)*	1 biscuit: 19g	**80**	11,8 Suc: 4,1	3 Ags: 1,8	1,4	Fib: 0,9g
BN Chocolat ou chocolat au lait (moy.) *(United Biscuits)*	1 biscuit: 19g	**86**	13,2 Suc: 5,9	3,1 Ags: 1,75	1,2	Fib: 0,4g
BN Giant Stick *(United Biscuits)* - lait, riz soufflé	1 biscuit: 15g	**75**	9,4 Suc: 4,7	3,7 Ags: 2	1	Fib: 0,3g
BN Tartelette à la framboise *(United Biscuits)*	3 biscuits: 46g	**188**	32 Suc: 12,4	5,6 Ags: 2,8	2,5	Fib: 2,2g
BN Vanille *(United Biscuits)*	1 biscuit: 19g	**87**	13,7 Suc: 6,6	3,2 Ags: 1,9	1	Fib: 0,3g
Boudoirs *(Brossard)*	1 biscuit: 6g	**23**	4,8	0,2	0,5	
Butterfly *(Kambly)* - beurre et amandes	1 biscuit: 10g	**46**	7	1,7	0,7	
Calèche *(Lu)* - Assortiment de biscuits	1 biscuit: 7,9g	**40**	4,9 Suc: 3,3	2,1 Ags: 1,2	0,4	Fib: 0,3g Na: 0,01g

1. Biscuits et gâteaux

PRODUITS	POIDS D'UNE PORTION (G)	ÉNERGIE (KCAL)	GLUCIDES (G)	LIPIDES (G)	PROTIDES (G)	AUTRES
Carré fondant *(Kambly)* - noisette chocolat	1 biscuit: 10g	**54**	4,9	3,5	0,7	
Chamonix *(Lu)* - fourré à l'orange	1 biscuit: 12,5g	**44**	9,9 Suc: 7	0,3 Ags: 0	0,4	Fib: 0,2g
Chocolune *(Kambly)* - meringue, crème chocolat	1 biscuit: 10g	**54**	5	3,4	0,9	
Cœur aux noisettes *(Kambly)*	1 biscuit: 15g	**74**	8,7	3,9	1,1	
Cœur truffé *(Kambly)*	1 biscuit: 15g	**78**	8,7	4,5	1,2	
Couronne du Roussillon *(Reflets de France)* - à l'anis	1 biscuit: 22g	**97**	15	3,3	1,8	
Delichoc Chocolat au lait *(Delacre)*	1 biscuit: 12,5g	**61**	9,1 Suc: 6,1	2,4 Ags: 1,4	0,8	Fib: 0,3g
Delichoc Noisette *(Delacre)*	1 biscuit: 12,5g	**60**	8,7 Suc: 5,7	2,4 Ags: 1,4	0,8	Fib: 0,2g Na: 0,02g
Dinosaurus *(Lu)* - Biscuit nappé chocolat	1 biscuit: 18,7g	**91**	12 Suc: 5,7	4,3 Ags: 2,2	1,2	Fib: 0,7g Na: 0,05g
Duchesse *(Bahlsen)* - meringue, crème	4 biscuits: 33g	**179**	17 Suc: 14	11 Ags: 4,5	3,3	Fib: 1,1g Na: 0,04g
Édition spéciale *(Lu)*	1 biscuit: 6,3g	**27**	4,8 Suc: 1,5	0,6 Ags: 0,3	0,5	Fib: 0,2g Na: 0,03g
Figolu *(Lu)* - Biscuit fourré à la figue	1 biscuit: 10,3g	**41**	7,4 Suc: 2,4	1 Ags: 0,4	0,4	Fib: 0,5g Na: 0,01g
Florentin *(Kambly)* - amandes, caramel, chocolat	1 biscuit: 10g	**56**	5,4	3,5	0,8	
Fruit & Form fruits des bois *(Verkade)*	3 biscuits: 43g	**165**	31,3 Suc: 14,7	3,4 Ags: 1,6	2,4	Fib: 1,3g Na: 0,05g
Galette Saint Sauveur *(Lu)* - Sablé	1 biscuit: 8,1g	**39**	5,5 Suc: 2,1	1,6 Ags: 1	0,5	Fib: 0,2g Na: 0,03g
Langue de chat *(Lu)*	1 biscuit: 2,9g	**13**	2,3 Suc: 1,3	0,3 Ags: 0,1	0,2	Fib: 0,1g Na: 0,01g
Lulu l'ourson chocolat *(Lu)*	1 biscuit: 30g	**117**	17,5 Suc: 11,2	4,5 Ags: 1,3	1,9	Fib: 0,8g Na: 0,09g

1. Biscuits et gâteaux

PRODUITS	Poids d'une portion (g)	Énergie (kcal)	Glucides (g)	Lipides (g)	Protides (g)	Autres
Lulu l'ourson fraise ou framboise (moy.) *(Lu)*	1 biscuit: 30g	**109**	19,6 Suc: 11,8	2,85 Ags: 0,3	1,4	Fib: 0,4g Na: 0,1g
Mini BN chocolat *(United Biscuits)*	6 biscuits: 42g	**204**	27,8 Suc: 14,3	9,3 Ags: 5,5	2,5	Fib: 1 g
Mini BN Cœur de noisette *(United Biscuits)*	6 biscuits: 42g	**212**	26,6 Suc: 13,3	10,4 Ags: 5,7	3,1	Fib: 1,3g
Mini BN fraise *(United Biscuits)*	6 biscuits: 42g	**177**	31,1 Suc: 18	4,8 Ags: 2,4	2,2	Fib: 0,6g
Mini Lulu l'ourson chocolat *(Lu)*	1 biscuit: 6,9g	**28**	4,2 Suc: 2,5	1,1 Ags: 0,5	0,4	Fib: 0,1g Na: 0,03g
Mini Lulu l'ourson fraise *(Lu)*	1 biscuit: 6,9g	**26**	4,4 Suc: 2,9	0,8 Ags: 0,1	0,3	Fib: 0,1g Na: 0,02g
Paille d'or flûte fraise-groseilles, framboise ou abricot (moy.) *(Lu)*	1 biscuit: 7g	**27**	6 Suc: 3,45	0,2 Ags: 0,1	0,4	Fib: 0,2g
Paille d'or framboise, citron ou myrtille *(Lu)*	1 biscuit: 3,5g	**13**	2,9 Suc: 2	0 Ags: 0	0,2	Fib: 0,1g
Palmito *(Lu)* - Palmier	1 biscuit: 8,3g	**44**	5 Suc: 1,9	2,5 Ags: 1,4	0,4	Fib: 0,2g Na: 0,04g
Palmito chocolat *(Lu)*	1 biscuit: 9,2g	**49**	5,3 Suc: 2,9	2,9 Ags: 1,4	0,6	Fib: 0,2g Na: 0,03g
Paradis coco *(Bahlsen)* - fourré chocolat	4 biscuits: 33g	**181**	19 Suc: 12	11 Ags: 8,3	1,4	Fib: 1,4g Na: 0,04g
Petit brun extra *(Lu)*	1 biscuit: 7,3g	**33**	5,5 Suc: 1,8	0,9 Ags: 0,4	0,5	Fib: 0,2g Na: 0,02g
Petit Lu *(Lu)* - Véritable petit beurre	1 biscuit: 8,3g	**36**	6,1 Suc: 1,9	1 Ags: 0,6	0,7	Fib: 0,2g Na: 0,04g
Petit Lu abricot *(Lu)*	1 biscuit: 18,75g	**80**	13 Suc: 6,4	2,8 Ags: 1,8	0,9	Fib: 0,4g Na: 0,04g
Petit Lu citron ou fraise-cassis *(Lu)*	1 biscuit: 10g	**43**	6,9 Suc: 3,4	1,5 Ags: 1	0,5	Fib: 0,2g Na: 0,02g
Petit Lu pépites de chocolat *(Lu)*	1 biscuit: 8,3g	**39**	6 Suc: 2,2	1,2 Ags: 0,8	0,7	Fib: 0,3g Na: 0,05g

1. Biscuits et gâteaux

PRODUITS	POIDS D'UNE PORTION (G)	ÉNERGIE (KCAL)	GLUCIDES (G)	LIPIDES (G)	PROTIDES (G)	AUTRES
Petit Lu sablé *(Lu)* - Petit beurre sablé	1 biscuit: 8,1g	**40**	5,6 Suc: 1,9	1,7 Ags: 1,2	0,5	Fib: 0,2g Na: 0,05g
Pim's framboise, orange, orange sanguine, passion ou poire (moy.) *(Lu)* - Génoise nappé chocolat	1 biscuit: 12,7g	**50**	8,4 Suc: 6,2	1,6 Ags: 0,8	0,5	Fib: 0,3g Na: 0,02g
Pim's mousse chocolat *(Lu)*	1 biscuit: 11,3g	**49**	6,8 Suc: 5	2,1 Ags: 1,1	0,6	Fib: 0,4g Na: 0,02g
REM *(Lu)*	1 biscuit: 15,3g	**61**	11,3 Suc: 3	1,2 Ags: 0,6	1,1	Fib: 0,5g Na: 0,07g
REM chocolat *(Lu)*	1 biscuit: 27g	**119**	18,6 Suc: 8,2	4,1 Ags: 2,2	1,8	Fib: 1,1g Na: 0,08g
REM goûters *(Lu)*	1 biscuit: 20,8g	**95**	14,6 Suc: 6,3	3,3 Ags: 2	1,4	Fib: 0,8g Na: 0,08g
Résille d'or praline noisette *(Lu)*	1 biscuit: 7,3g	**42**	4,1 Suc: 2,3	2,6 Ags: 2,1	0,3	Fib: 0,1g Na: 0,01g
Rousquilles du Roussillon *(Reflets de France)* - Biscuit fondant enrobé de sucre glace	1 biscuit: 25g	**106**	17,8	3,3	1,5	
Sablé des Flandres *(Lu)*	1 biscuit: 6,3g	**29**	4,7 Suc: 1,6	0,9 Ags: 0,5	0,4	Fib: 0,2g Na: 0,01g
Schoks *(Lu)* - Biscuit chocolat	1 biscuit: 9,4g	**51**	5,3 Suc: 4	3,1 Ags: 2,4	0,4	Fib: 0,4g
Sirtaki *(Lu)* - Biscuit aux fruits rouges	1 biscuit: 8,3g	**39**	5,5 Suc: 2,6	1,7 Ags: 1	0,5	Fib: 0,3g Na: 0,04g
Speculoos *(Lotus)* - Biscuit à la cannelle	1 biscuit: 7g	**34**	5	1,3	0,4	
Speculoos *(Delacre)* - à la cannelle	1 biscuit: 8g	**41**	6 Suc: 3,2	1,7 Ags: 0,9	0,4	Fib: 0,1g
Sprits *(Delacre)* - à la pulpe de framboise	1 biscuit: 13,5g	**68**	9,1 Suc: 4,4	3 Ags: 1,5	1	Fib: 0,2g Na: 0,03g
Titeuf tchoco *(Lu)* - chocolat au lait	1 biscuit: 14g	**70**	8,8 Suc: 4,4	3,5 Ags: 1,9	0,9	Fib: 0,4g Na: 0,03g

1. Biscuits et gâteaux

PRODUITS	Poids d'une portion (g)	Énergie (kcal)	Glucides (g)	Lipides (g)	Protides (g)	Autres
Tout petit Lu caramel *(Lu)* - Mini petit beurre caramel beurre salé	1 biscuit: 4g	**18**	2,8 Suc: 0,7	0,6 Ags: 0,2	0,3	Na: 0,02g
Tout petit Lu chocolat noisettes *(Lu)*	1 biscuit: 4g	**18**	2,7 Suc: 0,9	0,6 Ags: 0,2	0,3	Fib: 0,1g Na: 0,01g
Truffet *(Bahlsen)* - Meringue fourrée cacao	4 biscuits: 29g	**156**	16 Suc: 12	9,5 Ags: 1,9	1,5	Fib: 0,9g Na: 0,04g
Tuiles amandes *(Lu)*	1 tuile: 5g	**24**	3,5 Suc: 2,1	1 Ags: 0,6	0,3	Fib: 0,1g Na: 0,01g
Granola chocolat au lait *(Lu)*	1 biscuit: 12,5g	**61**	7,8 Suc: 3,6	2,9 Ags: 1,6	0,9	Fib: 0,4g Na: 0,03g
Granola chocolat noir *(Lu)*	1 biscuit: 12,5g	**63**	7,8 Suc: 3,2	3,1 Ags: 1,8	0,8	Fib: 0,5g Na: 0,06g
Hello fourré chocolat *(Lu)* - Cookie	1 biscuit: 18,8g	**99**	11,5 Suc: 6,4	5,8 Ags: 2,9	0,9	Fib: 0,6g Na: 0,03g
Hello nougatine et pépites de cacao *(Lu)*	1 biscuit: 16,6g	**87**	9,8 Suc: 5,1	4,6 Ags: 2,5	0,8	Fib: 0,5g Na: 0,06g
Hello pépites de chocolat *(Lu)*	1 biscuit: 16,6g	**82**	10,2 Suc: 6,4	4,1 Ags: 2,5	0,8	Fib: 0,7g Na: 0,05g
Mikado chocolat au lait *(Lu)*	1 mikado: 2,3g	**11**	1,5 Suc: 0,8	0,4 Ags: 0,3	0,2	Fib: 0,1g Na: 0,01g
Mikado chocolat aux éclats de noisette *(Lu)*	1 mikado: 2,3g	**11**	1,5 Suc: 0,7	0,5 Ags: 0,2	0,2	Fib: 0,1g Na: 0,01g
Mikado chocolat blanc *(Lu)*	1 mikado: 2,3g	**11**	1,5 Suc: 0,8	0,5 Ags: 0,3	0,2	Na: 0,01g
Mikado chocolat noir *(Lu)*	1 mikado: 2,3g	**11**	1,5 Suc: 0,8	0,4 Ags: 0,2	0,2	Fib: 0,1g Na: 0,01g
Mikado chocolat-caramel *(Lu)*	1 mikado: 2,3g	**11**	1,5 Suc: 0,8	0,4 Ags: 0,3	0,2	Fib: 0,1g Na: 0,01g
Pépito choco céréales *(Lu)*	1 biscuit: 25g	**110**	16,5 Suc: 8,9	4,5 Ags: 2,3	1,4	Fib: 0,7g Na: 0,09g
Pépito chocolat lait ou noir (moy.) *(Lu)*	1 biscuit: 10g	**50**	6,6 Suc: 2,9	2,15 Ags: 1,25	0,7	Fib: 0,35g Na: 0,03g

1. Biscuits et gâteaux

PRODUITS	Poids d'une portion (g)	Énergie (kcal)	Glucides (g)	Lipides (g)	Protides (g)	Autres
Pépito croc'sable *(Lu)* - Sablé chocolat	1 biscuit: 24,6g	**123**	15 Suc: 7	6,4 Ags: 3,6	1,4	Fib: 1g Na: 0,04g
Pépito croustichoco *(Lu)* - chocolat lait	1 biscuit: 27g	**138**	16,5 Suc: 10,9	7,3 Ags: 3,8	1,6	Fib: 0,8g Na: 0,04g
Pépito pockitos chocolat lait ou noir (moy.) *(Lu)*	1 biscuit: 29,5g	**155**	17 Suc: 10,9	8,9 Ags: 4,8	1,6	Fib: 1g Na: 0,03g
Petit écolier chocolat blanc, lait ou noir (moyenne) *(Lu)*	1 biscuit: 12,5g	**64**	7,9 Suc: 4,8	3 Ags: 1,8	0,8	Fib: 0,4g Na: 0,03g
Petit écolier chocolat noisette *(Lu)*	1 biscuit: 20g	**100**	12,4 Suc: 8,7	5 Ags: 2,7	1,3	Fib: 0,6g Na: 0,03g
Petit écolier tendre cœur lait *(Lu)*	1 biscuit: 20g	**102**	12,1 Suc: 8,4	5,3 Ags: 3	1,5	Fib: 0,4g Na: 0,03g
Petit écolier tendre cœur noisette *(Lu)*	1 biscuit: 20g	**100**	12,6 Suc: 8,9	5,1 Ags: 3,1	0,8	Fib: 0,5g Na: 0,03g
Petits cœurs chocolat *(Lu)*	1 biscuit: 4,1g	**21**	2,5 Suc: 1,1	1,1 Ags: 0,6	0,2	Fib: 0,1g Na: 0,01g
Petits cœurs soufflé chocolat *(Lu)*	1 biscuit: 3g	**14**	1,8 Suc: 1,3	0,7 Ags: 0,4	0,2	Fib: 0,1g
Prince Barre chocolat *(Lu)*	1 biscuit: 21g	**89**	14,5 Suc: 7,1	3,2 Ags: 1,8	1,1	Fib: 0,6g Na: 0,03g
Prince chocolat *(Lu)*	1 biscuit: 20g	**94**	13,8 Suc: 6,6	3,8 Ags: 1,8	1,1	Fib: 0,9g Na: 0,05g
Prince chocolat allégé en sucres *(Lu)*	1 biscuit: 18g	**84**	12,6 Suc: 4,4	3,1 Ags: 1,6	1,4	Fib: 0,7g Na: 0,06g
Prince lait choco ou tout choco (moy.) *(Lu)*	1 biscuit: 22g	**105**	14,7 Suc: 7,6	4,5 Ags: 2,55	1,25	Fib: 1g Na: 0,05g
Prince multicéréales chocolat *(Lu)*	1 biscuit: 22g	**103**	15,8 Suc: 7,1	3,9 Ags: 2,2	1,2	Fib: 1,1g Na: 0,04g
Prince p'tit gourmand chocolat *(Lu)*	1 biscuit: 14g	**67**	9,2 Suc: 4,5	2,9 Ags: 1,8	0,9	Fib: 0,6g Na: 0,03g
BISCUITS PETIT DÉJEUNER						
BN matin nappage chocolat *(United Biscuits)*	2 biscuits: 38g	**182**	26 Suc: 12	7,5 Ags: 3,7	2,6	Fib: 0,8g Na: 0,12g

1. Biscuits et gâteaux

PRODUITS	POIDS D'UNE PORTION (G)	ÉNERGIE (KCAL)	GLUCIDES (G)	LIPIDES (G)	PROTIDES (G)	AUTRES
BN matin noisette pépites *(United Biscuits)*	2 biscuits : 38g	**179**	23,5 Suc : 9,2	8 Ags : 3,3	3,2	Fib : 1,3g Na : 0,12g
Lu Petit Déjeuner allégé chocolat ou pépites de chocolat (moy.) *(Lu)* -25% de sucres	4 biscuits : 50g	**222**	33,3 Suc : 10,8	8 Ags : 2,6	3,6	Fib : 3,2g Na : 0,12g
Lu Petit Déjeuner au yaourt *(Lu)*	2 biscuits : 50,6g	**232**	35 Suc : 13,2	9,2 Ags : 3,2	3	Fib : 1,8g Na : 0,12g
Lu Petit déjeuner céréales *(Lu)*	4 biscuits : 50g	**224**	33,6 Suc : 11,2	8 Ags : 2	4	Fib : 2,8g Na : 0,3g
Lu Petit Déjeuner chocolat *(Lu)*	4 biscuits : 50g	**224**	33,6 Suc : 14,8	8,4 Ags : 2,4	3,6	Fib : 2,8g Na : 0,16g
Lu Petit Déjeuner chocolat noisette *(Lu)*	2 biscuits : 50,6g	**228**	34 Suc : 14,2	8,6 Ags : 3	3,8	Fib : 2,4g Na : 0,14g
Lu Petit déjeuner fruits des bois *(Lu)*	4 biscuits : 50g	**212**	33,6 Suc : 9,6	6,4 Ags : 2	4,8	Fib : 2,8g Na : 0,16g
Lu Petit Déjeuner lait *(Lu)*	4 biscuits : 50g	**224**	33,6 Suc : 9,6	8 Ags : 2,4	4	Fib : 2,4g Na : 0,2g
Lu Petit Déjeuner miel, pépites de chocolat *(Lu)*	4 biscuits : 54g	**244**	36,4 Suc : 14,8	9,2 Ags : 2,8	3,6	Fib : 2,8g Na : 0,16g
Lu Petit déjeuner muesli *(Lu)*	4 biscuits : 50g	**228**	34,4 Suc : 13,6	8,4 Ags : 2,4	3,6	Fib : 1,6g Na : 0,08g
Prince Petit Dej *(Lu)*	4 biscuits : 50g	**232**	34 Suc : 14	9,2 Ags : 4,4	3,6	Fib : 1,6g Na : 0,12g
Prince Petit Dej chocolat *(Lu)*	4 biscuits : 50g	**228**	33,2 Suc : 14,4	9,2 Ags : 4,4	3,6	Fib : 2,8g Na : 0,12g

CRÊPES ET GAUFRES

PRODUITS	POIDS D'UNE PORTION (G)	ÉNERGIE (KCAL)	GLUCIDES (G)	LIPIDES (G)	PROTIDES (G)	AUTRES
Crêpe froment confiture ou sucrée (moyenne) *(artisanal)*	1 crêpe : 40g	**118**	21,55 Suc : 7,9	2,35 Ags : 1,4	2,4	Na : 0,16g P : 0,06g
Crêpe froment nature *(artisanal)*	1 crêpe : 30g	**100**	16,8 Suc : 1,8	2,4 Ags : 3,4	3,7	Na : 0,15g P : 0,06g
Crêpe sarrasin (galette) *(artisanal)*	1 crêpe : 30g	**48**	9,2 Suc : 2,2	0,5 Ags : 0,14	1,7	Na : 0,16g

1. Biscuits et gâteaux

PRODUITS	POIDS D'UNE PORTION (G)	ÉNERGIE (KCAL)	GLUCIDES (G)	LIPIDES (G)	PROTIDES (G)	AUTRES
Crêpes fourrées au chocolat *(Whaou)*	1 crêpe: 32g	**147**	18,5	7	2,4	
Gaufres de Liège enrobées de chocolat *(Lotus)*	1 gaufre: 57,5g	**259**	31,1	13,8	2,9	
Gaufres de Liège sucrées *(Lotus)*	1 gaufre: 50g	**219**	27,5	11	2,5	
GÂTEAUX						
Barre marbrée *(Ker Cadélac)* - Quatre-quart au chocolat	1 part: 20g	**87**	9,9	4,7	1,2	
Barre pur beurre *(Ker Cadélac)* - Quatre-quart	1 part: 20g	**86**	9,6	4,8	1,2	
Belvita Mœlleux chocolat noir *(Lu)*	1 gâteau: 25g	**93**	14 Suc: 7,6	3,7 Ags: 1,2	1,7	Fib: 0,8g Na: 0,08g
Belvita Mœlleux mûre et cassis *(Lu)*	1 gâteau: 25g	**87**	16 Suc: 8,2	2,1 Ags: 0,3	1,4	Fib: 0,7g Na: 0,08g
Belvita Petits mœlleux mandarine citron *(Lu)*	1 gâteau: 6,5g	**23**	4,1 Suc: 2,5	0,63 Ags: 0,08	0,3	Fib: 0,24g Na: 0,03g
Brownie *(Brossard)* - Pépites de chocolat	1 tranche: 30g	**140**	14,6	8,3	1,8	
Cake aux fruits *(Brossard)*	1 part: 25g	**99**	14	4,2	1	
Carré au beurre *(Serebis)*	1 gâteau: 40g	**151**	22,7 Suc: 12,6	5,8 Ags: 4,1	1,9	Fib: 0,3g Na: 0,2g
Carré aux amandes *(Serebis)*	1 gâteau: 47g	**193**	28,3 Suc: 17,2	7,7 Ags: 3,3	2,6	Fib: 0,4g Na: 0,1g
Coqueline chocolat *(Lu)*	1 gâteau: 6,9g	**29**	3,9 Suc: 2,4	1,3 Ags: 0,8	0,4	Fib: 0,1g Na: 0,01g
Coqueline fraise *(Lu)* - Madeleine fourrée	1 gâteau: 6,9g	**27**	4,3 Suc: 2,8	0,9 Ags: 0,4	0,3	Fib: 0,1g Na: 0,01g
Duo gourmand *(Brossard)* - framboise chocolat	1 gâteau: 20g	**80**	10,4	3,8	1	
Gaufrettes fourrées à la vergeoise *(Lotus)*	1 gaufrette: 30g	**125**	20,3	4,4	1,1	
Kinder Délice *(Ferrero)*	1 gâteau: 42g	**189**	17,9	11,9	2,5	Ca: 0,05g

1. Biscuits et gâteaux

PRODUITS	POIDS D'UNE PORTION (G)	ÉNERGIE (KCAL)	GLUCIDES (G)	LIPIDES (G)	PROTIDES (G)	AUTRES
Madeleines mœlleuses *(Ker Cadélac)*	1 madeleine: 25g	**111**	13,7	5,6	1,5	
Mini roulé abricot *(Lu)*	1 gâteau: 25g	**84**	15,8 Suc: 12,4	1,8 Ags: 0,4	1	Fib: 0,4g Na: 0,03g
Mini roulé fraise ou framboise (moy.) *(Lu)*	1 gâteau: 25g	**80**	16,45 Suc: 11,6	1,3 Ags: 0,25	1	Fib: 0,5g Na: 0,04g
Mon pain d'épice *(Brossard)* - au miel	1 tranche: 22 g	**68**	16	0,15	0,7	
Napolitain classic *(Lu)*	1 gâteau: 30g	**126**	17,1 Suc: 8,4	6 Ags: 2,6	1,3	Fib: 0,6g Na: 0,04g
Napolitain marbré *(Lu)*	1 gâteau: 30g	**135**	16,8 Suc: 9,7	7,2 Ags: 3	1,4	Fib: 0,7g Na: 0,04g
Napolitain Tiramisu *(Lu)*	1 gâteau: 30g	**132**	15,3 Suc: 6,9	7,5 Ags: 3,3	1,2	Fib: 0,4g Na: 0,04g
Pepito choco marbré chocolat *(Lu)*	1 gâteau: 27g	**120**	13,5 Suc: 7,6	6,8 Ags: 3,3	1,6	Fib: 0,7g Na: 0,09g
Pepito choco Mœlleux au chocolat ou au lait (moy.) *(Lu)*	1 gâteau: 37,5g	**174**	19,5 Suc: 12,5	10,1 Ags: 4,4	1,8	Fib: 1g Na: 0,04g
Pepito choco pépites de chocolat *(Lu)*	1 gâteau: 30g	**132**	15,3 Suc: 8,6	7,2 Ags: 3,5	1,7	Fib: 0,9g Na: 0,11g
Pépito chocolait'o cœur chocolat *(Lu)*	1 gâteau: 30g	**114**	17,4 Suc: 8,9	4,2 Ags: 1,3	2	Fib: 0,8g Na: 0,09g
Pépito Mini roulé chocolat *(Lu)*	1 gâteau: 25g	**96**	14,3 Suc: 8,8	4 Ags: 1,5	1,3	Fib: 0,6g Na: 0,04g
Prosper Pain d'épices lait ou nature *(Lu)*	1 tranche: 25g	**81**	18,6 Suc: 11,9	0,4 Ags: 0,2	0,8	Fib: 0,7g Na: 0,04g
Rocher à la noix de coco *(Serebis)*	1 rocher: 20g	**90**	12,3	4,2	0,7	
Saint-Michel *(Morina)* - Madeleines	1 madeleine: 25g	**114**	14,5	5,6	1,4	
Savane chocolat noir *(Brossard)*	1 tranche: 30g	**133**	14,4 Suc: 8,2	7,5 Ags: 2,9	1,8	Fib: 0,5g
Savane gâteau au yaourt *(Brossard)*	1 tranche: 30g	**130**	15	7	1,7	

1. Biscuits et gâteaux

PRODUITS	POIDS D'UNE PORTION (G)	ÉNERGIE (KCAL)	GLUCIDES (G)	LIPIDES (G)	PROTIDES (G)	AUTRES
Savane le roulé *(Brossard)* - chocolat noisettes	1 tranche: 30g	**114**	18,5 Suc:	3,7 Ags:	1,8	
Savane Pocket marbré ou noir (moy.) *(Brossard)*	1 gâteau: 27 g	**117**	13,6	6,3	1,5	
Savane Pocket marbré ou noir (moy.) *(Brossard)*	1 gâteau: 27 g	**117**	13,6	6,3	1,5	
Vandame *(Lu)* - Petits gâteaux mœlleux citron	1 gâteau: 30g	**133**	15,5 Suc: 8,8	6,6 Ags: 2,9	1,5	Fib: 0,5g Na: 0,14g
Vandame Cake aux fruits *(Lu)*	1 tranche: 25g	**98**	15,6 Suc: 6,9	3,5 Ags: 1,6	1	Fib: 0,5g Na: 0,03g
Vandame Cake chocolat familial *(Lu)*	1 tranche: 25g	**111**	11,8 Suc: 7,8	6,5 Ags: 2,2	1,4	Fib: 0,6g Na: 0,06g
Vandame Cake marbré chocolat *(Lu)*	1 tranche: 25g	**105**	12,8 Suc: 6,6	5,5 Ags: 2,6	1,4	Fib: 0,5g Na: 0,08g
Vandame Cake mœlleux citron *(Lu)*	1 tranche: 25g	**104**	12,3 Suc: 6,4	5,8 Ags: 2,5	1,3	Fib: 0,3g Na: 0,12g
Vandame Cake tradition anglaise *(Lu)*	1 tranche: 25g	**96**	15,4 Suc: 11,1	3,5 Ags: 1,6	1	Fib: 0,5g Na: 0,04g
Vandame Pain d'épices aux fruits et aux amandes *(Lu)*	1 tranche: 25g	**79**	18,3 Suc: 12,7	0,4 Ags: 0,1	0,6	Fib: 0,7g Na: 0,04g
Vandame Pain d'épices gourmand au miel *(Lu)*	1 tranche: 25g	**80**	18,6 Suc: 12	0,4 Ags: 0,1	0,6	Fib: 0,7g Na: 0,05g
Vandame Petits gâteaux mœlleux chocolat *(Lu)*	1 gâteau: 29g	**132**	13,1 Suc: 9,1	8,1 Ags: 2,4	1,6	Fib: 0,7g Na: 0,08g

2. Boulangerie

PRODUITS	POIDS D'UNE PORTION (G)	ÉNERGIE (KCAL)	GLUCIDES (G)	LIPIDES (G)	PROTIDES (G)	AUTRES
BISCOTTES						
Auga Fibres *(Pasquier)* - Biscotte au son	1 biscotte : 8g	**30**	5,5 Suc : 0,5	0,5 Ags : 0,2	1	Fib : 1g Na : 0,05g
Auga Les grilletines *(Pasquier)* - Tartine grillée	1 tartine : 10g	**40**	6,9 Suc : 1	1 Ags : 0,5	1,1	Fib : 0,5g Na : 0,04g
Auga Minceur *(Pasquier)* - sans sel, sans sucre ajouté	1 biscotte : 8g	**29**	5,8 Suc : 0,2	0,1 Ags : 0	1,3	Fib : 0,5g Na : 0g
Braisor *(Lu)* - Biscotte	1 biscotte : 8,3g	**32**	5,9 Suc : 0,4	0,6 Ags : 0,2	0,9	Fib : 0,4g Na : 0,06g
Cracotte céréales complètes *(Lu)*	1 biscotte : 6,9g	**25**	4,8 Suc : 0,5	0,3 Ags : 0,1	0,8	Fib : 0,6g Na : 0,05g
Cracotte froment *(Lu)*	1 biscotte : 6,9g	**26**	5,2 Suc : 0,4	0,2 Ags : 0,1	0,8	Fib : 0,2g Na : 0,04g
Craquinette abricot, fraise ou framboise (moy.) *(Lu)*	1 craquinette : 16,7g	**63**	12,4 Suc : 5,4	1,1 Ags : 0,2	0,9	Fib : 0,7g Na : 0,02g
Craquinette chocolat *(Lu)*	1 craquinette : 16,7g	**71**	10,9 Suc : 5,2	2,5 Ags : 0,6	1,2	Fib : 1g Na : 0,02g
Craquinette choco-noisette *(Lu)*	1 craquinette : 118g	**85**	11,7 Suc : 6,1	3,6 Ags : 1,1	1,4	Fib : 0,3g Na : 0,02g
Heudebert 102T *(Lu)* - Biscotte normale 102T	1 biscotte : 8,2g	**32**	6,1 Suc : 0,4	0,5 Ags : 0,2	0,8	Fib : 0,4g Na : 0,03g
Heudebert 34T *(Lu)* - Biscotte normale 34T	1 biscotte : 8,8g	**34**	6,5 Suc : 0,4	0,5 Ags : 0,2	0,9	Fib : 0,4g Na : 0,04g
Heudebert 6 céréales *(Lu)*	1 biscotte : 8,8g	**35**	5,9 Suc : 0,3	0,7 Ags : 0,2	1,1	Fib : 0,7g Na : 0,06g
Heudebert fibres plus *(Lu)*	1 biscotte : 8,8g	**31**	5,5 Suc : 0,5	0,5 Ags : 0,2	1,1	Fib : 1,1g Na : 0,04g
Heudebert oméga-3 *(Lu)*	1 biscotte : 8,8g	**36**	6,2 Suc : 0,4	0,7 Ags : 0,2	1,1	Fib : 0,5g Na : 0,04g
Heudebert tartine *(Lu)*	1 tartine : 9g	**36**	6,6 Suc : 0,3	0,6 Ags : 0,3	1	Fib : 0,4g Na : 0,05g
Heudebert tartine blé complet *(Lu)*	1 tartine : 10g	**39**	6,5 Suc : 0,7	0,8 Ags : 0,4	1,3	Fib : 0,7g Na : 0,06g

2. Boulangerie

PRODUITS	POIDS D'UNE PORTION (G)	ÉNERGIE (KCAL)	GLUCIDES (G)	LIPIDES (G)	PROTIDES (G)	AUTRES
Heudebert tartine briochée *(Lu)*	1 tartine: 10g	**44**	6,4 Suc: 0,7	1,5 Ags: 0,7	1,2	Fib: 0,3g Na: 0,04g
Heudebert tartine céréacol *(Lu)*	1 tartine: 10g	**38**	6,4 Suc: 0,5	0,6 Ags: 0,2	1,6	Fib: 0,8g Na: 0,04g
Krisprolls complets *(Pagen)* - Petits pains suédois	2 petits pains: 25 g	**90**	16 Suc: 2	1,5 Ags: 0,5	3	Fib: 2g Na: 0,15g
Krisprolls dorés *(Pagen)*	2 petits pains: 25 g	**100**	17 Suc: 2,5	2,5 Ags: 1	3	Fib: 1,5g Na: 0,1g
Krisprolls sans sucres ajoutés *(Pagen)*	2 petits pains: 25 g	**90**	16 Suc: 0,5	2 Ags: 0,5	3	Fib: 2g Na: 0,15g
La Gourmande *(Lu)* - Biscotte	1 biscotte: 12,9g	**54**	9,7 Suc: 0,8	1,2 Ags: 0,5	1,2	Fib: 0,5g Na: 0,07g
Pacte forme *(Lu)* - Biscotte	1 biscotte: 8,2g	**30**	5,1 Suc: 0,6	0,5 Ags: 0,2	1,2	Fib: 0,8g Na: 0,05g
Pelletier toast brioché *(Lu)*	1 toast: 11,5g	**46**	7,7 Suc: 0,9	1 Ags: 0,5	1,5	Fib: 0,4g Na: 0,44g
Pelletier toast brioché aux raisins *(Lu)*	1 toast: 13,5g	**55**	10 Suc: 2,7	1 Ags: 0,4	1,3	Fib: 0,6g Na: 0,08g
Pleine vie *(Lu)* - Biscotte sans sel	1 biscotte: 8,8g	**34**	6,5 Suc: 0,5	0,5 Ags: 0,2	0,9	Fib: 0,5g Ca: 33,1mg
Taillefine *(Lu)* - Fine tartine dorée 4 céréales	1 tartine: 10,6g	**40**	7,4 Suc: 0,5	0,5 Ags: 0,1	1,5	Fib: 0,7g Na: 0,06g
Wasa Authentique - Pain au seigle	1 biscotte: 11g	**36**	7,5 Suc: 0,1	0,2 Ags: 0,2	1	Fib: 1,5g Na: 0,1g
Wasa Fibres - Pain au seigle riche en fibres	1 biscotte: 11g	**35**	5 Suc: 0,3	1 Ags: 0,1	1,5	Fib: 2,5g Na: 0,1g
Wasa Runda Sesam - Pain au blé et sésame	1 bisotte: 15 g	**60**	9,5 Suc: 0,5	1,5 Ags: 0,4	1,5	Fib: 1g Na: 0,1g
BRIOCHES						
Brioche à l'ancienne *(La Boulangère)*	1 tranche: 30g	**112**	16,2	4,2	2,3	
Brioche en tranches ou tressée (moyenne) *(Pasquier)*	1 tranche: 30g	**106**	14,45 Suc: 2,75	4,1 Ags: 2,5	2,75	Fib: 1g Na: 0,1g

2. Boulangerie

PRODUITS	Poids d'une portion (g)	Énergie (kcal)	Glucides (g)	Lipides (g)	Protides (g)	Autres
Brioche tranchée aux pépites de chocolat *(Harry's)*	1 tranche: 30g	**102**	13,7 Suc: 4,1	4,2 Ags: 3	2,2	Fib: 1,1g Na: 0,1g
Brioche tranchée pur beurre ou recette originale (moyenne) *(Harry's)*	1 tranche: 30g	**96**	14,4 Suc: 3,6	3,15 Ags: 2	2,2	Fib: 0,55g Na: 0,1g
Brioché tressée *(La Boulangère)*	1 tranche: 30g	**112**	15 Suc:	4,7 Ags:	2,4	
Brioche tressée au sucre *(Harry's)*	1 tranche: 52g	**184**	25 Suc: 6,7	6,9 Ags: 3,2	4,8	Fib: 1,3g Na: 0,1g
Brioche tressée aux pépites de chocolat *(Pasquier)*	1 tranche: 30g	**113**	13,8 Suc: 3,4	5 Ags: 2,9	3	Fib: 1,1g Na: 0,1g
Gâche tranchée à la crème et levain ou au sucre (moyenne) *(La fournée dorée)*	1 tranche: 30g	**108**	15,7	4,1	2,3	
Le chinois *(La fournée dorée)* - Brioche fourrée à la crème	1 part: 60g	**166**	31	2,7	3,7	
PAINS						
Baguette *(artisanal)*	1 part: 30g	**83**	17,2	0,4	2,6	
Baguette précuite excellence *(La Boulangère)*	1 tranche: 25g	**63**	12,6 Suc: 0,8	0,2 Ags: 0,1	2,7	Fib: 1,1g Na: 0,2g
Baguette précuite tradition *(La Boulangère)*	1 tranche: 25g	**66**	14 Suc: 0,7	0,2 Ags: 0,1	2,2	Fib: 0,9g Na: 0,1g
Bon Ap' *(Jacquet)* - Boule de pain au froment	1 tranche: 30g	**74**	14,7 Suc: 0,8	0,5 Ags: 0,1	2,7	Fib: 1,2g Na: 0,1g
Pain blanc *(artisanal)*	1 part: 30g	**77**	16,5	0,2	2,1	
Pain complet *(artisanal)*	1 part: 30g	**75**	15	0,4	2,4	
Pain de campagne *(artisanal)*	1 tranche: 30g	**77**	14,7	0,8	2,9	
Pain de seigle *(artisanal)*	1 part: 30g	**72**	15,3	0,3	2,1	
Pain de son *(artisanal)*	1 part: 30g	**77**	12	1,5	3,9	

2. Boulangerie

PRODUITS	Poids d'une portion (g)	Énergie (kcal)	Glucides (g)	Lipides (g)	Protides (g)	Autres
Pain de table *(Harry's)* - Boule de pain complet	1 tranche: 30g	**71**	12,9	0,9	2,8	Fib: 1,8g Na: 0,18g
Pain muesli, céréales et graines *(La Boulangère)*	1 tranche: 30g	**26**	14,3 Suc: 3,5	2,3 Ags: 0,3	3,1	Fib: 1,6g Na: 0,14g
Pain viennois *(artisanal)*	1 part: 30g	**77**	15,6	0,6	2,4	
Vollkornbrot *(Harry's)* - Pain de seigle	1 tranche: 50g	**116**	24,5 Suc: 1	0,8 Ags: 0,1	3	Fib: 4,5g Na: 0,3g
PAINS DE MIE						
100% mie brioché *(Harry's)* - sans croûte	1 tranche: 30g	**81**	13,6 Suc: 3,4	2 Ags: 1,2	2,2	Fib: 0,7g Na: 0,1g
100% mie complet *(Harry's)* - sans croûte	1 tranche: 25g	**58**	10 Suc: 2,2	1,2 Ags: 0,6	2	Fib: 1,4g Na: 0,1g
100% mie nature *(Harry's)* - sans croûte	1 tranche: 41g	**105**	19,1 Suc: 4,6	1,7 Ags: 0,7	3,3	Fib: 0,9g Na: 0,2g
American Sandwich *(Harry's)* - complet	1 tranche: 43g	**107**	18,5 Suc: 3,3	2 Ags: 0,9	3,7	Fib: 2g Na: 0,2g
American Sandwich 7 céréales *(Harry's)*	1 tranche: 40g	**104**	15,8 Suc: 2,1	2,6 Ags: 0,7	4,4	Fib: 2,2g Na: 0,2g
American Sandwich nature *(Harry's)*	1 tranche: 40g	**105**	19,2 Suc: 4,4	1,6 Ags: 0,7	3,4	Fib: 1,2g Na: 0,2g
Deux en un *(Jacquet)* - « nature et complet »	1 tranche: 25g	**60**	10,8 Suc:	0,7 Ags: 0,1	2,5	Fib: 1,8g
Envie de forme au son *(Jacquet)*	1 tranche: 25g	**52**	9,3 Suc:	0,4 Ags: 0,1	2,8	Fib: 2g
Envie de forme oméga 3 *(Jacquet)*	1 tranche: 25g	**63**	10 Suc:	1,3 Ags: 0,2	2,8	Fib: 1,8g
Extra-mœlleux 6 céréales *(Harry's)*	1 tranche: 19g	**52**	8,1 Suc: 1,4	1,3 Ags: 0,4	2,1	Fib: 1,2g Na: 0,1g
Extra-mœlleux complet *(Harry's)*	1 tranche: 21g	**53**	9,3 Suc: 1,6	1 Ags: 0,4	1,9	Fib: 1,3g Na: 0,1g
Extra-mœlleux nature *(Harry's)*	1 tranche: 21g	**56**	10,2 Suc: 1,7	0,9 Ags: 0,4	1,9	Fib: 0,7g Na: 0,1g

2. Boulangerie

PRODUITS	POIDS D'UNE PORTION (G)	ÉNERGIE (KCAL)	GLUCIDES (G)	LIPIDES (G)	PROTIDES (G)	AUTRES
Maxi Jac complet ou Tartine maline complète (moyenne) *(Jacquet)*	1 tranche: 25g	**61**	10,9 Suc:	0,7 Ags: 0,1	2,55	Fib: 1,5g
Maxi Jac nature *(Jacquet)*	1 tranche: 25g	**65**	12,5 Suc:	0,8 Ags: 0,1	2	Fib: 0,8g
Pain de mie blé complet *(Lu)*	1 tranche: 25g	**73**	12,8 Suc: 0,8	1,5 Ags: 0,7	2	Fib: 1,1g Na: 0,07g
Pain de mie longue conservation ou sans conservateur (moy.) *(Lu)*	1 tranche: 25g	**71**	13,2 Suc: 1	1,15 Ags: 0,45	2,1	Fib: 0,75g Na: 0,18g
Pain de mie mœlleux longue durée *(Lu)*	1 tranche: 25g	**74**	12,8 Suc: 1	1,6 Ags: 0,7	2	Fib: 0,7g Na: 0,07g
Pain de mie nature ou Tartine maline nature (moyenne) *(Jacquet)*	1 tranche: 25g	**65**	12,7 Suc:	0,6 Ags: 0,1	2,1	Fib: 0,8g
Pain de seigle longue conservation *(Lu)*	1 tranche: 25g	**65**	12,8 Suc: 0,7	0,9 Ags: 0,3	1,5	Fib: 1,4g Na: 0,06g
PAINS GRILLÉS						
Pelletier blé complet *(Lu)*	1 biscotte: 20,8g	**79**	14,8 Suc: 0,5	1 Ags: 0,4	2,5	Fib: 1,1g Na: 0,15g
Pelletier campagne *(Lu)*	1 biscotte: 12g	**47**	8,5 Suc: 0,4	0,8 Ags: 0,3	1,4	Fib: 0,6g Na: 0,05g
Pelletier froment *(Lu)* -	1 biscotte: 20,8g	**79**	15,4 Suc: 0,5	1 Ags: 0,4	2,1	Fib: 0,9g Na: 0,15g
Pelletier gourmand *(Lu)*	1 biscotte: 11,5g	**50**	7,2 Suc: 1,1	1,7 Ags: 0,9	1,4	Fib: 0,5g Na: 0,05g
Pelletier sans sel *(Lu)*	1 biscotte: 20,8g	**81**	15,6 Suc: 0,5	1 Ags: 0,4	2,3	Fib: 0,9g
Pelletier sésame *(Lu)*	1 biscotte: 12g	**48**	8,3 Suc: 0,3	1 Ags: 0,3	1,4	Fib: 0,6g Na: 0,07g
Pelletier viennois *(Lu)*	1 biscotte: 12g	**55**	8,3 Suc: 1,1	1,8 Ags: 0,7	1,3	Fib: 0,4g Na: 0,05g
Pelletier villageois *(Lu)*	1 biscotte: 11,5g	**45**	8,3 Suc: 0,3	0,7 Ags: 0,3	1,4	Fib: 0,5g Na: 0,07g

2. Boulangerie

PRODUITS	POIDS D'UNE PORTION (G)	ÉNERGIE (KCAL)	GLUCIDES (G)	LIPIDES (G)	PROTIDES (G)	AUTRES
PÂTES PRÉPARÉES (RAYON FRAIS)						
Feuilles de brick *(Croustipate)*	1 feuille: 17g	**48**	9,9	0,5	1	
Feuilles de filo *(Croustipate)*	1 feuille: 25g	**76**	15,6	0,3	2,5	
La pâte brisée pur beurre *(Marie)*	1 part: 40g	**156**	18,4 Suc: 1,2	8 Ags: 4,9	2,7	Fib: 0,8g Na: 0,2g
La pâte feuilletée pur beurre *(Marie)*	1 part: 40g	**158**	17,1 Suc: 1,1	8,7 Ags: 5,4	2,6	Fib: 0,8g Na: 0,2g
La pâte sablée pur beurre *(Marie)*	1 part: 40g	**169**	21,4 Suc: 5,9	8 Ags: 5,3	2,8	Fib: 0,8g Na: 0,1g
Pâte à pizza ronde et fine *(Herta)*	1 part: 40g	**105**	17,5	2,5	3,6	Na: 0,7g
Pâte à tarte brisée *(Herta)*	1 part: 40g	**156**	18,9	8,1	2,6	
Pâte à tarte feuilletée *(Herta)*	1 part: 40g	**161**	14,4	10,4	2,6	
VIENNOISERIES						
Croissant au levain *(Pasquier)*	1 croissant: 40g	**167**	19,5 Suc: 4,4	8,7 Ags: 4,8	2,9	Fib: 0,8g Na: 0,2g
Croissant aux amandes *(artisanal)*	1 croissant: 100g	**442**	36,5 Suc: 14,4	29,1 Ags: 13,7	8,4	Fib: 3,7g
Croissant nature *(artisanal)*	1 croissant: 50g	**208**	22 Suc: 2,6	12 Ags: 6	3,5	Fib: 2,6g
DooWap chocolat *(Harry's)* - Petit pain fourré	1 petit pain: 35g	**143**	16,3 Suc: 7,7	7,5 Ags: 3,9	2,6	Fib: 0,5g Na: 0,05g
DooWap pépites de chocolat *(Harry's)* - Brioche	1 brioche: 41g	**140**	19 Suc: 5,4	5,4 Ags: 2,3	3,9	Fib: 1g Na: 0,1g
Les Tortis *(Harry's)* - Pain au lait au sucre	1 pain: 35g	**135**	18 Suc: 6	6 Ags: 2,9	3	Fib: 0,9g Na: 0,1g
Navette au levain *(La fournée dorée)*	1 brioche: 45g	**166**	22,7	6,5	4,1	
Pain au chocolat *(artisanal)*	1 pain: 60g	**240**	29,2 Suc: 4,9	11,8 Ags: 4,7	4,4	Fib: 1,2g

2. Boulangerie

PRODUITS	POIDS D'UNE PORTION (G)	ÉNERGIE (KCAL)	GLUCIDES (G)	LIPIDES (G)	PROTIDES (G)	AUTRES
Pain au chocolat *(La Boulangère)*	1 pain: 50g	**227**	24	13	3,5	
Pain au chocolat *(Pasquier)*	1 pain: 45g	**192**	21 Suc: 7,7	10,5 Ags: 4,6	3,2	Fib: 1,2g Na: 0,1g
Pain au lait *(artisanal)*	1 pain: 35g	**147**	18,1	7	3	Fib: 0,9g
Pain au lait *(Pasquier)*	1 pain: 35g	**128**	17,8	4,7	3,5	Fib: 1,5g
Pain au lait *(Harry's)*	1 pain: 35g	**117**	19	3,4	2,8	Fib: 0,9g
Pain au lait aux pépites de chocolat *(Pasquier)*	1 pain: 35g	**126**	16,7 Suc: 4,9	5,2 Ags: 2,5	3,3	Fib: 1,5g Na: 0,1g
Pain au lait aux pépites de chocolat *(Harry's)*	1 pain: 35g	**123**	18 Suc: 5,6	5 Ags: 2,4	2,7	Fib: 1,1g Na: 0,1g
Pain aux raisins *(artisanal)*	1 pain: 100g	**346**	53,4 Suc: 35,7	11,8 Ags: 7,1	6,6	Fib: 1,4g
Pain aux raisins *(Pasquier)*	1 pain: 45g	**139**	21,3	6,2	2,7	
Petits pains mœlleux *(La Boulangère)*	1 pain: 30g	**97**	15,3	2,7	2,7	
Pitch abricot ou fraise (moyenne) *(Pasquier)* - Brioches fourrées	1 brioche: 38,75 g	**135**	21 Suc: 6,9	4,65 Ags: 2,75	2,7	Fib: 1,2g Na: 0,2g
Pitch chocolat *(Pasquier)*	1 brioche: 38,75g	**141**	20,6 Suc: 7,5	5,1 Ags: 2,9	3	Fib: 0,9g Na: 0,2g
Pitch pépites de chocolat *(Pasquier)*	1 brioche: 37,5g	**140**	16,8 Suc: 5,4	6,6 Ags: 3,9	3,3	Fib: 0,4g Na: 0,2g
Triangle aux pommes *(Pasquier)*	1 gâteau: 55g	**189**	23,7	9	3,2	
AUTRES						
Croûtons de campagne *(Tipiak)*	1 paquet: 60g	**253**	43,1	6,2	6,1	
American Burger *(Harry's) -* Pain à hamburger	1 pain: 50g	**143**	25 Suc: 3,7	2,4 Ags: 0,9	5,3	Fib: 1,3g Na: 0,22g
Pancake nature *(Pasquier)*	1 pancake: 35g	**152**	19,6	7,4	1,8	

3. Pâtisserie artisanale

PRODUITS	POIDS D'UNE PORTION (G)	ÉNERGIE (KCAL)	GLUCIDES (G)	LIPIDES (G)	PROTIDES (G)	AUTRES
FLANS *Voir aussi Produits laitiers, Crèmes dessert*						
Flan pâtissier *	1 part: 200g	**402**	55,8 Suc: 20,6	16,2 Ags: 7,9	8,4	K: 0,22g
GÂTEAUX						
Brownie au chocolat *	1 part: 100g	**444**	47,9 Suc: 40	25,3 Ags: 16,6	6,3	Fib: 3,5g Na: 0,15g
Cakes aux fruits *	1 part: 30g	**123**	18,4 Suc: 12,7	4,8 Ags: 1,9	1,4	Fib: 0,5g Na: 0,06g
Charlotte aux fruits *	1 part: 100g	**193**	28,2 Suc: 21,7	6,6 Ags: 3,3	5,2	Fib: 2,8g
Crumble aux pommes *	1 part: 100g	**223**	32,8 Suc: 23,7	9 Ags: 3,5	2,7	Fib: 3,5g
Galette frangipane *	1 part: 100g	**484**	47,2 Suc: 36,2	29,9 Ags: 16,7	6,6	Na: 0,16g
Gâteau au fromage blanc *	1 part: 100g	**217**	34 Suc: 18	5,3 Ags: 3,1	8,4	Na: 0,12g
Gâteau breton *	1 part: 100g	**412**	49 Suc: 26	21,4 Ags: 13,4	5,7	Na: 0,3g
Gâteau chocolat *	1 part: 100g	**416**	47,3 Suc: 25,8	22,5 Ags: 12,3	6,1	Fib: 2g Na: 0,25g
Gâteau de savoie *	1 part: 100g	**302**	50,7 Suc: 30,1	6,5 Ags: 1,9	10,3	Fib: 1,1g Na: 0,31g
Gâteau génoise et mousse de fruits *	1 part: 100g	**270**	32,6 Suc: 25,9	13,8 Ags:	3,9	Na: 0,04g
Pain d'épice *	1 part: 30g	**97**	22,2 Suc: 14,2	0,5 Ags: 0,2	0,9	Fib: 0,8g Na: 0,05g
PÂTISSERIES INDIVIDUELLES						
Baba au rhum *	1 gâteau: 80g	**222**	23 Suc: 18,6	10,7 Ags:	2,6	Fib: 0,2g
Chou à la crème *	1 chou: 80g	**228**	23,1 Suc: 16,6	13,4 Ags: 8,6	3,6	Fib: 0,8g Na: 0,1g
Corne de gazelle *	1 gâteau: 80g	**379**	48,2 Suc: 25,6	17,7 Ags: 6,1	6,9	

** Table de composition nutritionnelle des aliments Ciqual 2008*

3. Pâtisserie artisanale

PRODUITS	POIDS D'UNE PORTION (G)	ÉNERGIE (KCAL)	GLUCIDES (G)	LIPIDES (G)	PROTIDES (G)	AUTRES
Éclair *	1 gâteau : 75g	**191**	23,5 Suc : 17	8,9 Ags : 5,6	4,4	Fib : 0,5g
Macaron *	1 macaron : 10g	**43**	5,6 Suc : 5,1	1,8 Ags : 0,2	0,9	
Madeleine *	1 made-leine : 25g	**110**	13,6 Suc : 4,8	5,6 Ags : 3,3	1,5	Na : 0,06g P : 0,07g
Meringue *	1 meringue : 50g	**197**	45,8 Suc : 45,8	0,4 Ags : 0	2,7	Na : 0,05g
Mille feuilles *	1 gâteau : 100g	**292**	43,7 Suc : 21,1	11,3 Ags : 7	3,9	Na : 0,17g
Religieuse *	1 religieuse : 100g	**230**	30	10	5	
Rose des sables - Pétales de céréales enrobées de chocolat	1 rose : 20 g	**89**	12,8	3,6	1,4	Fib : 1,2 g Na : 0,1 g
TARTES ET TARTELETTES						
Tarte à la crème *	1 part : 100g	**284**	27,2 Suc : 5,7	16,9 Ags : 6,9	5,9	Fib : 1g Na : 0,25g
Tartelette au citron meringuée *	1 tartelette : 100g	**288**	39,1 Suc :	12,9 Ags : 3,2	3,8	
Tartelette aux fruits *	1 tartelette : 100g	**278**	38,4 Suc : 11,4	12,1 Ags : 7,6	3,8	Fib : 1,5g
Tartelette pomme *	1 tartelette : 100g	**271**	37,4 Suc : 14,8	11,6 Ags : 6,4	4,2	Fib : 3,3g Na : 0,14g

** Table de composition nutritionnelle des aliments Ciqual 2008*

4. Produits céréaliers

PRODUITS	POIDS D'UNE PORTION (G)	ÉNERGIE (KCAL)	GLUCIDES (G)	LIPIDES (G)	PROTIDES (G)	AUTRES
BARRES CÉRÉALIÈRES						
Belvita Délices chocolat-orange, framboise-cranberry, pruneaux (moy.) *(Lu)*	1 barre: 27g	**97**	18 Suc: 9,6	2,3 Ags: 0,6	0,9	Fib: 1,5g Na: 0,8g
Coco Pops ou Coco Pops 2 choc' (moy.) *(Kellogg's)*	1 barre: 20g	**84**	14,5 Suc: 8,5	2,3 Ags: 1,8	1,3	Fib: 0,25g Na: 0,05g
Frosties nature ou chocolat (moy.) *(Kellogg's)*	1 barre: 25g	**104**	18 Suc: 9,5	3 Ags: 2,3	2	Fib: 0,35g Na: 0,1g
Fruit & Form Fibres pruneau-cranberry ou pr.-pomme (moy.) *(Verkade)*	1 barre: 17g	**67**	12,3 Suc: 4,75	1,4 Ags: 0,3	1,25	Fib: 1,8g Na: 0,05g
Grany abricots *(Lu)*	1 barre: 21g	**83**	15,3 Suc: 4,6	2,1 Ags: 1	1	Fib: 0,8g Na: 0,07g
Grany chocolat *(Lu)*	1 barre: 21g	**86**	13,7 Suc: 5,9	3,4 Ags: 1,7	1,3	Fib: 0,7g Na: 0,05g
Grany chocolat coco *(Lu)*	1 barre: 21g	**92**	13,4 Suc: 5	4 Ags: 2,7	1,1	Fib: 1g Na: 0,05g
Grany figues *(Lu)*	1 barre: 21g	**80**	13,7 Suc: 5,5	2,5 Ags: 0,7	1,2	Fib: 1,2g Na: 0,05g
Grany framboises ou fruits (moy.) *(Lu)*	1 barre: 18g	**73**	12,5 Suc: 3,4	2,3 Ags: 0,6	0,9	Fib: 0,75g Na: 0,05g
Grany fruits des bois *(Lu)*	1 barre: 32g	**125**	19,5 Suc: 9,6	4,5 Ags: 2,3	1,9	Fib: 1g Na: 0,14g
Grany maniac chocolat *(Lu)*	1 barre: 26,5g	**117**	17,5 Suc: 8	4,8 Ags: 2,5	1,3	Fib: 0,9g Na: 0,07g
Grany mœlleux chocolat ou pomme (moy.) *(Lu)*	1 barre: 32g	**125**	19,4 Suc: 9,8	4,5 Ags: 2,25	2	Fib: 1,2g Na: 0,14g
Grany noisettes *(Lu)*	1 barre: 21g	**93**	12,6 Suc: 3,8	4,6 Ags: 1,3	1,4	Fib: 0,7g Na: 0,05g
Grany pépites chocolat *(Lu)*	1 barre: 23g	**98**	14,3 Suc: 5,6	3,7 Ags: 1,7	1,9	Fib: 2,2g Na: 0,03g
Grany pomme *(Lu)*	1 barre: 21g	**80**	15,1 Suc: 5,5	2,1 Ags: 0,6	1,1	Fib: 1g Na: 0,04g
Grany riz soufflé - chocolat *(Lu)*	1 barre: 21g	**87**	14,5 Suc: 5,5	2,9 Ags: 1,5	1,2	Fib: 0,8g Na: 0,05g

4. Produits céréaliers

PRODUITS	POIDS D'UNE PORTION (G)	ÉNERGIE (KCAL)	GLUCIDES (G)	LIPIDES (G)	PROTIDES (G)	AUTRES
Special K crumble au pomme *(Kellogg's)*	1 barre : 21g	**81**	17 Suc : 8	1 Ags : 0,4	1,5	Fib : 0,3g Na : 0,05g
Special K Delissima fruits-chocolat (moy.) *(Kellogg's)*	1 barre : 22g	**88**	16 Suc : 8	2 Ags : 1	0,9	Fib : 0,9g Na : 0,05g
Special K fruits des bois *(Kellogg's)*	1 barre : 21g	**82**	16 Suc : 7	1,5 Ags : 0,6	1,5	Fib : 0,5g Na : 0,05g
Special K fruits rouges ou pomme-poire (moy.) *(Kellogg's)*	1 barre : 21,5g	**85**	16,5 Suc : 8	1,5 Ags:0,75	1,5	Fib : 0,35g Na : 0,05g
Special K mini breaks nature, chocolat ou citron (moy.) *(Kellogg's)*	1 sachet : 24g	**98**	17 Suc : 6,7	2,2 Ags : 0,9	2	Fib : 0,7g Na : 0,1g
Special K pépites de chocolat *(Kellogg's)*	1 barre : 21,5g	**86**	16 Suc : 7	1,5 Ags : 0,9	2	Fib : 0,3g Na : 0,05g
Special K poire chocolat *(Kellogg's)*	1 barre : 21g	**81**	16 Suc : 8	1,5 Ags : 0,6	1,5	Fib : 0,5g Na : 0,05g
CÉRÉALES DE PETIT DÉJEUNER						
All-Bran Chocolat *(Kellogg's)*	1 bol : 30g	**104**	18,9 Suc : 6,9	1,8 Ags : 0,8	3	Fib : 4,5g Na : 0,14g
All-Bran Fibres Plus *(Kellogg's)* - Son de blé	1 bol : 30g	**84**	14,4 Suc : 5,1	1,1 Ags : 0,2	4,2	Fib : 8,1g Na : 0,2g
All-Bran Figue et Pomme *(Kellogg's)*	1 bol : 30g	**98**	20,1 Suc : 8,1	0,8 Ags : 0,2	2,7	Fib : 4,5g Na : 0,14g
All-Bran Fruit'n Fibre *(Kellogg's)*	1 bol : 30g	**107**	20,4 Suc : 7,2	1,8 Ags : 1,1	2,4	Fib : 3g Na : 0,2g
All-Bran Pétales *(Kellogg's)*	1 bol : 30g	**98**	20,1 Suc : 6,6	0,6 Ags : 0,2	3	Fib : 4,5g Na : 0,15g
Cheerios *(Nestlé)*	1 bol : 30g	**117**	23,6 Suc : 10,8	1,5 Ags : 0,3	2,4	Fib : 0,9g Na : 0,2g
Chocapic *(Nestlé)*	1 bol : 30g	**115**	22,9 Suc : 11,1	1,4 Ags : 0,6	2,5	Fib : 1,8g Na : 0,03g
Chokella *(Nestlé)* - blé complet chocolat noisette	1 bol : 30g	**123**	22,14 Suc : 10,5	3 Ags : 1	1,8	Fib : 1,4g Na : 0,12g
Clusters *(Nestlé)* - Pétales de blé, pépites chocolat	1 bol : 30g	**116**	21,7 Suc : 8,8	2 Ags : 0,7	2,6	Fib : 2,1g Na : 0,2g

4. Produits céréaliers

PRODUITS	POIDS D'UNE PORTION (G)	ÉNERGIE (KCAL)	GLUCIDES (G)	LIPIDES (G)	PROTIDES (G)	AUTRES
Coco Pops *(Kellogg's)*	1 bol: 30g	**116**	25,5 Suc: 10,2	0,9 Ags: 0,5	1,5	Fib: 0,6g Na: 0,2g
Cookie Crisp *(Nestlé)* - goût biscuit chocolat	1 bol: 30g	**113**	24,1 Suc: 10,7	0,9 Ags: 0,4	1,9	Fib: 1,6g Na: 0,12g
Country crisp chocolat noir ou sirop d'érable (moy.) *(Jordans)*	1 bol: 30g	**136**	19,4 Suc: 7,4	5,45 Ags: 1,6	2,3	Fib: 1,75g
Country crisp aux noix *(Jordans)*	1 bol: 30g	**146**	17,6 Suc: 6,5	7,3 Ags: 1,7	2,6	Fib: 1,8g
Country Store *(Kellogg's)* - Muesli, avoine, maïs, blé	1 bol: 30g	**106**	20,4 Suc: 7,2	1,5 Ags: 0,3	2,7	Fib: 2,4g Na: 0,1g
Crunch céréales *(Nestlé)*	1 bol: 30g	**123**	23,2 Suc: 10,7	10,7 Ags: 2,4	1,1	Fib: 1,3g
Extra Pépites Chocolat Noisettes *(Kellogg's)*	1 bol: 30g	**146**	16,5 Suc: 6,3	7,5 Ags: 3,6	3	Fib: 1,8g Na: 0,08g
Extra Pépites Fruits *(Kellogg's)*	1 bol: 30g	**139**	17,4 Suc: 7,8	6,6 Ags: 3,6	2,4	Fib: 1,8g Na: 0,06g
Fitness blé complet *(Nestlé)*	1 bol: 30g	**108**	23,6 Suc: 5,2	0,4 Ags: 0,12	2,5	Fib: 1,8g Na: 0,15g
Fitness Chocolat ou chocolat noir (moy.) *(Nestlé)*	1 bol: 30g	**116**	22,2 Suc: 7	1,9 Ags: 1	2,4	Fib: 1,9g Na: 0,12g
Fitness et fruits *(Nestlé)*	1 bol: 30g	**106**	23,2 Suc: 10,6	0,6 Ags: 0,4	1,8	Fib: 1,4g Na: 0,12g
Fitness miel et amandes *(Nestlé)*	1 bol: 30g	**114**	23,4 Suc: 8,5	1,3 Ags: 0,2	2,3	Fib: 1,5g Na: 0,12g
Fitness Pétales de lait *(Nestlé)*	1 bol: 30g	**117**	23,1 Suc: 6,9	1,8 Ags: 0,8	2,3	Fib: 1,3g Na: 0,15g
Frosties *(Kellogg's)*	1 bol: 30g	**111**	26,1 Suc: 11,1	0,2 Ags: 0,03	1,4	Fib: 0,6g Na: 0,14g
Golden grahams *(Nestlé)*	1 bol: 30g	**112**	23,9 Suc: 8,9	0,9 Ags: 0,3	2	Fib: 1,4g Na: 0,2g
Lion *(Nestlé)*	1 bol: 30g	**122**	22,9 Suc: 10,5	2,4 Ags: 1	2,1	Fib: 1,3g Na: 0,1g
Miel Pops *(Kellogg's)*	1 bol: 30g	**114**	26,4 Suc: 9,9	0,3 Ags: 0,06	1,5	Fib: 0,3g Na: 0,12g

4. Produits céréaliers

PRODUITS	Poids d'une portion (g)	Énergie (kcal)	Glucides (g)	Lipides (g)	Protides (g)	Autres
Miel Pops Cracks *(Kellogg's)*	1 bol : 30g	**109**	22,8 Suc : 10,2	0,9 Ags : 0,2	2,4	Fib : 2,1g Na : 0,2g
Nesquik *(Nestlé)*	1 bol : 30g	**114**	23,7 Suc : 10,5	1,14 Ags : 0,5	2,2	Fib : 1,5g Na : 0,06g
Oats *(Quaker)* - Flocons d'avoine	1 bol : 30g	**107**	18 Suc : 0,3	2,4 Ags : 0,5	3,3	Fib : 2,7g
Oats *(Kellogg's)*	1 bol : 30g	**114**	19,2 Suc : 0,3	2,7 Ags : 0,5	3,3	Fib : 2,1g
Oats croustillants *(Quaker)* - Berlingots d'avoine	1 bol : 40g	**139**	24,2 Suc : 5,2	2,8 Ags : 0,5	4,2	Fib : 5,8g
Oats fruits et noix *(Quaker)*	1 bol : 30g	**99**	17 Suc : 3,9	2,6 Ags : 0,4	2,6	Fib : 2,1g
Original *(Weetabix)* - Blé complet	1 bol : 37g	**127**	25,7 Suc : 1,7	0,8 Ags : 0,2	4,3	Fib : 3,8g Na : 0,1g
Original Corn Flakes *(Kellogg's)*	1 bol : 30g	**112**	25,2 Suc : 2,4	0,3 Ags : 0,06	2,1	Fib : 0,9g Na : 0,2g
Smacks *(Kellogg's)*	1 bol : 30g	**112**	24,6 Suc : 12,9	0,6 Ags : 0,2	2,1	Fib : 1,4g
Special K Crumble aux pommes *(Kellogg's)*	1 bol : 30g	**115**	23,4 Suc : 7,2	0,8 Ags : 0,3	3,6	Fib : 0,6g Na : 0,11g
Special K feuilles de chocolat lait ou noir (moy.) *(Kellogg's)*	1 bol : 30g	**119**	21,5 Suc : 8,3	2 Ags : 1,15	3,9	Fib : 1,15g Na : 0,12g
Special K fruits rouges, nature ou pêche-abricot (moy.) *(Kellogg's)*	1 bol : 30g	**112**	22,8 Suc : 6,4	0,5 Ags : 0,2	4,3	Fib : 0,8g Na : 0,12g
Spécial K Résist *(Kellogg's)*	1 bol : 30g	**101**	19,8 Suc : 6,3	0,6 Ags : 0,06	4,2	Fib : 3,6g Na : 0,14g
Trésor choco noisette *(Kellogg's)*	1 bol : 30g	**132**	19,8 Suc : 9	4,8 Ags : 1,8	2,4	Fib : 1,2g Na : 0,14g
Trésor goût chocolat caramel *(Kellogg's)*	1 bol : 30g	**126**	20,4 Suc : 8,4	3,9 Ags : 1,5	2,4	Fib : 1,2g Na : 0,15g
Weetos Chocolat *(Weetabix)*	1 bol : 30g	**113**	22,7 Suc : 8,7	1,5 Ags : 0,3	2,4	Fib : 1,7g Na : 0,03g

Épicerie

C'est le rayon où se trouvent les incontournables de la cuisine : bouillons déshydratés, condiments, farines, sucre, sauces… Il regroupe aussi toute une série d'aliments longue conservation, qu'il faut absolument avoir dans son placard pour improviser un repas : soupes, conserves de poissons et de légumes, féculents (pâtes, riz, légumes secs…), fruits au sirop et compotes, desserts à préparer, et même des plats cuisinés et des biscuits apéro !

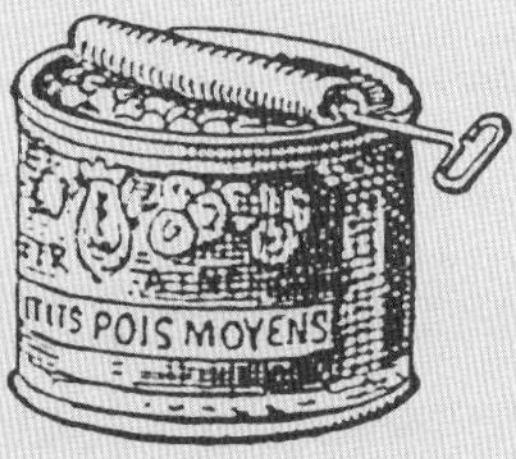

LES CONSERVES DE POISSONS ET DE LÉGUMES

Ces produits sont obtenus par stérilisation, un chauffage de quelques minutes à plus de 100 °C, destiné à détruire tous les microbes éventuels. Conservés dans une boîte ou un bocal hermétique à l'air, ils se gardent, sans conservateur, plusieurs années à température ambiante. Respectez tout de même la DLUO, date limite d'utilisation optimale, pour l'aspect organoleptique (goût, texture…). Attention, jetez toute boîte dont le couvercle est bombé, c'est signe qu'elle n'est pas hermétique.

À noter : si les poissons et légumes « au naturel » ne contiennent aucune matière grasse, ils sont assez salés (cela contribue à leur conservation). Ne les consommez pas au quotidien si vous suivez un régime sans sel .

Côté vitamines, les légumes subissent forcément des pertes durant leur longue conservation. Sélectionnez les conserves dont la DLUO est le plus éloignée, et en les gardant au frais (garage, cave), si ce n'est au réfrigérateur.

LES FRUITS AU SIROP ET LES COMPOTES

Ces produits sont une alternative aux fruits frais : selon la saison, ils permettent de varier. Gare toutefois au sucre ajouté :

★ **Les compotes classiques** en contiennent environ 10 g par portion de 100 g, l'équivalent de 2 morceaux de sucre.

★ **Les compotes allégées en sucres** et les fruits au sirop en comportent 5 g.

★ **Les compotes et les fruits au sirop « sans sucres ajoutés »** sont idéals car ils n'apportent que les glucides naturels des fruits.

Comme pour les légumes en conserves, gardez-les au frais, et consommez-les si possible assez rapidement (pour sauvegarder les vitamines).

LES FÉCULENTS

Il s'agit du blé, des pâtes, de la semoule, du riz, du maïs, du quinoa, des pommes de terre et des légumes secs : lentilles, haricots rouges, pois chiches…

Avec le pain et les autres aliments céréaliers, ce sont les seuls fournisseurs de glucides complexes dont la consommation est encouragée. L'idéal est d'en manger un plat principal par jour, ou une demi-portion midi et soir. Les légumes secs sont les plus riches en protéines et en fibres. Comparez l'apport en lipides si vous achetez des féculents déjà cuisinés (blé, risotto).

LES SOUPES

Les soupes du commerce sont présentées comme une façon simple de manger des légumes. Toutefois, on peut leur reprocher une forte teneur en sel, jusqu'à 1,2 g de sel pour un bol, plus du tiers de l'apport journalier.
★ Déshydratées, elles se conservent longtemps. Mais vérifiez la proportion de légumes, qui peut être inférieure à 10 % ! Choisissez celles dont la teneur en « sucres » est la plus élevée, ce sont les glucides des légumes (glucose).
★ En brique, elles contiennent plus de légumes. Vérifiez l'apport de lipides, qui va de 1 à 13 g par bol (les soupes moulinées sont les moins grasses).
★ Fraîches, elles apportent plus de vitamines. Comparez aussi l'apport de fibres.

LES BISCUITS ET AUTRES GRIGNOTAGES D'APÉRITIF

Ces produits n'ont guère d'intérêt nutritionnel ; ils sont très gras, avec largement 30 % de lipides, et très salés. Choisissez les moins gras et les moins salés, et assurez-vous qu'ils comportent le minimum d'huile de palme ou de matières grasses hydrogénées. Préférez-leur les fruits secs, certes aussi caloriques, mais riches en bonnes graisses (noix, pistaches, amandes), en fibres et en minéraux.

LES SAUCES

Sauces pour pâtes, barbecue, hollandaise… les recettes sont très variables. La règle d'or : choisir les moins grasses, avec la plus faible proportion d'acides gras saturés, et les moins salées. Quand on surveille sa ligne, le coulis, la pulpe ou la purée de tomates sont de loin les moins caloriques, car sans graisses.

Les vinaigrettes du commerce sont 2 fois moins grasses qu'une sauce traditionnelle maison, dommage qu'elles soient généralement à base d'huile de tournesol ou d'olive, pauvres en graisses essentielles oméga 3. Les mayonnaises allégées, avec 25 ou 37 % de lipides au lieu de 72 %, sont vraiment moins caloriques.

▶ LES PLATS CUISINÉS : VOIR PLATS CUISINÉS (SURGELÉS).

▶ LES PÂTÉS ET VIANDES : VOIR BOUCHERIE ET CHARCUTERIE

Qu'ils soient présentés en boîte, sous vide ou surgelés, ces types d'aliments présentent des apports nutritionnels sensiblement identiques.

1. Biscuits salés et apéritif

PRODUITS	POIDS D'UNE PORTION (G)	ÉNERGIE (KCAL)	GLUCIDES (G)	LIPIDES (G)	PROTIDES (G)	AUTRES
ALLUMETTES						
Belin Allumettes à l'emmental gratiné, au chèvre ou au sésame (moy.) *(Lu)*	1 poignée : 25g	**125**	14,6 Suc : 1,46	6,2 Ags : 2,3	3,3	Fib : 0,76g Na : 0,22g
Belin Croquants emmental et sésame *(Lu)*	1 poignée : 25g	**138**	9,3 Suc : 0,2	9,8 Ags : 4,1	3,8	Fib : 0,8g Na : 0,27g
Belin Mini flûtes feuilletées olives et romarin *(Lu)*	1 poignée : 25g	**115**	14,5 Suc : 0,1	5,3 Ags : 3	2,3	Fib : 0,9g Na : 0,28g
Fritelle bacon ou nature (moy.) *(Benenuts)*	1 poignée : 25g	**106**	19 Suc : 0,6	2,5 Ags : 0,3	2	Fib : 0,5g Na : 0,25g
BISCUITS						
3D cacahuète *(Benenuts)*	1 poignée : 25g	**141**	12,5 Suc : 1	9,3 Ags : 1,1	2,3	Fib : 0,5g Na : 0,2g
3D nature ou bacon (moy.) *(Benenuts)*	1 poignée : 25g	**134**	14,5 Suc : 0,85	7,8 Ags : 0,8	1,5	Fib : 0,3g Na : 0,3g
Ambiance *(Benenuts)*	1 poignée : 25g	**127**	15,9 Suc : 0,4	6,1 Ags : 2,7	2,2	Fib : 0,6g Na : 0,2g
Bâtons fourrés au gouda *(Delacre)*	1 poignée : 25g	**133**	11,8	8,5	2,5	
Curly cacahuète *(Lorenz)*	1 poignée : 25g	**128**	14,8	6,3	3,3	Na : 0,2g
Curly fromage *(Lorenz)*	1 poignée : 25g	**138**	13,5	8,5	1,8	Na : 0,2g
Ganasta gouda *(Delacre)*	1 poignée : 25g	**138**	10	9,3	2,5	
Mini palets olive noire sésame *(Benenuts)*	1 poignée : 25g	**108**	16,3 Suc : 1	3,5 Ags : 0,8	3	Fib : 1g Na : 0,2g
Monster munch jambon-fromage, ketchup ou salé (moy.) *(Lorenz)*	1 poignée : 25g	**125**	15,8	6,4	1	Na : 0,3g
Peppi's club *(Lorenz)*	1 poignée : 25g	**130**	15	7,3	1,3	
Tuile aux 4 céréales crème poivre, ou oignons romarin (moy.) *(Benenuts)*	1 poignée : 25g	**116**	15 Suc : 2,15	5,5 Ags : 0,6	1,9	Fib : 1,6g Na : 0,1g

1. Biscuits salés et apéritif

PRODUITS	Poids d'une portion (g)	Énergie (kcal)	Glucides (g)	Lipides (g)	Protides (g)	Autres
Branchettes d'Alsace *(Dr Œtker)*	1 poignée: 25g	**91**	16,6	1,6	2,6	
Branchettes d'Alsace au fromage *(Dr Œtker)*	1 poignée: 25g	**90**	16	1,6	3,2	
Bretzels d'Alsace *(Dr Œtker)*	1 poignée: 25g	**98**	18,2	1,5	2,8	
Crok Time *(Dr Œtker)* - sticks et bretzels d'Alsace	1 poignée: 25g	**93**	18,6 Suc: 0,8	0,8 Ags: 0,4	2,8	Fib: 1,6g
Croustillés cacahuète *(Lu)*	1 poignée: 25g	**120**	14 Suc: 0,6	5,3 Ags: 1,3	4	Fib: 0,9g Na: 0,17g
Croustillés fromage *(Lu)*	1 poignée: 25g	**139**	13 Suc: 1,1	8,8 Ags: 3,8	1,9	Fib: 0,6g Na: 0,19g
Croustillés saveur à l'ancienne finement salé *(Lu)*	1 poignée: 25g	**130**	15,3 Suc: 0,4	7 Ags: 3,1	1,4	Fib: 0,5g Na: 0,18g
Croustillés saveur bacon *(Lu)*	1 poignée: 25g	**136**	14,3 Suc: 0,3	8,3 Ags: 4	1,3	Fib: 0,2g Na: 0,20g
Sticks d'Alsace *(Dr Œtker)*	1 poignée: 25g	**94**	19,3 Suc: 0,7	0,7 Ags: 0,3	2,9	Fib: 1,2g
Sticks d'Alsace au fromage *(Dr Œtker)*	1 poignée: 25g	**90**	16	1,4	3,3	
Triolets *(Dr Œtker)* - bretzels aux épices	1 poignée: 25g	**102**	17,3	2,4	2,9	
CACAHUÈTES, PISTACHES						
Cacahuètes brutes *	1 poignée: 25g	**148**	2,7 Suc: 1	12,3 Ags: 1,7	6,3	Fib: 1,9g
Cacahuètes grillées à sec *(Benenuts)*	1 poignée: 25g	**156**	3 Suc: 2,1	13,3 Ags: 2,3	7,3	Fib: 2g Na: 0,2g
Cacahuètes Les origines *(Lorenz)*	1 poignée: 25g	**150**	3,6	12,2	6,7	
Cacahuètes salées *(Benenuts)*	1 poignée: 25g	**158**	3 Suc: 1	13 Ags: 2,3	7	Fib: 1,8g Na: 0,1g
Cocktail de noix nobles *(Benenuts)*	1 poignée: 25g	**163**	1,8 Suc: 1	15,5 Ags: 1,9	4	Fib: 2,5g Na: 0,1g

1. Biscuits salés et apéritif

PRODUITS	POIDS D'UNE PORTION (G)	ÉNERGIE (KCAL)	GLUCIDES (G)	LIPIDES (G)	PROTIDES (G)	AUTRES
Pistache *(Lorenz)*	1 poignée: 25g	**148**	2,5	12,5	6,5	
Twinuts bacon doux *(Benenuts)*	1 poignée: 25g	**128**	11,5 Suc: 1,9	7,3 Ags: 2,1	4	Fib: 0,6g Na: 0,2g
CHIPS						
Chips à l'ancienne *(Vico)*	1 poignée: 25g	**140**	11,8 Suc: 0,1	9,8 Ags: 4,2	1,4	Fib: 1g Na: 0,2g
Chips à l'ancienne jambon fumé *(Lay's)*	1 poignée: 25g	**145**	13,5 Suc: 0,6	9,5 Ags: 1	1,5	Fib: 0,9g Na: 0,2g
Chips à l'ancienne moutarde *(Vico)*	1 poignée: 25g	**137**	12 Suc: 0,9	9,3 Ags: 4	1,4	Fib: 1g Na: 0,3g
Chips à l'ancienne nature ou oignon grillé (moy.) *(Lay's)*	1 poignée: 25g	**149**	13,25 Suc: 0,5	9,9 Ags: 1	1,5	Fib: 1g Na: 0,2g
Chips à l'ancienne poêlée forestière *(Lay's)*	1 poignée: 25g	**145**	13 Suc: 0,3	9,8 Ags: 1	1,5	Fib: 1g Na: 0,2g
Chips à l'ancienne vinaigre à l'échalotte *(Vico)*	1 poignée: 25g	**136**	12 Suc: 0,3	9,2 Ags: 4	1,4	Fib: 1g Na: 0,3g
Chips barbecue, bolognaise ou poulet rôti-thym (moy.) *(Lay's)*	1 poignée: 25g	**135**	13,5 Suc: 0,7	8,3 Ags: 0,8	1,6	Fib: 1g Na: 0,2g
Chips fromage grâtiné *(Bret's)*	1 poignée: 25g	**131**	12,8 Suc: 0,5	8,3 Ags: 3,5	1,5	Fib: 1,1g Na: 0,2g
Chips paysanne nature *(Lay's)*	1 poignée: 25g	**148**	13,5 Suc: 0,1	9,8 Ags: 1	1,5	Fib: 1g Na: 0,2g
Chips poulet braisé *(Bret's)*	1 poignée: 25g	**131**	12,8 Suc: 0,5	8,3 Ags: 3,5	1,5	Fib: 1,1g Na: 0,2g
Chipster *(Lu)*	1 poignée: 25g	**115**	13,3 Suc: 0	5,8 Ags: 2,9	1,5	Fib: 1,8g Na: 0,36g
Crousti pom nature *(Vico)* - pomme séchée	1 sachet: 50g	**192**	45 Suc: 45	1 Ags: 0,4	0,95	Fib: 6,5g
Crunchips bacon, fromage, paprika ou salé (moy.) *(Lorenz)*	1 poignée: 25g	**130**	13,8	7,8	1,15	Na: 0,17g

1. Biscuits salés et apéritif

PRODUITS	Poids d'une portion (g)	Énergie (kcal)	Glucides (g)	Lipides (g)	Protides (g)	Autres
La classique ou Extra craquante ondulée nature (moy.) *(Vico)*	1 poignée : 25g	**136**	12,4 Suc : 0,1	9 Ags : 3,9	1,4	Fib : 1,1g Na : 0,2g
La Nature ou Max craquante nature (moy.) *(Lay's)*	1 poignée : 25g	**136**	13,5 Suc : 0,1	8,5 Ags : 0,9	1,6	Fib : 1g Na : 0,2g
Légère finement salée *(Vico)*	1 poignée : 25g	**121**	14,6 Suc : 0,2	6,3 Ags : 2,7	1,7	Fib : 1,3g Na : 0,2g
Nacho cheese *(Doritos)*	1 poignée : 25g	**128**	14,3 Suc : 0,6	6,8 Ags : 0,8	2,1	Fib : 1,1g Na : 0,2g
Pringles Hot & Spicy ou Sour crem-oignons (moy.) *(Procter & Gamble)*	1 poignée : 25g	**133**	12 Suc : 0,7	8,7 Ags : 2,45	1,2	Fib : 0,9g Na : 0,2g
Pringles Original *(Procter & Gamble)*	1 poignée : 25g	**135**	12 Suc : 0,5	9 Ags : 2,5	1	Fib : 0,9g Na : 0,1g
Pringles Red paprika *(Procter & Gamble)*	1 poignée : 25g	**122**	15 Suc : 1,34	6 Ags : 1,7	1,4	Fib : 0,8g Na : 0,2g
Pringles Texas sauce barbecue *(Procter & Gamble)*	1 poignée : 25g	**132**	13 Suc : 1,2	9 Ags : 2,4	1	Fib : 0,9g Na : 0,2g
CRACKERS						
Belin Monaco à l'emmental ou fromage de chèvre (moy.) *(Lu)*	1 poignée : 25g	**139**	11,5 Suc : 1,35	9 Ags : 4,25	3,1	Fib : 0,6g Na : 0,22g
Crackers Belin Assortiment cocktail ou crackers (moy.) *(Lu)*	1 poignée : 25g	**125**	13,6 Suc : 1,4	7 Ags : 3	2,5	Fib : 0,8g Na : 0,21g
Crackers Belin Assortiment réception *(Lu)*	1 poignée : 25g	**129**	13 Suc : 1,5	7,5 Ags : 3,1	2,5	Fib : 0,8g Na : 0,21g
Crackers Belin Feuilleté fromage *(Lu)*	1 poignée : 25g	**125**	13,3 Suc : 1,4	6,5 Ags : 2,2	3,3	Fib : 0,7g Na : 0,25g
Crackers de table blé complet *(Lu)*	1 cracker : 6,3g	**26**	4 Suc : 0,1	0,8 Ags : 0,4	0,8	Fib : 0,5g Na : 0,04g
Crackers de table nature *(Lu)*	1 cracker : 6,3g	**28**	4,3 Suc : 0,1	0,9 Ags : 0,4	0,7	Fib : 0,2g Na : 0,04g

1. Biscuits salés et apéritif

PRODUITS	POIDS D'UNE PORTION (G)	ÉNERGIE (KCAL)	GLUCIDES (G)	LIPIDES (G)	PROTIDES (G)	AUTRES
Crackers de table olive origan *(Lu)*	1 cracker: 7,8g	**34**	5,2 Suc: 0,1	1,2 Ags: 0,4	0,8	Fib: 0,2g Na: 0,08g
Minizza *(Lu)* - mini pizza	1 poignée: 25g	**125**	12,8 Suc: 2	7,5 Ags: 4,3	2,8	Fib: 0,7g Na: 0,20g
Provencio *(Lu)* - biscuit aux herbes de provence	1 poignée: 25g	**130**	14 Suc: 1,7	7,3 Ags: 3,3	2,1	Fib: 0,7g Na: 0,16g
P'tit Belin *(Lu)* - petit biscuit au fromage	1 poignée: 25g	**119**	15,7 Suc: 1,5	6 Ags: 2,4	1	Fib: 0,6g Na: 0,40g
Snacky *(Lu)*	1 poignée: 25g	**125**	14 Suc: 1,7	6,8 Ags: 2,8	2,3	Fib: 0,8g Na: 0,18g
Triangolini *(Lu)*	1 poignée: 25g	**118**	15,3 Suc: 1,5	5,3 Ags: 1,8	2,1	Fib: 1g Na: 0,23g
Tuc classique, fromage, paprika, sésame, olives ou bacon (moy.) *(Lu)*	1 biscuit: 3,6g	**17,8**	2,5 Suc: 0,3	0,86 Ags: 0,6	0,3	Fib: 0,1g Na: 0,03g
Tuc crak's 4 fromages, barbecue ou crème oignon (moy.) *(Lu)*	1 poignée: 25g	**114,3**	17,7 Suc: 2,73	4,1 Ags: 1,7	1,8	Fib: 0,63g Na: 0,21g
Tuc crak's salé *(Lu)*	1 poignée: 25g	**118**	17,5 Suc: 3	4,5 Ags: 2,1	1,6	Fib: 0,7g Na: 0,30g
MÉLANGES APÉRITIFS						
Apérifruits rouge *(Lorenz)*	1 poign.: 25g	**105**	16	3,8	2	
Apérifruits vert *(Lorenz)*	1 poign.: 25g	**100**	18,5	2,8	0,5	
Le select *(Lorenz)*	1 poign.: 25g	**133**	7,8	9,3	4,3	
L'impec *(Lorenz)*	1 poign.: 25g	**115**	7,3	7,8	4,3	
POP CORN						
Pop corn à l'air, non salé *	1 poignée: 25g	**88**	16,6 Suc: 0,2	1,1 Ags: 0,1	2,8	Fib: 2,8g
Pop corn à l'huile, salé *	1 poignée: 25g	**102,7**	8,6 Suc: 0,1	6,5 Ags: 1,7	2,3	Fib: 3g
Pop corn caramel *(Buff)*	1 poignée: 25g	**105**	21	2	0,8	

** Table de composition nutritionnelle des aliments Ciqual 2008*

2. Conserves et bocaux

PRODUITS	Poids d'une portion (g)	Énergie (kcal)	Glucides (g)	Lipides (g)	Protides (g)	Autres
FRUITS AU SIROP						
Ananas en morceaux au sirop *(Del Monte)*	1 part: 100g	**69**	15,5 Suc: 15,5	0,1 Ags: 0	0,4	Fib: 0,8g
Ananas en tranches au sirop *(St Mamet)*	1 part: 100g	**71**	17	0,2	0,3	
Cocktail de fruits au sirop *(St Mamet)*	1 part: 100g	**70**	17	0,1	0,3	
Demi-abricots au sirop *(St Mamet)*	1 part: 100g	**71**	17	0,1	0,5	
Demi-pêches au sirop *(Del Monte)*	1 part: 100g	**49**	11,2	0,1	0,5	
Demi-poires Williams au sirop *(St Mamet)*	1 part: 100g	**70**	17	0,1	0,2	
Envie de fruits du verger *(St Mamet)*	1 pot: 85g	**56**	13,6	0,1	0,3	
Envie de fruits exotiques *(St Mamet)*	1 pot: 85g	**49**	11,9	0,1	0,3	
Framboises au sirop *(St Mamet)*	1 boîte: 145g	**125**	29	0,4	1,2	
Fruitesse cocktail de fruits sans sucres ajoutés *(St Mamet)*	1 boîte: 140g	**42**	9,8 Suc: 5	0,1 Ags: 0,07	0,4	Fib: 1,5g
Fruitesse pêches sans sucres ajoutés *(St Mamet)*	1 boîte: 125g	**36**	8,8 Suc: 2,3	0,1 Ags: 0,06	0,1	Fib: 1,8g
LÉGUMES						
Asperges blanches *(Géant vert)*	1 portion: 100g	**12**	1,8	0,22	0,75	
Asperges vertes *(Géant vert)*	1 portion: 100g	**13**	1,7	0,13	1,74	
Betteraves rouges *(Bonduelle)*	1 portion: 100g	**26**	5 Suc: 4,9	0,3 Ags: 0,1	0,7	Fib: 1,8g Na: 0,3g
Carottes *(D'Aucy)*	1 portion: 100g	**27**	5	0,4 Ags: 0	0,8	Fib: 2g

2. Conserves et bocaux

PRODUITS	POIDS D'UNE PORTION (G)	ÉNERGIE (KCAL)	GLUCIDES (G)	LIPIDES (G)	PROTIDES (G)	AUTRES
Céléris rapés *(Bonduelle)*	1 portion : 100g	**13**	1,9 Suc : 0,6	0,3 Ags : 0,1	0,6	Fib : 2,4g Na : 0,46g
Champignons de Paris *(Royal Champignon)*	1 portion : 100g	**15**	0,6	0,5	2,3	Fib : 2g Na : 0,32g
Champignons persillade *(Royal Champignon)*	1 portion : 100g	**123**	4,5	10,2	3,2	
Choux de Bruxelles *(D'Aucy)*	1 portion : 100g	**25**	3,7	0 Ags : 0	2,5	Fib : 3,4g
Cœurs d'artichaut *(Géant vert)*	1 portion : 100g	**18,6**	3,8	0,5	0,92	
Cœurs de céleri *(D'Aucy)*	1 portion : 100g	**9**	1	0,2 Ags : 0	0,8	Fib : 1,9g
Cœurs de céléri *(Bonduelle)*	1 portion : 100g	**13**	2,1 Suc : 1,6	0,2 Ags : 0,1	0,7	Fib : 1,9g Na : 0,16g
Cœurs de palmier *(Géant vert)*	1 portion : 100g	**33**	3,2	0,85	3,24	
Émincés de champignons à la milanaise *(Royal Champignon)*	1 portion : 100g	**55**	5,5	2,4	2,6	
Endives *(D'Aucy)*	1 portion : 100g	**16**	2,8	0,1 Ags : 0	0,9	Fib : 1,1g
Épinards branches *(D'Aucy)*	1 portion : 100g	**28**	1,5	0,9 Ags : 0,1	3,4	Fib : 2,9g
Épinards hachés *(D'Aucy)*	1 portion : 100g	**25**	1,8	0,6 Ags : 0	3	Fib : 3g
Flageolets verts *(Bonduelle)*	1 portion : 100g	**81**	13,4 Suc : 0,2	0,6 Ags : 0,1	5,6	Fib : 5,7g Na : 0,35g
Flagolets *(D'Aucy)*	1 portion : 100g	**70**	11,5	0,5 Ags : 0,1	4,9	Fib : 3,6g
Fonds d'artichaut *(Géant vert)*	1 portion : 100g	**18,6**	3,66	0,5	0,99	
Haricots beurre *(Cassegrain)*	1 portion : 100g	**13**	1,5	0,2	1,4	
Haricots beurre *(D'Aucy)*	1 port. : 100g	**19**	3,2	0	1,5	

2. Conserves et bocaux

PRODUITS	POIDS D'UNE PORTION (G)	ÉNERGIE (KCAL)	GLUCIDES (G)	LIPIDES (G)	PROTIDES (G)	AUTRES
Haricots blancs préparés *(D'Aucy)*	1 portion: 100g	**82**	12,7	0,8 Ags: 0,1	6	Fib: 6,4g
Haricots blancs tomates *(D'Aucy)*	1 portion: 100g	**88**	13,3	1 Ags: 0	6,4	Fib: 5,7g
Haricots rouges *(D'Aucy)*	1 portion: 100g	**105**	17,1	0,6 Ags: 0,1	7,9	Fib: 3,4g
Haricots verts *(D'Aucy)*	1 portion: 100g	**19**	3,1	0,1 Ags: 0	1,5	Fib: 2,8g
Haricots verts *(Bonduelle)*	1 portion: 100g	**13**	1,5 Suc: 0,5	0,1 Ags: 0	1,6	Fib: 3,5g Na: 0,3g
Jardinière 4 légumes *(Bonduelle)*	1 portion: 100g	**35**	5,9 Suc: 0,8	0,4 Ags: 0,1	1,9	Fib: 2,9g Na: 0,22g
Légumes pour couscous *(D'Aucy)*	1 portion: 100g	**25**	3,9	0,4 Ags: 0,1	1,4	Fib: 2,8g
Lentilles préparées *(D'Aucy)*	1 portion: 100g	**77**	12,2	0,4 Ags: 0,1	6,1	Fib: 4,2g
Macédoine de légumes *(D'Aucy)*	1 portion: 100g	**31**	5	0,3 Ags: 0,1	2,1	Fib: 3,4g
Macédoine de légumes *(Bonduelle)*	1 portion: 100g	**31**	4,9 Suc: 0,8	0,3 Ags: 0,1	2,2	Fib: 3,7g Na: 0,3g
Maïs *(Bonduelle)*	1 portion: 100g	**72**	10,8 Suc: 5,2	1,9 Ags: 0,5	2,9	Fib: 3,8g Na: 0,23g
Maïs gold *(D'Aucy)*	1 portion: 100g	**82**	12,2	2,4 Ags: 0,2	2,9	Fib: 4,3g
Maïs ultra croquant *(Géant vert)*	1 portion: 100g	**76**	16 Suc: 6,5	1,4 Ags: 0,34	2,5	Fib: 2,7g Na: 0,27g
Maïscédoine *(D'Aucy)*	1 portion: 100g	**44**	6,7	0,7 Ags: 0,4	2,7	Fib: 3,8g
Marrons entiers *(Minerve)*	1 portion: 100g	**101**	20,9 Suc: 2,9	1,2 Ags: 0,25	1,6	Fib: 3,8g Na: 0,21g
Petits pois à l'étuvée *(D'Aucy)*	1 portion: 100g	**65**	10,9	0,5 Ags: 0	4,1	Fib: 4,4g
Petits pois à l'étuvée *(Bonduelle)*	1 portion: 100g	**67**	10,3 Suc: 4,5	0,7 Ags: 0,2	4,9	Fib: 6,5g Na: 0,25g

2. Conserves et bocaux

PRODUITS	POIDS D'UNE PORTION (G)	ÉNERGIE (KCAL)	GLUCIDES (G)	LIPIDES (G)	PROTIDES (G)	AUTRES
Petits pois carottes *(D'Aucy)*	1 portion: 100g	**43**	7,5	0,3 Ags: 0	2,6	Fib: 4,3g
Petits pois carottes *(Bonduelle)*	1 portion: 100g	**45**	7,2 Suc: 3,4	0,5 Ags: 0,1	2,9	Fib: 4,5g Na: 0,3g
Poireaux *(D'Aucy)*	1 port.: 100g	**23**	4,1	0,1	1,3	Fib: 2,7g
Pommes de terre *(D'Aucy)*	1 portion: 100g	**57**	12,4	0,2 Ags: 0	1,3	Fib: 2,1g
Pousses de soja *(Bonduelle)*	1 portion: 100g	**15**	2,4 Suc: 2	0,1 Ags: 0	1	Fib: 1g Na: 0,33g
Salsifis *(D'Aucy)*	1 portion: 100g	**26**	4,7	0,2 Ags: 0	1,3	Fib: 2,7g
Salsifis *(Bonduelle)*	1 portion: 100g	**21**	4,1 Suc: 1,1	0,1 Ags: 0	1	Fib: 2,7g Na: 0,16g
Tomates pelées *(D'Aucy)*	1 portion: 100g	**16**	2,1	0,4 Ags: 0,2	1,1	Fib: 1,3g
PÂTÉS, VIANDES						
Bœuf en gelée *(Tulip)*	1 part: 100g	**180**	0	12	18	
Corned beef *(Tulip)*	1 part: 100g	**221**	0,5	15	21	
Foie gras de canard *	pour 100g	**512**	1,6	52,9 Ags: 21,2	7,4	
Foie gras d'oie *	pour 100g	**521**	1,8 Suc: 1,8	54 Ags: 21,6	6,9	
Noix d'épaule cuite *(Tulip)*	1 part: 100g	**160**	1,5	9	17	
Pâté de campagne *(Hénaff)*	1 boîte: 78g	**271**	2,3 Suc: 0,8	25 Ags: 9,4	9,4	Na: 0,4g
Pâté de campagne tomates-courgettes *(Hénaff)*	1 boîte: 100g	**308**	4,2	27,5	10,9	
Pâté de dinde aux figues *(Hénaff)*	1 boîte: 100g	**308**	2,8	26,7	14,1	
Pâté de dinde aux poivrons *(Hénaff)*	1 boîte: 100g	**296**	2,4	24,2	17,1	
Pâté de foie *(Hénaff)*	1 part: 40g	**139**	0,6 Suc: 0,4	13,2 Ags: 5,6	4,4	Na: 0,2g

** Table de composition nutritionnelle des aliments Ciqual 2008*

2. Conserves et bocaux

PRODUITS	Poids d'une portion (g)	Énergie (kcal)	Glucides (g)	Lipides (g)	Protides (g)	Autres
Pâté de foie aux pommes et amandes *(Hénaff)*	1 boîte : 100g	**305**	2,8	28,4	9,6	
PLATS PRÉPARÉS						
Agneau printanier jardinière et cœurs d'artichauds *(Raynal et Roquelaure)*	1 part : 400g	**400**	23,6 Suc : 6,8	23,6 Ags : 10,8	27,2	Fib : 12g Na : 1,2g
Blanquette de veau *(William Saurin)*	1 part : 400g	**344**	26,8	16	22,8	
Blanquette de veau à la crème et riz basmati *(Raynal et Roquelaure)*	1 part : 285g	**368**	47 Suc : 1,4	10,8 Ags : 4,3	20,8	Fib : 3,7g Na : 1,3g
Blanquette de veau à la normande *(Raynal et Roquelaure)*	1 part : 400g	**320**	28 Suc : 5,2	12 Ags : 6,4	26	Fib : 2g Na : 1,3g
Blanquette de veau champignons et riz *(William Saurin)*	1 part : 285g	**296**	33,6 Suc : 2,8	9,4 Ags : 2	19,4	Fib : 1,1g Na : 1,1g
Bœuf aux poivres fauves et riz blanc *(Raynal et Roquelaure)*	1 part : 300g	**300**	48,9 Suc : 5,4	3,6 Ags : 1,1	18,3	Fib : 6g Na : 1,4g
Bœuf bourguignon *(William Saurin)*	1 part : 400g	**252**	25,2	5,2	26	
Bœuf bourguignon et pommes de terre *(William Saurin)*	1 part : 300g	**207**	21,3 Suc : 1,5	4,5 Ags : 1,5	20,4	Fib : 3,3g Na : 1g
Boulettes au jambon sauce douce au potiron et riz blanc *(Raynal et Roquelaure)*	1 part : 285g	**325**	47,6 Suc : 8,3	8,8 Ags : 3,8	14	Fib : 2,9g Na : 1g
Canard sauté carottes et petits pois *(Raynal et Roquelaure)*	1 part : 400g	**400**	34 Suc : 9,6	16 Ags : 5,2	28	Fib : 2g Na : 1,1g
Cannelloni pur bœuf *(Zapetti)*	1 part : 400g	**492**	61,6	18,4	20,4	
Cannelloni pur bœuf *(Panzani)*	1 part : 400g	**428**	56	14,4	18,4	

2. Conserves et bocaux

PRODUITS	Poids d'une portion (g)	Énergie (kcal)	Glucides (g)	Lipides (g)	Protides (g)	Autres
Cassoulet *(William Saurin)*	1 part: 300g	**334**	26,6 Suc: 2,4	15,1 Ags: 5,5	22,8	Fib: 10,6g Na: 1,2g
Cassoulet *(D'Aucy)*	1 part: 420g	**550**	46,2	27,3 Ags: 10,1	29,4	
Cassoulet *(Raynal et Roquelaure)*	1 part: 300g	**354**	28,2 Suc: 3,9	16,8 Ags: 6,3	22,2	Fib: 11,7g Na: 1,4g
Cassoulet de Carcassonne au Confit d'oie *(Raynal et Roquelaure)*	1 part: 300g	**462**	42,6	20,7	26,7	
Cassoulet de Castelnaudary au canard *(Raynal et Roquelaure)*	1 part: 300g	**441**	35,4	20,7	28,2	
Cassoulet de Toulouse au confit de porc *(Raynal et Roquelaure)*	1 part: 300g	**426**	33,6	20,7	26,4	
Cassoulet toulousain à la graisse d'oie *(Raynal et Roquelaure)*	1 part: 300g	**411**	32,7	19,5	25,8	
Chili con carne *(Zapetti)*	1 part: 300g	**327**	37,8	9,6	22,2	
Choucroute au jarret cuisinée au riesling *(Raynal et Roquelaure)*	1 part: 300g	**276**	9	20,1	14,4	
Choucroute garnie *(D'Aucy)*	1 part: 400g	**315**	8,4	24,8 Ags: 10,1	14,7	
Choucroute garnie *(Raynal et Roquelaure)*	1 part: 300g	**240**	6,6 Suc: 2,7	19,5 Ags: 8,1	10,5	Fib: 6,9g Na: 1,4g
Choucroute garnie à l'Alsacienne *(Raynal et Roquelaure)*	1 part: 410g	**631**	15,6	52,9	23	
Choucroute garnie au vin blanc *(William Saurin)*	1 part: 300g	**260**	7,2 Suc: 1	21,1 Ags: 8,2	10,8	Fib: 4,6g Na: 1,2g
Choucroute royale *(William Saurin)*	1 part: 400g	**390**	8	30	22	
Colin d'Alaska sauce citron et riz *(William Saurin)*	1 part: 300g	**282**	33,9 Suc: 0,9	9 Ags: 4,8	16,2	Fib: 1,8g Na: 1,1g

2. Conserves et bocaux

PRODUITS	POIDS D'UNE PORTION (G)	ÉNERGIE (KCAL)	GLUCIDES (G)	LIPIDES (G)	PROTIDES (G)	AUTRES
Coq au vin *(William Saurin)*	1 part: 400g	**308**	24,8	10	30	
Coquillettes au poulet *(Panzani)*	1 part: 400g	**248**	40	1,6	18	
Couscous 9 légumes *(Zapetti)*	1 part: 325g	**510**	98,5	4,9	18,2	
Couscous à la marocaine *(Zapetti)*	1 part: 350g	**490**	60,6	16,1	25,6	
Couscous à la marocaine *(Garbit)*	1 part: 285g	**342**	33,1 Suc: 2	14,2 Ags: 5,4	20,5	Fib: 3,4g Na: 1,1g
Couscous royal poulet et bœuf *(Garbit)*	1 part: 125g	**126**	16,8 Suc: 1,8	3,3 Ags: 0,8	7,6	Fib: 1,5g Na: 0,9g
Couscous royal poulet merguez viande *(Garbit)*	1 part: 125g	**121**	15,3 Suc: 1,5	3,8 Ags: 1,25	6,8	Fib: 1,5g Na: 0,33g
Émincés de poulet sauce curry et riz *(William Saurin)*	1 part: 280g	**283**	32,8 Suc: 1,1	9 Ags: 2,8	17,6	Fib: 1,7g Na: 1g
Filet de caille aux raisins et purée *(D'Aucy)*	1 part: 300g	**237**	18	9 Ags: 4,5	20,7	Fib: 5,1g Na: 1g
Filet de merlu blanc sauce beurre blancet riz *(D'Aucy)*	1 part: 300g	**384**	40,8	15 Ags: 7,5	19,8	Fib: 3g Na: 1,2g
Filet de poulet à la normande *(William Saurin)*	1 part: 400g	**312**	22	12	29,2	
Filet de saumon à l'oseille et tagiatelles *(D'Aucy)*	1 part: 300g	**426**	30	21,9 Ags: 9,9	26,7	Fib: 1,5g Na: 0,8g
Filet de truite à l'aneth et pommes de terre *(D'Aucy)*	1 part: 300g	**291**	19,2	12,6 Ags: 6	24,3	Fib: 2,4g Na: 0,7g
Flageolets à l'Auvergnate *(Raynal et Roquelaure)*	1 part: 300g	**180**	25,5 Suc: 5,1	4,2 Ags: 1,2	10,2	Fib: 15,6g Na: 1,1g
Fusilli au poulet et parmezan *(Panzani)*	1 part: 400g	**384**	46	14	18,8	
Garniture pour bouchées à la reine *(Raynal et Roquelaure)*	1 part: 100g	**106**	6,1	6,8	5	
Garniture pour bouchées à la reine *(Petit Jean)*	1 part: 100g	**103**	10,2 Suc: 0,7	5,2 Ags: 2,3	3,8	Fib: 0,4g Na: 0,7g

2. Conserves et bocaux

PRODUITS	Poids d'une portion (g)	Énergie (kcal)	Glucides (g)	Lipides (g)	Protides (g)	Autres
Gratin campagnard *(William Saurin)*	1 part: 410g	**287**	39,8 Suc: 1,6	10,3 Ags: 5,3	9	Fib: 7,4g Na: 1,64g
Gratin dauphinois *(D'Aucy)*	1 part: 425g	**277**	46,6	7,6 Ags: 4,2	5,9	
Gratin dauphinois *(William Saurin)*	1 part: 425g	**289**	43,8	10,6	5,1	
Hachis parmentier au poulet *(Raynal et Roquelaure)*	1 part: 285g	**217**	21,7 Suc: 5,1	7,7 Ags: 4	14,8	Fib: 5,1g Na: 1g
Langue de bœuf sauce madère et pommes de terre *(William Saurin)*	1 part: 285g	**376**	23,1 Suc: 0,8	21,4 Ags: 9,4	23,1	Fib: 3,1g Na: 0,94
Lapin à la provencale, torti et aubergines *(Raynal et Roquelaure)*	1 part: 300g	**261**	25,8 Suc: 8,4	9,9 Ags: 1,8	17,1	Fib: 5,1g Na: 1,1g
Lapin chasseur *(William Saurin)*	1 part: 400g	**284**	33,2	5,6	24,8	
Lapin sauté aux deux moutardes *(Raynal et Roquelaure)*	1 part: 400g	**364**	21,2 Suc: 7,2	16,8 Ags: 4,8	32,4	Fib: 9,2g Na: 1,4g
Lasagnes à la bolognaise *(Panzani)*	1 part: 300g	**324**	37,2 Suc: 7,5	12,9 Ags: 3,9	15	Fib: 4,2g Na: 1,2g
Lasagnes jambon cru italien, au micro-ondes *(Zapetti)*	1 part: 300g	**363**	39,6 Suc: 13,8	15,9 Ags: 6	15,6	Fib: 5,4g Na: 0,8g
Lentilles aux émincés de canard *(Raynal et Roquelaure)*	1 part: 300g	**240**	23,1 Suc: 5,4	5,4 Ags: 1,4	24,9	Fib: 12g Na: 1,1g
Matelote de thon et petits légumes *(D'Aucy)*	1 part: 300g	**231**	5,4	9,9 Ags: 1,5	27	Fib: 6g Na: 1,1g
Mini-saucisses au jambon tomate et coquillettes *(Raynal et Roquelaure)*	1 part: 285g	**339**	25,1 Suc: 3,4	19,4 Ags: 9,6	16,2	Fib: 4,3g Na: 0,9g
Mitonné de veau *(William Saurin)*	1 part: 400g	**340**	32	9,2	32	

2. Conserves et bocaux

PRODUITS	Poids d'une portion (g)	Énergie (kcal)	Glucides (g)	Lipides (g)	Protides (g)	Autres
Mouton sauté flageolets et carottes *(Raynal et Roquelaure)*	1 part: 400g	**360**	32 Suc: 5,2	10 Ags: 3,6	34	Fib: 16g Na: 1,2g
Noix de St Jacques à la bretonne et riz *(D'Aucy)*	1 part: 300g	**330**	49,2	6,9 Ags: 2,7	17,7	Fib: 3g Na: 0,8g
Paëlla royale *(Garbit)*	1 part: 300g	**391**	46,3 Suc: 1,8	13,4 Ags: 3,3	20,6	Fib: 2,4g Na: 0,6g
Paëlla Valenciana *(Zapetti)*	1 part: 300g	**414**	64,5	7,5	22,2	
Paëlla Valenciana, au micro-ondes *(Zapetti)*	1 part: 300g	**315**	40,5 Suc: 4,8	8,7 Ags: 2,4	18,6	Fib: 5,7g Na: 1,1g
Parmentier de canard *(Raynal et Roquelaure)*	1 part: 300g	**267**	24,9 Suc: 7,5	11,4 Ags: 5,1	15,9	Fib: 4,5g Na: 1g
Penne à la bolognaise *(D'Aucy)*	1 part: 300g	**318**	30,3	12,9 Ags: 3,6	17,1	Fib: 6,6g Na: 1,4g
Petit salé à l'Auvergnate *(Raynal et Roquelaure)*	1 part: 420g	**462**	28,6 Suc: 7,6	21,8 Ags: 8	38,22	Fib: 11,8g Na: 1,5g
Petit salé à l'Auvergnate *(William Saurin)*	1 part: 420g	**410**	8,4	31,5	23,1	
Petit salé aux lentilles *(D'Aucy)*	1 part: 420g	**470**	42,4	13,9 Ags: 6,7	43,3	
Petit salé aux lentilles *(Raynal et Roquelaure)*	1 part: 300g	**300**	27,6	8,4	28,2	
Pot-au-feu *(William Saurin)*	1 part: 300g	**175**	13,4	6	16,6	
Potée à l'auvergnate *(William Saurin)*	1 part: 400g	**320**	20,8	14,8	26	
Poule au riz *(Raynal et Roquelaure)*	1 part: 300g	**390**	36 Suc: 2,4	21 Ags: 8,4	16,5	Fib: 2,4g Na: 0,9g
Poule au riz sauce suprême *(Raynal et Roquelaure)*	1 part: 300g	**369**	33,6 Suc: 3,9	17,4 Ags: 6	19,2	Fib: 3g Na: 1,1g
Poulet au curry *(Zapetti)*	1 part: 300g	**450**	63,9 Suc: 6,6	12 Ags: 5,1	19,5	Fib: 3,3g Na: 2g

2. Conserves et bocaux

PRODUITS	POIDS D'UNE PORTION (G)	ÉNERGIE (KCAL)	GLUCIDES (G)	LIPIDES (G)	PROTIDES (G)	AUTRES
Poulet basquaise piment d'Espelette et riz *(William Saurin)*	1 part: 285g	**296**	37 Suc: 3,1	9,4 Ags: 1,7	18,8	Fib: 2,3g Na: 1,1g
Poulet basquaise, riz blanc et compotée de poivrons *(Raynal et Roquelaure)*	1 part: 300g	**348**	35,1 Suc: 6,6	14,4 Ags: 3,6	19,8	Fib: 4,8g Na: 1g
Quenelles de brochet sauce nantua *(Petit Jean)*	1 part: 400g	**424**	38,8 Suc: 4	24 Ags: 9,2	13,2	Fib: 1,6g Na: 1,8g
Quenelles de saumon sauce crevettes *(Petit Jean)*	1 part: 400g	**436**	39,2 Suc: 4	25,2 Ags: 10	13,2	Fib: 1,2g Na: 1,7g
Quenelles de veau sauce financière *(Petit Jean)*	1 part: 400g	**428**	37,6 Suc: 1,6	24 Ags: 9,2	15,2	Fib: 1,6g Na: 1,7g
Quenelles de volaille sauce champignon *(Petit Jean)*	1 part: 400g	**436**	39,6 Suc: 2,8	25,2 Ags: 9,2	13,2	Fib: 2,4g Na: 1,6g
Quenelles de volaille sauce tomate *(Petit Jean)*	1 part: 400g	**432**	41,2 Suc: 1,6	24,4 Ags: 8,4	12,4	Fib: 3,2g Na: 1,6g
Ravioli bolognaise *(Zapetti)*	1 part: 400g	**456**	56	18	18	
Ravioli bolognaise, au micro-ondes *(Zapetti)*	1 part: 285g	**302**	35,1 Suc: 14,5	11,4 Ags: 5,1	14,8	Fib: 6g Na: 0,9g
Ravioli Parmigiana *(Zapetti)*	1 part: 400g	**364**	52,8	10	16	
Raviolis 3 fromages *(Zapetti)*	1 part: 400g	**360**	58	8,8	12	
Raviolis poulet *(Zapetti)*	1 part: 400g	**388**	55,6	10	18,4	
Raviolis pur bœuf *(Panzani)*	1 part: 300g	**259**	37,9 Suc: 4,3	7 Ags: 2,4	11,5	Fib: 2,4g Na: 1g
Raviolis pur bœuf *(Zapetti)*	1 part: 400g	**316**	49,6 Suc: 13,2	9,6 Ags: 3,8	14,8	Fib: 6,8g Na: 1,2g
Raviolis pur bœuf, au micro-ondes *(Zapetti)*	1 part: 285g	**259**	33,9 Suc: 12,3	8,3 Ags: 3,1	12,3	Fib: 6g Na: 0,9g

2. Conserves et bocaux

PRODUITS	Poids d'une portion (g)	Énergie (kcal)	Glucides (g)	Lipides (g)	Protides (g)	Autres
Raviolis sauce bolognaise *(Panzani)*	1 part: 400g	**384**	49,2 Suc: 5,6	12 Ags: 4,4	19,6	Fib: 2,8g Na: 1,6g
Risotto aux fruits de mer *(D'Aucy)*	1 part: 300g	**360**	23,4	20,1 Ags: 10,2	20,4	Fib: 2,1g Na: 1g
Risotto champignons légumes *(Zapetti)*	1 part: 330g	**356**	71,6	5,6	7,6	
Saucisses aux lentilles *(Raynal et Roquelaure)*	1 part: 300g	**327**	27 Suc: 6	14,4 Ags: 5,1	22,2	Fib: 8,7g Na: 1,2g
Saucisses aux lentilles *(William Saurin)*	1 part: 300g	**312**	24 Suc: 1,9	15,1 Ags: 6,24	20,2	Fib: 11g Na: 1,2g
Saucisses aux lentilles *(D'Aucy)*	1 part: 420g	**462**	42	19,7 Ags: 7,6	29,4	
Saucisses de Toulouse aux lentilles *(Raynal et Roquelaure)*	1 part: 300g	**405**	29,7	19,8	27,3	
Saumon sauce oseille et pâtes *(William Saurin)*	1 part: 300g	**318**	23,1 Suc: 0,6	14,4 Ags: 3,9	24,3	Fib: 3g Na: 1,2g
Sauté d'autruche sauce cranberries *(D'Aucy)*	1 part: 300g	**276**	26,1	5,7 Ags: 2,4	30	Fib: 3,3g Na: 1,3g
Sauté de porc *(William Saurin)*	1 part: 400g	**304**	26,8	10,8	24,8	
Spaghetti bolognaise *(Panzani)*	1 part: 400g	**293**	44	6,8	14	
Suprême de poulet crème et riz pilaf *(William Saurin)*	1 part: 280g	**305**	33,3 Suc: 0,8	10,6 Ags: 3,6	19,3	Fib: 1,1g Na: 1,1g
Taboulé *(Garbit)*	1 part: 150g	**177**	31,5 Suc: 3	3 Ags: 0,45	6	Fib: 2,7g Na: 0,6g
Taboulé tomates fraîches *(Zapetti)*	1 part: 150g	**180**	31,8	3,75	4,65	
Tagliatelles à la bolognaise *(Panzani)*	1 part: 300g	**288**	27	13,5	14,7	
Tajine de poulet *(Zapetti)*	1 part: 300g	**474**	67,8	11,7	24,3	

2. Conserves et bocaux

PRODUITS	Poids d'une portion (g)	Énergie (kcal)	Glucides (g)	Lipides (g)	Protides (g)	Autres
Tartiflette *(William Saurin)*	1 part: 400g	**376**	40,8	16,4	15,6	
Torsades à la bolognaise *(Panzani)*	1 part: 400g	**320**	40	10	18	
Torsades aux fricadelles *(Zapetti)*	1 part: 400g	**312**	44	8	16	
Torti à la carbonara *(Panzani)*	1 part: 400g	**396**	47,2	16,8	14	
Torti aux fricadelles *(Panzani)*	1 part: 400g	**312**	36	11,6	15,6	
Tripes à la mode de Caen *(Raynal et Roquelaure)*	1 part: 390g	**320**	1,17	9,4	57,3	
Veau sauté aux légumes printaniers *(Raynal et Roquelaure)*	1 part: 400g	**304**	38 Suc: 2,4	8,4 Ags: 3,4	31,6	Fib: 12,4g Na: 1,2g
SALADES PRÉPARÉES						
Salade à la criée catalane *(Petit Navire)*	1 salade: 220g	**286**	19,8	14,1	19,8	
Salade à la criée italienne *(Petit Navire)*	1 salade: 220g	**318**	21,6	16,5	20,9	
Salade à la criée provencale *(Petit Navire)*	1 salade: 220g	**311**	24,4	15,4	18,7	
Salade auvergnate *(William Saurin)*	1 salade: 230g	**295**	21,6	16,8	14,3	
Salade landaise *(William Saurin)*	1 salade: 230g	**219**	22,5	6,2	18,2	
Salade piémontaise *(William Saurin)*	1 salade: 230g	**227**	20,7	12,2	8,7	
Saladières La parisienne *(Saupiquet)*	1 salade: 250g	**338**	12,3	23,9	18,3	
Saladières Nicoise *(Saupiquet)*	1 salade: 250g	**189**	19,5	4	18,7	
Saladières Pasta *(Saupiquet)*	1 salade: 250g	**337**	25,8	16,5	21,2	

2. Conserves et bocaux

PRODUITS	Poids d'une portion (g)	Énergie (kcal)	Glucides (g)	Lipides (g)	Protides (g)	Autres
Saladières Pâtes au basilic *(Saupiquet)*	1 salade: 250g	**435**	32,5	25	20	
Saladières Riz et thon *(Saupiquet)*	1 salade: 250g	**341**	31,5	14,3	21,7	
Saladières Taboulé *(Saupiquet)*	1 salade: 250g	**409**	39,3	17	24,8	
Saladières Toscane *(Saupiquet)*	1 salade: 250g	**312**	25,6	14,2	20,3	
Saladières Western *(Saupiquet)*	1 salade: 250g	**200**	12,7	7	21,5	
THON, SARDINE, CRABE, ETC.						
Crabe royal *(Chatka)*	1 boite: 120g	**106**	0	1,2	24	
Crabes des mers chaudes *(Nautilus)*	1 boîte: 170g	**114**	0,5	2,4	22,6	
Crevettes des mers froides *(Balthor)*	1 boîte: 165g	**177**	0,8	2,5	36,3	
Filets de maquereaux catalane *(Saupiquet)*	1 boîte: 170g	**252**	1,9	19	18,2	
Filets de maquereaux moutarde *(Saupiquet)*	1 boîte: 170g	**345**	1,7	29,1	19,2	
Filets de maquereaux moutarde ancienne *(Petit Navire)*	1 boîte: 170g	**350**	1,7	26,7 Ags: 5,4	25,8	Na: 0,7g Oméga-3: 3,4g
Filets de maquereaux au naturel *(Saupiquet)*	1 boîte: 170g	**267**	0	21,1	19,4	
Filets de maquereaux vin blanc-aromates *(Saupiquet)*	1 boîte: 175g	**280**	1,1	21,7	20,1	
Filets de maquereaux vin blanc-aromates *(Petit Navire)*	1 boîte: 175g	**229**	1,2	12,6 Ags: 3,7	26,6	Na: 0,7g Omg3: 3g
Filets de maquereaux citron-olive *(Saupiquet)*	1 boîte: 175g	**401**	1,8	35	20	

2. Conserves et bocaux

PRODUITS	POIDS D'UNE PORTION (G)	ÉNERGIE (KCAL)	GLUCIDES (G)	LIPIDES (G)	PROTIDES (G)	AUTRES
Filets de maquereaux au muscadet *(Connétable)*	1 boîte : 175g	**280**	traces	19,3 Ags : 4,4	26,3	Na : 0,7g Omg3 : 2,6g
Filets de maquereaux moutarde à l'ancienne et citron *(Saupiquet)*	1 boîte : 170g	**342**	1,5	28,9	19,2	
Filets de maquereaux escabèche *(Saupiquet)*	1 boîte : 170g	**383**	4,4	32,3	18,7	
Filets de maquereaux moutarde à l'ancienne *(Connétable)*	1 boîte : 170g	**260**	4,1	17,9 Ags : 3,9	20,9	Omg3 : 2,2g
Filets de maquereaux tomate basilic *(Saupiquet)*	1 boîte : 170g	**308**	4,9	23,5	19,2	
Filets de sardine tomate et légumes *(Saupiquet)*	1 boîte : 100g	**132**	2,5	9	10,4	
Filets de sardine à l'huile d'olive *(Saupiquet)*	1 boîte : 100g	**216**	0	14,3	21,9	
Filets de sardine marinade citron basilic *(Saupiquet)*	1 boîte : 100g	**121**	0,4	6,6	15	
Filets de sardines huile d'olive-citron ou huile d'olive vierge (moy.) *(Petit Navire)*	1 boîte : 95g	**216**	0,6	16,1 Ags : 3,6	19,2	Na : 0,5g Omg3 : 2,1g
Filets de sardines huiles équilibrées *(Petit Navire)*	1 boîte : 95g	**220**	0,6	15,4 Ags : 3,8	19,9	Na : 0,5g Omg3 : 2g
Filets de thon à l'huile d'olive *(Saupiquet)*	1 boîte : 115g	**209**	0	10,4	29,2	
Filets de thon au citron *(Saupiquet)*	1 boîte : 115g	**206**	2,4	12,4	21,3	
Filets de thon au naturel *(Saupiquet)*	1 boîte : 115g	**125**	0	1	29,2	
Foie de morue *(Balthor)*	1 boite : 120g	**620**	traces	68,3 Ags : 12,4	5,4	Na : 0,6g
Rillettes de saumon *(Saupiquet)*	1 boite : 125g	**321**	1,6	28,1	15,6	
Rillettes de saumon *(Petit Navire)*	1 boite : 125g	**310**	0,5	24	23	

2. Conserves et bocaux

PRODUITS	POIDS D'UNE PORTION (G)	ÉNERGIE (KCAL)	GLUCIDES (G)	LIPIDES (G)	PROTIDES (G)	AUTRES
Rillettes de thon *(Petit Navire)*	1 boite: 125g	**314**	0	24,4	23,6	
Rillettes de thon *(Saupiquet)*	1 boite: 125g	**359**	1,6	29,5	22	
Sardines à l'escabèche *(Connétable)*	1 boîte: 115g	**196**	1,2 Suc: 1,2	12,7 Ags: 3,5	19,6	Fib: 2,3g Na: 0,5g
Sardines à l'huile d'olive *(Connétable)*	1 boîte: 115g	**252**	0,6	16,7 Ags: 4,1	27	
Sardines à l'huile d'olive et citron *(Connétable)*	1 boîte: 115g	**242**	traces	16,1 Ags: 4	25,3	Na: 0,4g
Sardines au piment *(Saupiquet)*	1 boîte: 120g	**268**	0	18	26,4	
Sardines marinade citron basilic *(Saupiquet)*	1 boîte: 120g	**188**	1,3	10,8	21,6	
Sardines marinade citron basilic *(Connétable)*	1 boîte: 115g	**196**	1,2 Suc: 0,6	10,4 Ags: 2,9	25,3	Na: 0,4g
Terrine de thon à la ciboulette *(Petit Navire)*	1 boîte: 100g	**309**	1,3	27,7	13,8	
Thon à la catalane *(Petit Navire)*	1 boîte: 120g	**167**	6	12,4	7,8	
Thon à la catalane *(Saupiquet)*	1 boîte: 135g	**103**	5,8	3,5	12,2	
Thon à la grecque *(Petit Navire)*	1 boite: 120g	**200**	5,2	16,5	7,7	
Thon à l'italienne *(Petit Navire)*	1 boîte: 120g	**166**	4,9	12,8	7,9	
Thon blanc à l'huile d'olive *(Petit Navire)*	1 boîte: 80g	**197**	0	14,2	17,3	
Thon entier au naturel *(Petit Navire)*	1 boîte: 80g	**94**	0	1,3	20,5	
Thon entier au naturel *(Saupiquet)*	1 boîte: 130g	**151**	0	1,2	35,2	
Thon sauce citronnée *(Saupiquet)*	1 boîte: 135g	**204**	2,7	16,6	10,9	

3. Épicerie générale

PRODUITS	POIDS D'UNE PORTION (G)	ÉNERGIE (KCAL)	GLUCIDES (G)	LIPIDES (G)	PROTIDES (G)	AUTRES
BOUILLONS, FONDS DE SAUCE						
Bouillon déshydraté épices-huile d'olive ou légumes-huile d'olive (moy.) *(Maggi)*	1 bol: 100ml	**26**	5,2	0,2	0,9	
Bouillon déshydraté herbes et huile d'olive *(Knorr)*	1 bol: 100ml	**5**	0,1	0,3	0,3	
Bouillon déshydraté légumes méditerranéens *(Knorr)*	1 bol: 100ml	**4**	0,4 Suc: 0,2	0,1 Ags: 0,07	0,4	Fib: 0,05g Na: 0,45g
Bouillon déshydraté de bœuf *(Knorr)*	1 bol: 100ml	**8**	0,3	0,6	0,2	
Bouillon déshydraté de poule *(Knorr)*	1 bol: 100ml	**6**	0,4	0,4	0,2	
Bouillons déshydratés poule au pot, volaille, goût bœuf, goût pot-au-feu, dégraissé de volaille, dégraissé goût bœuf, dégraissé goût pot-au-feu (moy.) *(Maggi)*	1 bol: 100ml	**26**	5,2	0,2	0,9	
Court bouillon déshydraté au citron et fines herbes *(Maggi)*	1 bol: 100ml	**2**	0,3	0	0,1	
Court bouillon déshydraté aux légumes et vin blanc *(Maggi)*	1 bol: 100ml	**4**	0,8 Suc: 0,3	0 Ags: 0	0,1	Na: 0,5g
Fond de veau déshydraté *(Maggi)*	1 cuillère: 10g	**16**	2,4	0,5	0,6	
Fond de volaille déshydraté *(Maggi)*	1 cuillère: 10g	**17**	2,8	0,4	0,4	
Fond pour rôtis déshydraté *(Maggi)*	1 cuillère: 10g	**15**	2,6	0,3	0,3	
Fumet déshydraté de poisson *(Maggi)*	1 cuillère: 10g	**12**	2	0,1	1	

3. Épicerie générale

PRODUITS	Poids d'une portion (g)	Énergie (kcal)	Glucides (g)	Lipides (g)	Protides (g)	Autres
Gelée de Madère en poudre *(Maggi)*	1 portion : 65g	**8**	0,5 Suc : 0	0 Ags : 0	1,4	Na : 0,38g
Kub or *(Maggi)*	1 cube : 25cl	**7**	0,6	0,3	0,4	
Noix de saveur volailles et fines herbes *(Maggi)*	1 portion : 4g	**16**	0,7	1,3	0,3	
Préparation déshydratée pour émincés de poulet façon tajine *(Maggi)*	1 portion préparée : 100g	**238**	14,4	6,2	31,2	Na : 0,64g
Préparation déshydratée pour émincés de veau façon blanquette *(Maggi)*	1 portion préparée : 100g	**271**	7,9	11,4	34,3	Na : 0,59g
CAFÉS EN DOSETTE						
Nescafé Dolce Gusto cappuccino *(Nestlé)*	1 dose : 1 tasse	**84**	9,6 Suc : 9	3,7 Ags : 1,8	3,8	Fib : 0,7g
Nescafé Dolce Gusto chococino *(Nestlé)*	1 dose : 1 tasse	**147**	19,8 Suc : 18,5	5,4 Ags : 3,3	4,9	Fib : 1,5g
Senseo Café choco *(Maison du café)*	1 dose : 100ml	**34**	4	1,5	0,9	
Tassimo Cappuccino *(Carte noire)*	1 dose : 130ml	**27**	1,4 Suc : 1,4	1,3 Ags : 0,8	2,2	
Tassimo Latte macchiato *(Carte noire)*	1 dose : 200ml	**32**	1,7 Suc : 1,7	1,6 Ags : 1	2,7	
Tassimo Suchard *(Carte noire)*	1 dose : 180ml	**56**	10,5 Suc : 10	1,3 Ags : 0,7	0,8	
CAFÉS SOLUBLES						
Arôme absolu *(Carte noire)*	1 tasse : 2g	**1**	0,7	0	0,2	
Caro *(Nestlé)*	1 cuil. : 10g	**36**	8,4	0,04	0,6	
Chicorée soluble *(Leroux)*	1 cuillère : 10g	**29**	5,7 Suc : 2,7	0,3 Ags:0,07	0,4	
Maxwell House Cappuccino *(Kraft Foods)*	1 stick : 14,1g	**57**	9,8 Suc : 5,8	1,4 Ags : 1,4	1,2	
Maxwell House Maxiccino Daim *(Kraft Foods)*	1 stick : 21g	**89**	14,5 Suc : 10	2,6 Ags : 2,3	1,5	

3. Épicerie générale

PRODUITS	POIDS D'UNE PORTION (G)	ÉNERGIE (KCAL)	GLUCIDES (G)	LIPIDES (G)	PROTIDES (G)	AUTRES
Maxwell House Maxiccino Milka *(Kraft Foods)*	1 stick: 22g	**91**	15 Suc: 10	2,7 Ags: 2,3	1,7	
Maxwell House Maxiccino Toblerone *(Kraft Foods)*	1 stick: 21g	**87**	14,5 Suc: 9,8	2,6 Ags: 2,2	1,6	
Nes *(Nestlé)*	1 tasse: 2g	**1**	0,2 Suc: 0,2	0 Ags: 0	0,1	
Nescafé Café Viennois *(Nestlé)*	1 tasse: 2g	**69**	11,8 Suc: 9,4	2 Ags: 1,9	1,4	
Nescafé Cappuccino *(Nestlé)*	1 tasse: 2g	**54**	8,5 Suc: 7,1	1,6 Ags: 1,6	1,5	
Nescafé Espresso *(Nestlé)*	1 tasse: 2g	**1**	0,2 Suc: 0,2	0 Ags: 0	0,1	
Nescafé sélection *(Nestlé)*	1 tasse: 2g	**1**	0,2 Suc: 0,2	0 Ags: 0	0,1	
Nescafé spécial filtre *(Nestlé)*	1 tasse: 2g	**1**	0,2 Suc: 0,2	0 Ags: 0	0,1	
Ricoré *(Nestlé)*	2 cuillères: 20g	**18**	3,7 Suc: 3,7	0,04 Ags: 0	0,7	Fib: 6,9g
Ricoré Bonjour *(Nestlé)*	2 cuillères: 20g	**75**	8,5 Suc: 7,7	3,2 Ags: 2	2,9	Fib: 1,7g
CHOCOLATS EN POUDRE						
100% cacao *(Van Houten)*	2 cuillères: 20g	**66**	2,6 Suc: 0,1	4,2 Ags: 2,6	3,6	Fib: 5,6g
Banania	2 cuillères: 20g	**78**	17,3	0,4	1,3	
Benco *(Banania)*	2 cuillères: 20g	**78**	17,4	0,5	1,1	
Nesquik *(Nestlé)*	2 cuillères: 20g	**73**	15,9 Suc: 15,4	0,6 Ags: 0,4	0,8	Fib: 1,2g
Nestlé, le chocolat	2 cuillères: 20g	**76**	14,1 Suc: 13,2	1,6 Ags: 0,8	1,4	Fib: 1,8g
Ovomaltine	2 cuillères: 20g	**72**	15 Suc: 10,3	0,3 Ags: 0,2	2,2	Fib: 1g

3. Épicerie générale

PRODUITS	POIDS D'UNE PORTION (G)	ÉNERGIE (KCAL)	GLUCIDES (G)	LIPIDES (G)	PROTIDES (G)	AUTRES
Poulain grand arôme *(Cadbury)*	2 cuillères: 20g	**71**	14,5 Suc: 13,7	0,7 Ags: 0,4	1,5	Fib: 2,3g
Poulain super poulain *(Cadbury)*	2 cuillères: 20g	**76**	17,4 Suc: 17	0,4 Ags: 0,2	0,7	Fib: 1,1g
Tonimalt *(Nestlé)*	2 cuillères: 20g	**75**	16,2 Suc: 12,6	0,4 Ags: 0,3	1,4	Fib: 1g
COMPOTES						
Compote de pomme Nature *(Andros)*	1 portion: 100g	**94**	22 Suc: 21	0,5 Ags: 0	0,3	Fib: 2g Na: 0,25g
Compote de pomme nature sans sucres ajoutés *(Andros)*	1 pot: 97g	**53**	11,6 Suc: 10,7	0,6 Ags: 0	0,3	Fib: 2g VitC: 0,01g
Compote de pommes en morceaux *(Andros)*	1 portion: 100g	**100**	24	0,3	0,3	
Compote pomme mangue goyave sans sucres *(Andros)*	1 pot: 97g	**56**	12,6 Suc: 11,6	0,5 Ags: 0	0,4	Fib: 2,2g VitC: 0,04g
Compote pomme nature ou pomme-pêche-abricot (moy.) *(Materne)*	1 pot: 100g	**76**	17,4 Suc: 16,4	0,5 Ags: 0,2	0,3	Fib: 1,3g
Compote pomme-rhubarbe *(Materne)*	1 pot: 100g	**70**	16,3 Suc: 15,5	0,4 Ags: 0,2	0,4	Fib: 1,5g
Compote pomme-ananas sans sucres ajoutés *(Andros)*	1 pot: 97g	**55**	12,6 Suc: 11,6	0,4 Ags: 0	0,4	Fib: 1,5g VitC: 0,02g
Compote pomme-pêche sans sucres ajoutés *(Materne)*	1 pot: 100g	**50**	10,3 Suc: 9,3	0,4 Ags: 0,2	0,5	Fib: 1,3g
Compote pomme-pruneau sans sucres ajoutés *(Materne)*	1 pot: 100g	**74**	16,3 Suc: 14,4	0,5 Ags: 0,2	0,6	Fib: 1,5g
Compotes pomme-coing ou pomme-fraise sans sucres ajoutés (moy.) *(Materne)*	1 pot: 100g	**55**	10 Suc: 9,3	0,6 Ags: 0,2	0,4	Fib: 2,2g

3. Épicerie générale

PRODUITS	POIDS D'UNE PORTION (G)	ÉNERGIE (KCAL)	GLUCIDES (G)	LIPIDES (G)	PROTIDES (G)	AUTRES
Compote de pommes allégée en sucres *(Andros)*	1 portion : 100g	**70**	16 Suc : 15	0,5 Ags : 0	0,3	Fib : 1,8g
Fruits des îles morceaux de pêches-ananas-papaye *(St Mamet)*	1 pot : 100g	**59**	14 Suc : 14	0,2 Ags : 0	0,3	Fib : 1,5g
Fruits du verger morceaux de pêches-poires-bigarreaux *(St Mamet)*	1 pot : 100g	**58**	14 Suc : 14	0,1 Ags : 0	0,2	Fib : 2,7g
Pomme nature *(Materne)* - compote allégée	1 pot : 100g	**76**	17,4 Suc : 16,4	0,5 Ags : 0,2	0,3	Fib : 1,3g
Pomme-pêche-abricot *(Materne)* - spécialité de fruits allégée	1 pot : 100g	**75**	17,3 Suc : 16,3	0,4 Ags : 0,2	0,5	Fib : 1,2g
Pomme-rhubarbe *(Materne)*	1 pot : 100g	**70**	16,3 Suc : 15,5	0,4 Ags : 0,2	0,4	Fib : 1,5g
Pom'Potes pomme nature ou pomme-poire (moy.) *(Materne)*	1 gourde : 80g	**54**	12,4 Suc : 11,5	0,5 Ags : 0,2	0,2	Fib : 1,1g
Pom'Potes pomme-abricot ou pomme-fraise (moy.) *(Materne)*	1 gourde : 80g	**52**	11,8 Suc : 11,1	0,3 Ags : 0,2	0,4	Fib : 0,9g
Pom'Potes pomme-fraise ou pomme-framboise sans sucres ajoutés (moy.) *(Materne)*	1 gourde : 80g	**43**	8,6 Suc : 7,7	0,4 Ags : 0,2	0,4	Fib : 1g
Purée de pomme-pêche sans sucres ajoutés *(Materne)*	1 pot : 100g	**50**	10,3 Suc : 9,3	0,4 Ags : 0,2	0,5	Fib : 1,3g
Purée de pomme-pruneaux sans sucres ajoutés *(Materne)*	1 pot : 100g	**74**	16,3 Suc : 14,4	0,5 Ags : 0,2	0,6	Fib : 1,5g
COMPOTES FRAÎCHES						
Compote de pomme-poire *(Andros)*	1 pot : 100g	**81**	19	0,4	0,3	VitC : 0,01g

3. Épicerie générale

PRODUITS	POIDS D'UNE PORTION (G)	ÉNERGIE (KCAL)	GLUCIDES (G)	LIPIDES (G)	PROTIDES (G)	AUTRES
Compote de pommes, pommes-pêche ou pomme-poire sans sucres ajoutés (moy.) *(Hero)*	1 pot: 100g	**60**	13,3 Suc: 11,8	0,5 Ags: 0,2	0,5	Fib: 1,7g
Compote de pommes-mangue sans sucres ajoutés *(Hero)*	1 pot: 100g	**71**	15,9 Suc: 15,1	0,6 Ags: 0,09	0,5	Fib: 1,6g
Compote de pommes-pruneau sans sucres ajoutés *(Hero)*	1 pot: 100g	**92**	20,3 Suc: 17,8	0,6 Ags: 0,03	1,2	Fib: 1,5g
Compote pomme-châtaigne *(Andros)*	1 pot: 100g	**137**	32	0,6	0,8	VitC: 0,01g
Compote pomme-pêche-abricot sans sucres ajoutés *(Andros)*	1 pot: 97g	**49**	10,7 Suc: 9,7	0,4 Ags: 0	0,5	Fib: 1,9g VitC: 0,01g
Compote pomme-poire sans sucres ajoutés *(Andros)*	1 pot: 97g	**52**	11,6 Suc: 10,7	0,5 Ags: 0	0,4	Fib: 3g VitC: 0,01g
Compote pomme-rhubarbe *(Andros)*	1 pot: 100g	**80**	19	0,3	0,4	VitC: 0,01g
Compote pomme-abricot ou pomme-banane ou pomme-fraise ou pomme nature (moy.) *(Andros)*	1 pot: 100g	**82**	19	0,5	0,4	VitC: 0,01g
Dessert d'Abricots *(Andros)*	1 pot: 110g	**106**	25,3 Suc: 24,2	0,1 Ags: 0	0,7	Fib: 1,2g VitC: 0,01g
Dessert de Pêches *(Andros)*	1 pot: 110g	**88**	20,9 Suc: 19,8	0,1 Ags: 0	0,7	Fib: 1,6g VitC: 0,01g
Desserts de poires Williams ou de pommes natures (moy.) *(Andros)*	1 pot: 110g	**77**	18 Suc: 17	0,4 Ags: 0	0,2	Fib: 2,3g VitC: 0,01g
Fruits & Yaourts pomme-abricot ou pomme-fraise ou pomme-poire (moy.) *(Andros)*	1 pot: 100g	**90**	15,3	2,3	2	

3. Épicerie générale

PRODUITS	POIDS D'UNE PORTION (G)	ÉNERGIE (KCAL)	GLUCIDES (G)	LIPIDES (G)	PROTIDES (G)	AUTRES
Liégois de Fruits pomme-abricot-framboise, pomme-framboise-cassis ou pomme-mangue-passion (moy.) *(Andros)*	1 pot: 100g	**140**	18,6	6,9	0,9	
Pocket pomme nature, pomme-abricot, pomme-fraise ou pomme-poire (moy.) *(Andros)* - compotes allégées en sucre	1 pot: 100g	**70,5**	16 Suc: 15	0,5 Ags: 0	0,4	Fib: 1,8g VitC: 0,01g
CONDIMENTS						
Cornichons extra-fins *(Maille)*	3 pièces: 15g	**3**	0,5	0	0,2	
Cornichons fins *(Maille)*	3 pièces: 25g	**5**	0,7	0,04	0,4	
Cornichons Malossol *(Maille)*	1 cornichon: 20g	**4,8**	0,8	0,04	0,3	
Croq'Vert *(Amora)*	3 pièces: 30g	**5**	1	0,1	0,5	
Jus de citron jaune *(Sicilia)*	1 cuil.: 10g	**3**	0,7	0,02	0,1	
Jus de citron vert *(Sicilia)*	1 cuil.: 10g	**3**	0,7	0,02	0,1	
Le Mini cornichon *(Maille)*	3 cornichons: 10g	**3,5**	0,7	0	0,15	
Moutarde (*voir Sauces*)						
Olive noire en saumure *	3 olives: 10g	**13**	Suc: 0	1,4 Ags: 0,1	0,1	
Olive verte en saumure *	3 olives: 10g	**13**	0,05 Suc: 0,05	1,3 Ags: 0,2	0,1	
Sel fin *(Cérébos)*	1 pincée: 5g	**0**	0 Suc: 0	0 Ags: 0	0	Na: 2g
Vinaigre	1 cuil.: 10g	**2,2**	0,03	0,02	0,03	Alc: 0,5g
CONFITURES						
Confipote abricot, cerise, fraise, framboise ou myrtille (moy.) *(Materne)* - confiture allégée	1 cuillère: 10g	**17**	4,1 Suc: 3,7	0,04 Ags: 0	0,05	Fib: 0,17g

** Table de composition nutritionnelle des aliments Ciqual 2008*

3. Épicerie générale

PRODUITS	POIDS D'UNE PORTION (G)	ÉNERGIE (KCAL)	GLUCIDES (G)	LIPIDES (G)	PROTIDES (G)	AUTRES
Confiture d'abricot *	1 cuillère: 10g	**25**	6,1 Suc: 6,1	0,02 Ags: 0	0,03	Fib: 0,14g
Confiture de cerise *	1 cuillère: 10g	**24**	6 Suc: 6	0,01 Ags: 0	0,05	Fib: 0,09g
Confiture de fraise *	1 cuillère: 10g	**25**	6 Suc: 6	0,04 Ags: 0	0,04	Fib: 0,11g
Confiture extra allégée en sucre abricot, fraise, framboise ou pêche (moy.) *(Andros)*	1 cuillère: 10g	**17**	4,2 Suc: 4,1	0 Ags: 0	0,04	Fib: 0,12g
Marmelade d'oranges allégée en sucres *(Andros)*	1 cuillère: 10g	**17**	4,1 Suc: 4	0 Ags: 0	0,03	Fib: 0,06g
DESSERTS À PRÉPARER						
Clafoutis gourmand *(Dr. Œtker)*	1 part: 60g	**80**	15,2	1	2,6	
Crème anglaise à la vanille *(Dr. Œtker)*	1 cuillère: 10g	**10**	1,9	0,2	0,3	
Crème brûlée *(Dr. Œtker)*	1 crème: 60g	**150**	11,9	10,5	1,9	
Crème caramel *(Dr. Œtker)*	1 crème: 60g	**63**	11,8	0,9	1,8	
Crème pâtissière *(Dr. Œtker)*	1 cuillère: 10g	**13**	2,6	0,1	0,3	
Crème pâtissière *(Alsa)*	1 cuil.: 10g	**12**	2,3	0,13	0,3	
Cremfix *(Dr. Œtker)* - base pour chantilly	1 cuillère: 10g	**33**	1,8	2,8	0,2	
Entremet parfums café, chocolat, coco, framboise, pistache, praliné ou vanille (moy.) *(Dr. Œtker)*	1 pièce: 60g	**50,8**	8,6	0,8	1,9	
Flan crémeux chocolat *(Dr. Œtker)*	1 flan: 60g	**91**	15,6	1,9	2,7	
Flan crémeux vanille pommes *(Dr. Œtker)*	1 flan: 60g	**82**	15,6	1,1	2,3	
Flan de semoule *(Dr. Œtker)*	1 flan: 60g	**66**	12,2	0,9	2,3	

** Table de composition nutritionnelle des aliments Ciqual 2008*

3. Épicerie générale

PRODUITS	POIDS D'UNE PORTION (G)	ÉNERGIE (KCAL)	GLUCIDES (G)	LIPIDES (G)	PROTIDES (G)	AUTRES
Flan fondant à la vanille *(Alsa)*	1 flan: 110g	**85**	13	1,5	3,5	
Flan fondant au caramel *(Alsa)*	1 flan: 110g	**90**	15	1,5	3,5	
Flan fondant au chocolat *(Alsa)*	1 flan: 110g	**90**	13	2	4	
Flan fondant au coco *(Alsa)*	1 flan: 110g	**80**	13	2,1	3	
Flan pâtissier *(Alsa)*	1 flan: 180g	**200**	40	2,5	4,5	
Flan pâtissier *(Dr. Œtker)*	1 part: 60g	**100**	20	1,2	2,2	
Gâteau de riz au caramel *(Dr. Œtker)*	1 part: 60g	**74**	14,8	0,8	1,8	
Gâteau de riz nappé de caramel *(Alsa)*	1 part: 60g	**216**	51,6	0,3	1,2	
Gâteau de semoule raisins caramel *(Dr. Œtker)*	1 part: 60g	**72**	14,2	0,8	2	
Gâteau de semoule nappé de caramel *(Alsa)*	1 part: 60g	**216**	51,6	0,4	2,4	
Mousse au chocolat *(Alsa)*	1 part: 100g	**190**	20	9,4	6,7	
Mousse au chocolat aux pépites *(Dr. Œtker)*	1 mousse: 60g	**142**	14,6	7,7	3,4	
Petits pots de crème chocolat *(Alsa)*	1 crème: 100g	**210**	15	15	3,1	
Puddings parfums chantilly, chocolat, pistache ou vanille (moy.) *(Dr. Œtker)*	1 part: 60g	**58**	10,9	0,5	1,7	
Riz au lait parfum vanille *(Dr. Œtker)*	1 part: 60g	**73**	14	0,8	2,2	
FARINES						
Farine à gâteau *(Francine)*	pour 100g	**336**	73 Suc: 2,3	1,1 Ags: 0,2	8,6	Fib: 2,6g
Farine complète *(Francine)*	pour 100g	**315**	61 Suc: 3	2,5 Ags: 0,5	12	Fib: 12g
Farine de blé ou farine fluide (moy.) *(Francine)*	pour 100g	**341**	74,1 Suc: 3,7	0,9 Ags: 0,2	9,1	Fib: 2,5g

3. Épicerie générale

PRODUITS	POIDS D'UNE PORTION (G)	ÉNERGIE (KCAL)	GLUCIDES (G)	LIPIDES (G)	PROTIDES (G)	AUTRES
Farine pour brioche *(Francine)*	1 tranche de brioche: 25g	**81**	9,9 Suc: 2,2	3,5 Ags: 1,9	2,4	Fib: 0,5g
Farine pour pain de campagne *(Francine)*	1 tranche de pain: 25g	**58**	11,9 Suc: 0,3	0,3	1,9	Fib: 1g
Farine pour pain de seigle *(Francine)*	1 tranche de pain: 25g	**52**	7,5 Suc: 0,2	0,6	4,2	Fib: 2,1g
Farine pour pain maison *(Francine)*	1 tranche de pain: 25g	**60**	12,5 Suc: 0,3	0,3	1,9	Fib: 0,8g
Farine pour pain multicéréales *(Francine)*	1 tranche de pain: 25g	**68**	11 Suc: 0,5	1,6 Ags: 0,2	2,6	Fib: 1,2g
Floraline spécialité céréalière *(Floraline)*	1 cuillère: 10g	**38**	8	0,2	1,4	
Maizena *(Knorr)*	1 cuil.: 10g	**31**	7,3	0,01	0,14	
Perles du Japon *(Tipiak)*	1 cuil.: 10g	**35**	8,8	0,05	0,02	
Préparation pour galettes de sarrasin *(Francine)*	1 galette: 30g	**41**	7,6 Suc: 0,2	0,5 Ags: 0,1	1,6	Fib: 0,6g
Préparation pour pâtes fraîches *(Francine)*	pour 100g	**259**	45,3 Suc: 0	4,7 Ags: 0,7	8,8	Fib: 2,3g
Préparation pour pizza *(Francine)*	pour 100g	**332**	51,8 Suc: 1,6	10,2 Ags: 2,5	8,3	Fib: 2,4g
Préparation pour brioche *(Mon fournil)*	pour 100g	**341**	72,3 Suc: 9,7	0,9 Ags: 0,1	10,8	Fib: 3,9g Na: 0,4g
Préparation pour pain blanc *(Mon fournil)*	pour 100g	**331**	68,7 Suc: 0,5	1 Ags: 0,1	11,8	Fib: 4,3g Na: 0,7g
Préparation pour pain de campagne *(Mon fournil)*	pour 100g	**318**	64,5 Suc: 2	1,3 Ags: 0,2	12,1	Fib: 6,1g Na: 0,8g
Sachet dose Brioche *(Francine)*	1 tranche de pain: 25g	**79**	9,8 Suc: 2,3	3,3 Ags: 1,7	2,7	Fib: 0,4g
Sachet dose Fruits et fibres *(Francine)*	1 tranche de pain: 25g	**56**	10 Suc: 2,5	0,9 Ags: 0,2	2,1	Fib: 0,7g
Sachet dose Pain *(Francine)*	1 tranche de pain: 25g	**53**	10,4 Suc: 0,2	0,4	1,9	Fib: 0,6g
Sachet dose Paysan *(Francine)*	1 tranche de pain: 25g	**51**	9,3 Suc: 0,3	0,5	2,4	Fib: 0,9g

3. Épicerie générale

PRODUITS	POIDS D'UNE PORTION (G)	ÉNERGIE (KCAL)	GLUCIDES (G)	LIPIDES (G)	PROTIDES (G)	AUTRES
Sachet dose Rustique *(Francine)*	1 tranche de pain : 25g	**60**	9 Suc : 0,5	1,6 Ags : 0,1	2,4	Fib : 0,8g
GÂTEAUX À PRÉPARER						
Bavarois framboise *(Dr. Œtker)*	1 part : 60g	**154**	20	7,2	2,4	
Brownie Herta *(Nestlé)*	1 part : 60g	**225**	28,8 Suc 21,06	10,7 Ags : 3,7	3,3	Fib : 1,4g Na : 0,07g
Cookie Chocolat orange Herta *(Nestlé)*	1 cookie : 25g	**107**	14,6 Suc : 9,6	4,9 Ags : 2,2	1,1	Fib : 0,6g Na : 0,08g
Cookies Natures pépites de chocolat Herta *(Nestlé)*	1 cookie : 25g	**108**	14,6 Suc : 10,3	5 Ags : 2,5	1,1	Fib : 0,4g
Cookies pépites de chocolat *(Dr. Œtker)*	1 cookie : 25g	**108**	15,4	4,5	1,7	
Cookies Tout chocolat Herta *(Nestlé)*	1 cookie : 25g	**108**	14,4 Suc : 8,6	5 Ags : 2,4	1,2	Fib : 0,9g Na : 0,09g
Fondant au chocolat Herta *(Nestlé)*	1 part : 60g	**210**	29 Suc : 21,4	9,3 Ags : 4,5	2,8	Fib : 1,3g Na : 0,1g
Gâteau à la noix de coco *(Dr. Œtker)*	1 part : 60g	**240**	24,6	14	3,6	
Gâteau au chocolat *(Dr. Œtker)*	1 part : 60g	**250**	27,4	13,8	4	
Gâteau au citron Herta *(Nestlé)*	1 part : 60g	**207**	29,9 Suc : 17,5	8,5 Ags : 0,8	2,7	Fib : 0,8g
Gâteau au fromage blanc *(Dr. Œtker)*	1 part : 60g	**118**	18,4	2,6	4,6	
Gâteau chocolat mœlleux Herta *(Nestlé)*	1 part : 60g	**253**	24,6 Suc : 15,8	15,8 Ags : 2,1	3,1	Fib : 1,4g
Gâteau coco Herta *(Nestlé)*	1 part : 60g	**257**	24 Suc : 13,1	16,7 Ags : 4	2,7	Fib : 1,5g
Gâteau deux chocolats *(Dr. Œtker)*	1 part : 60g	**244**	27,6	13	4	
Gâteau fondant au chocolat *(Dr. Œtker)*	1 part : 60g	**270**	25,6	16,8	4,2	
Gâteau marbré au chocolat Herta *(Nestlé)*	1 part : 60g	**249**	25,9 Suc : 15,1	14,8 Ags : 1,8	3,1	Fib : 0,8g

3. Épicerie générale

PRODUITS	POIDS D'UNE PORTION (G)	ÉNERGIE (KCAL)	GLUCIDES (G)	LIPIDES (G)	PROTIDES (G)	AUTRES
Gâteau nature *(Dr. Œtker)*	1 part : 60g	**256**	26	15	4	
Gâteau nature Herta *(Nestlé)*	1 part : 60g	**256**	26,4 Suc : 14	15,4 Ags : 1,1	2,9	Fib : 0,6g
Gâteau pépites de chocolat au lait *(Dr. Œtker)*	1 part : 60g	**246**	27,8	13	4	
Gâteau saveur citron *(Dr. Œtker)*	1 part : 60g	**236**	28,8	11,8	3,8	
Maman gâteau mœlleux au chocolat *(Alsa)*	1 part : 60g	**230**	26 Suc : 20	13 Ags : 5	3	
Mamie gâteau aux amandes *(Alsa)*	1 part : 60g	**234**	22,2	14,4	4,6	
Mœlleux au chocolat *(Dr. Œtker)*	1 part : 60g	**272**	24,6	17,8	3,6	
Mœlleux au chocolat *(Nestlé)*	1 part : 60g	**271**	21 Suc : 17,7	19 Ags : 5,6	4,1	
Mœlleux aux noix caramélisées *(Dr. Œtker)*	1 part : 60g	**274**	15,6	21,4	4,6	
Mœlleux saveur citron *(Dr. Œtker)*	1 part : 60g	**258**	24,8	16,2	3,8	
Muffins pépites de chocolat *(Dr. Œtker)*	1 muffin : 25g	**105**	13,5	4,9	1,6	
Pâte à crumble Herta *(Nestlé)*	1 part : 60g	**275**	39,5 Suc : 20,2	11,8 Ags : 6,4	2,9	Na : 0,02g
Petit cake aux zestes confits *(Dr. Œtker)*	1 part : 60g	**236**	27,2	12,6	3,6	
Petit fondant aux éclats de caramel *(Dr. Œtker)*	1 tranche : 30g	**272**	28	16	3,6	
Petits mœlleux au chocolat *(Alsa)*	1 gâteau : 85g	**330**	30 Suc : 24	21 Ags : 13	6	Fib : 2,5g Na : 0,14g
Préparation crumble *(Francine)*	1 part : 60g	**108**	15,4 Suc : 11,2	4,7 Ags : 2,3	1	Fib : 1g
Préparation pancake/blini *(Francine)*	1 pancake : 60g	**113**	17,4 Suc : 3,2	1,9 Ags : 0,5	6,5	Fib : 1g
Préparation pour crêpes *(Francine)*	1 crêpe : 30g	**59**	8,2 Suc : 1,4	1,9 Ags : 0,6	2,4	Fib : 0,3g

3. Épicerie générale

PRODUITS	POIDS D'UNE PORTION (G)	ÉNERGIE (KCAL)	GLUCIDES (G)	LIPIDES (G)	PROTIDES (G)	AUTRES
Préparation pour crumble *(Alsa)*	1 part: 180g	**270**	41	9	2,5	
Préparation pour gaufres *(Francine)*	1 gaufre: 60g	**113**	17,4 Suc: 4,9	3,1 Ags: 1,2	3,7	Fib: 0,7g
Préparation pour pâtes à choux *(Francine)*	1 chou: 60g	**145**	11,5 Suc: 0,2	9,2 Ags: 0,8	4,1	Fib: 0,5g
Préparation pour tarte citron meringuée *(Alsa)*	1 part: 120g	**270**	46 Suc: 29	6,5 Ags: 2,5	5	Fib: 0,6g Na: 0,2g
Préparation pour tiramisu *(Alsa)*	1 part: 100g	**280**	27	17	4,5	
PÂTES À TARTINER						
Crème de marron vanillée *	1 cuillère: 10g	**26**	6,1 Suc: 5	0,1 Ags: 0,02	0,2	Fib: 0,3g
Nutella *(Ferrero)* - chocolat et noisettes	1 cuillère: 10g	**53**	5,6 Suc: 5,5	3,1 Ags: 1	0,7	Fib: 0,4g
Original Speculoos *(Lotus)* - saveur spéculoos	1 cuillère: 10g	**59**	5,6 Suc: 3,6	3,9 Ags: 0,7	0,3	Fib: 0,08g
Peanut Butter *(Calvé)* - arachide	1 cuillère: 10g	**64**	1	5,8	2,2	
SAUCES						
Arôme saveur *(Maggi)*	1 cuil.: 10g	**7**	0,6	0	1,1	
Arrabbiatta *(Barilla)*	3 cuil.: 30g	**14**	1,2	0,9	0,6	
Basilic *(Buitoni Zappetti)*	3 cuillères: 30g	**12**	2,1 Suc: 1,8	0,3 Ags: 0,03	0,4	Fib: 0,5g Na: 0,14g
Basilico *(Barilla)*	3 cuil.: 30g	**26**	2,7	1,5	0,3	
Bolognaise *(Buitoni Zappetti)*	3 cuillères: 30g	**35**	2,3 Suc: 1,8	2,3 Ags: 1	1,5	Fib: 0,4g Na: 0,15g
Bolognaise *(Panzani)*	3 cuil.: 30g	**27**	3	1,1	1,5	
Bolognese *(Barilla)*	3 cuil.: 30g	**32**	2,3	1,8	1,5	
Carbonara *(Panzani)*	3 cuil.: 30g	**41**	1,5	3,2	1,5	
Coulis de tomates *(Heinz)*	3 cuil.: 30g	**8**	1,5	0,03	0,6	
Hot Ketchup *(Heinz)*	1 cuil.: 10g	**10**	2,4	0,01	0,1	

* *Table de composition nutritionnelle des aliments Ciqual 2008*

3. Épicerie générale

PRODUITS	Poids d'une portion (g)	Énergie (kcal)	Glucides (g)	Lipides (g)	Protides (g)	Autres
Ketchup *(Amora)*	1 cuillère: 10g	**11**	2,5 Suc: 2,3	0 Ags: 0	0,1	Fib: 0,1g Na: 0,2g
Ketchup aux herbes et aromates *(Amora)*	1 cuillère: 10g	**9**	2,1 Suc: 1,8	0 Ags: 0	0,2	Fib: 0,07g Na: 0,08g
Ketchup Plaisir + *(Amora)*	1 cuillère: 10g	**6**	1,1 Suc: 1	0 Ags: 0	0,1	Na: 0,2g Sucralose
Mayonnaise aux œufs frais *(Lesieur)*	1 cuillère: 10g	**67**	0,7	7,1	0,1	
Mayonnaise classique *(Benedicta)*	1 cuillère: 10g	**65**	0,2	7,2	0,1	
Mayonnaise de Dijon *(Amora)*	1 cuillère: 10g	**67**	0,2 Suc: 0,1	7,3 Ags: 0,8	0,2	
Mayonnaise extra-légère *(Lesieur)*	1 cuillère: 10g	**27**	0,9	2,5 Ags: 0,3	0,1	
Mayonnaise fine et douce *(Lesieur)*	1 cuillère: 10g	**67**	0,6	7,1	0,1	
Mayonnaise légère *(Benedicta)*	1 cuillère: 10g	**37**	0,9	3,7	0,06	
Mayonnaise saveur moutarde *(Lesieur)*	1 cuillère: 10g	**65**	0,3	7,1	0,1	
Mayonnaise ultra-allégée *(Amora)*	1 cuillère: 10g	**7**	1,1 Suc: 0,5	0,3 Ags: 0,05	0,06	
Moutarde de dijon classique *(Amora)*	1 cuillère: 10g	**15**	0,5	1	0,8	
Napoletana *(Barilla)*	3 cuil.: 30g	**22**	2,2	1,3	0,4	
Napolitaine *(Buitoni Zappetti)*	3 cuillères: 30g	**22**	2,3 Suc: 2	1,2 Ags: 0,2	0,4	Fib: 0,5g Na: 0,14g
Objectif 5 légumes *(Panzani)*	3 cuillères: 30g	**13**	1,7 Suc: 1,6	0,5 Ags: 0,06	0,5	Fib: 0,7g Na: 0,3g
Oh Ouizz Sauce pepper *(Benedicta)*	1 cuillère: 10g	**32**	0,9	3,1	0,1	
Olives *(Buitoni Zappetti)*	3 cuillères: 30g	**29**	2,1 Suc: 1,8	2,1 Ags: 0,3	0,4	Fib: 0,5g Na: 0,15g

3. Épicerie générale

PRODUITS	POIDS D'UNE PORTION (G)	ÉNERGIE (KCAL)	GLUCIDES (G)	LIPIDES (G)	PROTIDES (G)	AUTRES
Parmesan & Basilic *(Panzani)*	3 cuillères : 30g	**38**	1,2	3,5	0,5	
Pesto *(Panzani)*	3 cuil. : 30g	**130**	2,8	12,4	1,8	
Pesto alla Genovese *(Barilla)*	3 cuillères : 30g	**155**	2,1	15,6	1,5	
Pesto Olives *(Barilla)*	3 cuil. : 30g	**103**	3,7	9,3	1	
Pesto Rosso *(Barilla)*	3 cuil. : 30g	**110**	4	9,8	1,3	
Pizzaiola *(Buitoni Zappetti)*	3 cuil. : 30g	**25**	2,5	1,4	0,6	
Provençale *(Buitoni Zappetti)*	3 cuillères : 30g	**21**	2,2 Suc : 1,8	1,2 Ags : 0,2	0,4	Fib : 0,5g Na : 0,14g
P'tits Heinz Ketchup *(Heinz)*	1 cuillère : 10g	**7**	1,7 Suc : 1,6	0,01 Ags : 0,01	0,2	
Pulpe de tomates *(Heinz)*	3 cuil. : 30g	**8**	1,8	0,03	0,2	
Purée de tomates concassées *(Heinz)*	3 cuillères : 30g	**11**	1,2	0,3	0,6	
Recette aux 6 légumes *(Panzani)*	3 cuillères : 30g	**17**	2,5	0,6	0,4	
Ricotta *(Barilla)*	3 cuil. : 30g	**40**	2,4	3	0,9	
Sauce Aigre-Douce aux légumes croquants *(Uncle Ben's)*	1 portion : 100g	**90**	20,9	0,2 Ags : 0	0,4	Fib : 0,8g
Sauce aux champignons des bois *(Panzani)*	3 cuillères : 30g	**19**	3,2	0,5	0,5	
Sauce aux tomates fraîches *(Panzani)*	3 cuillères : 30g	**16**	3	0,3	0,4	
Sauce balsamique *(Amora)*	1 cuillère : 10g	**8**	1,3 Suc : 1,2	0,3 Ags : 0,04	0,03	Fib : 0,06g Na : 0,08g
Sauce Barbecue *(Amora)*	1 cuillère : 10g	**13**	2,8 Suc : 2,1	0 Ags : 0	0,01	Na : 0,06g
Sauce barbecue *(Benedicta)*	1 cuillère : 10g	**11**	2,7	0,02	0,04	
Sauce barbecue *(Heinz)*	1 cuil. : 10g	**13**	2,7	0,2	0,1	

3. Épicerie générale

PRODUITS	Poids d'une portion (g)	Énergie (kcal)	Glucides (g)	Lipides (g)	Protides (g)	Autres
Sauce Barbecue chaud ou froid *(Uncle Ben's)*	1 portion: 100g	**77**	16,2	0,7 Ags: 0,1	1,2	Fib: 0,7g
Sauce Basquaise aux deux poivrons *(Uncle Ben's)*	1 portion: 100g	**59**	6,6	3,2 Ags: 0,4	1,1	Fib: 1g
Sauce béarnaise classique *(Benedicta)*	1 cuillère: 10g	**51**	0,4	5,6	0,05	
Sauce béchamel *(Bridélice)*	1 cuil.: 10g	**14**	0,9	1	0,3	
Sauce Burger *(Amora)*	1 cuillère: 10g	**24**	1,2 Suc: 0,7	2,1 Ags: 0,2	0,1	Fib: 0,05g Na: 0,05g
Sauce Cantonaise *(Uncle Ben's)*	1 portion: 100g	**88**	20,4	0,2 Ags: 0	0,8	Fib: 1,2g
Sauce Chili aux haricots rouges *(Uncle Ben's)*	1 portion: 100g	**55**	10,6	0,4 Ags: 0,1	1,7	Fib: 2,1g
Sauce crudités à l'huile d'olive et citron *(Lesieur)*	1 cuillère: 10g	**25**	0,5	2,5	0	
Sauce crudités ciboulette persil extra-légère *(Lesieur)*	1 cuillère: 10g	**18**	0,7	1,6 Ags: 0,1	0,03	
Sauce crudités fines herbes *(Amora)*	1 cuillère: 10g	**25**	0,5 Suc: 0,4	2,6 Ags: 0,3	0,01	Fib: 0,02g Na: 0,1g
Sauce crudités fines herbes *(Benedicta)*	1 cuillère: 10g	**27**	0,5	2,7	0,07	
Sauce crudités nature *(Amora)*	1 cuillère: 10g	**30**	0,6 Suc: 0,5	3 Ags: 0,4	0,07	Fib: 0,02g Na: 0,1g
Sauce crudités nature *(Benedicta)*	1 cuillère: 10g	**29**	0,4	3	0,1	
Sauce crudités à la moutarde de Dijon *(Lesieur)*	1 cuillère: 10g	**25**	0,6	2,5	0,03	Oméga-3: 0,2g
Sauce crudités nature extra-légère *(Benedicta)*	1 cuillère: 10g	**15**	0,6	1,4	0,1	
Sauce crudités nature extra-légère *(Amora)*	1 cuillère: 10g	**19**	1,1 Suc: 1	1,5 Ags: 0,2	0,1	Fib: 0,04g Na: 0,07g
Sauce crudités nature extra-légère *(Lesieur)*	1 cuillère: 10g	**18**	0,8	1,6 Ags: 0,1	0,1	

3. Épicerie générale

PRODUITS	Poids d'une portion (g)	Énergie (kcal)	Glucides (g)	Lipides (g)	Protides (g)	Autres
Sauce curry de légumes - coco *(Uncle Ben's)*	1 portion : 100g	**71**	9	3,4 Ags : 2,6	0,9	Fib : 1,2g
Sauce curry Tandoori *(Uncle Ben's)*	1 portion : 100g	**107**	9,3	7,2 Ags : 2,7	1,3	Fib : 1,2g
Sauce déshydratée aux champignons *(Maggi)*	1 portion : 50ml	**35**	2,4 Suc : 0,4	2,5 Ags : 1,5	0,8	Fib : 0,3g Na : 0,2g
Sauce déshydratée béchamel et crème *(Maggi)*	1 portion : 50ml	**56**	5,4 Suc : 3,1	3 Ags : 1,9	2	Fib : 0,1g Na : 0,15g
Sauce déshydratée chasseur *(Maggi)*	1 portion : 50ml	**25**	3 Suc : 0,4	1,2 Ags : 0,7	0,5	Fib : 0,3g Na : 0,23g
Sauce déshydratée marchand de vin *(Maggi)*	1 portion : 50ml	**32**	7,2 Suc : 0,4	0,2 Ags : 0	0,4	Fib : 0,1g Na : 0,32g
Sauce déshydratée vin blanc et crème *(Maggi)*	1 portion : 50ml	**39**	5 Suc : 0,2	2 Ags : 1,3	0,4	
Sauce liquide à la moutarde *(Knorr)*	1 portion : 50ml	**80**	2,3 Suc : 0,3	7,5 Ags : 1	0,8	Fib : 0,3g Na : 0,3g
Sauce liquide au beurre blanc et échalotte *(Knorr)*	1 portion : 50ml	**105**	2,5 Suc : 0,3	10,5 Ags : 6,5	0,5	Fib : 0,05g Na : 0,3g
Sauce liquide au poivre *(Knorr)*	1 portion : 50ml	**33**	3 Suc : 0,8	2 Ags : 0,4	0,8	Fib : 0,3g Na : 0,3g
Sauce liquide au roquefort *(Knorr)*	1 portion : 50ml	**60**	2,3 Suc : 0,3	5 Ags : 2,5	1,5	Fib : 0,3g Na : 0,3g
Sauce liquide aux 3 poivres *(Knorr)*	1 portion : 50ml	**33**	1,9 Suc : 0,7	2,3 Ags : 0,7	1,2	Fib : 0,3g Na : 0,2g
Sauce liquide aux champignons des bois *(Knorr)*	1 portion : 50ml	**31**	1,4 Suc : 0,2	2,2 Ags : 0,5	1,2	Fib : 0,4g Na : 0,2g
Sauce liquide carbonara *(Knorr)*	1 portion : 50ml	**65**	2,3 Suc : 0,5	5,5 Ags : 2,3	2	Fib : 0,3g Na : 0,3g
Sauce liquide hollandaise au citron *(Knorr)*	1 portion : 50ml	**100**	2,5 Suc : 0,5	9,5 Ags : 6	0,5	Fib : 0,3g Na : 0,24g
Sauce Moutardée *(Amora)*	1 cuillère : 10g	**27**	1 Suc : 0,4	2,5 Ags : 0,4	0,2	Fib : 0,09g Na : 0,11g
Sauce Potatœs *(Amora)*	1 cuillère : 10g	**27**	1 Suc : 0,6	2,5 Ags : 0,4	0,05	Fib : 0,02g Na : 0,05g

3. Épicerie générale

PRODUITS	Poids d'une portion (g)	Énergie (kcal)	Glucides (g)	Lipides (g)	Protides (g)	Autres
Sauce provencale aux tomates *(Panzani)*	3 cuillères : 30g	**18**	2,8	0,6	0,3	
Sauce tomate déshydratée à cuisiner *(Knorr)*	1 portion : 50ml	**47**	4,7 Suc : 3,3	2,7 Ags : 0,5	0,6	Fib : 0,5g Na : 0,25g
Sauce vinaigrette échalotte *(Amora)*	1 cuillère : 10g	**26**	0,5 Suc : 0,4	2,7 Ags : 0,3	0,02	Fib : 0,02g Na : 0,1g
Sauce vinaigrette moutarde *(Amora)*	1 cuillère : 10g	**26**	0,5 Suc : 0,4	2,6 Ags : 0,3	0,01	Fib : 0,04g Na : 0,1g
Savora *(Amora)*	1 cuillère : 10g	**15**	1,8 Suc : 0,8	0,6 Ags : 0,07	0,5	Fib : 0,1g Na : 0,2g
Tomacouli Basilic *(Panzani)*	3 cuill. : 30g	**10**	1,9	0,1	0,6	
Tomacouli herbes de provence *(Panzani)*	3 cuillères : 30g	**10**	1,9	0,09	0,5	
Tomato Ketchup *(Heinz)*	1 cuil. : 10g	**10**	2,4	0,01	0,1	
Vinaigrette à l'huile d'olive et olive noire *(Maille)*	1 cuillère : 10g	**30**	0,6	3	0,01	
Vinaigrette balsamique de Modène *(Maille)*	1 cuillère : 10g	**40**	0,7	4	0,01	
SUCRES *Voir aussi Régimes spéciaux (sucres allégés)*						
Miel de fleurs *(Lune de miel)*	1 cuillère : 10g	**33**	8,3 Suc : 7,3	0	0,03	
Sucre blanc *(Daddy)*	1 cuil. : 10g	**40**	10	0	0	
Sucre en morceaux les petits carrés *(Béghin Say)*	1 morceau : 3,9g	**16**	3,9	0	0	
Sucre en morceaux longs *(Béghin Say)*	1 morceau : 7,9g	**32**	7,9	0	0	
Sucre en morceaux traditionnels *(Béghin Say)*	1 morceau : 6g	**24**	6	0	0	
Sucre en poudre *(Béghin Say)*	1 cuillère : 10g	**40**	10	0	0	
Sucre glace *(Daddy)*	1 cuil. : 10g	**40**	10	0	0	

3. Épicerie générale

PRODUITS	POIDS D'UNE PORTION (G)	ÉNERGIE (KCAL)	GLUCIDES (G)	LIPIDES (G)	PROTIDES (G)	AUTRES
THÉS, INFUSIONS						
Élephant digestion légère ou élimination et bien-être (moy.) *(Lipton)*	1 tasse: 10cl	4	0,5	0	0,5	
Élephant infusions framboise-pamplemousse, fruits rouges, Grand Sud ou pomme-cannelle (moy.) *(Lipton)*	1 tasse: 10cl	4	0,5	0	0,5	
Éléphant Ligne et Équilibre *(Lipton)* - infusion églantier, citronnelle, sureau	1 tasse: 20cl	4	1 Suc: 0,2	0 Ags: 0	0,2	
Éléphant Nuit tranquille *(Lipton)* - infusion tilleul, camomille, fleurs d'oranger	1 tasse: 20 cl	8	1 Suc: 1	0 Ags: 0	1	
Infuselle Bonne nuit et Plantes *(Ricola)*	1 cuillère: 10g	39	9,6	0	0	
Lipton Earl Grey, Thé blanc ou Thé or (moy.) *(Lipton)*	1 tasse: 20cl	2	0,4 Suc: 0,2	0 Ags: 0	0,2	
Lipton vert menthe *(Lipton)*	1 tasse: 20cl	2	0,2 Suc: 0,1	0 Ags: 0	0,2	
Tchaé à la menthe ou aux épices (moy.) *(Lipton)*	1 tasse: 20cl	2	0,4 Suc: 0,2	0 Ags: 0	0,2	
Thé vert à la menthe ou au citron *(Twinings)*	1 tasse: 20cl	4	0,6 Suc: 0,4	0,2 Ags: 0,2	0,2	
Thé vert clear green *(Lipton)*	1 tasse: 10cl	2	0,4 Suc: 0,2	0 Ags: 0	0,2	
Thés parfumés: 5 fruits rouges, bazar d'Orient, caramel, citron, mandarine-orange, mangue-pêche, Maroc, menthe intense, Palais de Bangalore ou passion-framboise (moy.) *(Lipton)*	1 tasse: 10cl	4	0,5	0	0,5	
Yellow label tea *(Lipton)* - thé noir	1 tasse: 10cl	1	0 Suc: 0	0	0,1	

4. Féculents

PRODUITS	POIDS D'UNE PORTION (G)	ÉNERGIE (KCAL)	GLUCIDES (G)	LIPIDES (G)	PROTIDES (G)	AUTRES
BLÉ, BOULGOUR, QUINOA						
Blé cuisiné à la tomate et au basilic *(Ebly)*	1 portion: 110g	**222**	31,9	7,8 Ags: 1,3	5,9	Fib: 3,1g
Blé cuisiné aux champignons *(Ebly)*	1 portion: 110g	**212**	33,6	4,9 Ags: 1,8	8,4	Fib: 2,5g
Blé cuisiné La Marocaine *(Ebly)*	1 portion: 110g	**183**	27,5	5,3 Ags: 0,8	5,9	Fib: 2,8g
Blé précuit nature avec huile d'olive *(Ebly)*	1 portion: 110g	**168**	30,1	2,6 Ags: 0,6	5,6	Fib: 2,9g
Boulgour *(Tipiak)*	1 portion: 60g	**217**	43,7 Suc: 1,2	1 Ags: 0,24	8,5	Fib: 4,4g
Quinoa gourmand *(Tipiak)*	1 portion: 60g	**223**	42,3 Suc: 2,6	2,9 Ags: 0,4	6,9	Fib: 5g
Sarrasin gourmand *(Tipiak)*	1 portion: 60g	**206**	40,6 Suc: 1,4	1,4 Ags: 0,2	7,7	Fib: 4,6g
Tendre blé *(Ebly)*	1 portion: 60g	**208**	42,3	0,8 Ags: 0,4	7,3	Fib: 3,7g
LÉGUMES SECS						
Fève cuite *	1 portion: 100g	**62**	8,5 Suc: 1,8	0,6 Ags: 0,13	5,8	Fib: 4,5g K: 0,22g
Haricot blanc cuit *	1 portion: 100g	**102**	16,5 Suc: 0,9	0,3 Ags: 0,09	8,4	Fib: 6,3g K: 0,48g
Haricot rouge cuit *	1 portion: 100g	**92**	13,8 Suc: 0,3	0,4 Ags: 0,04	8,4	Fib: 7,8g K: 0,41g
Haricots blancs *(Vivien Paille)*	1 portion: 60g	**159**	24,8 Suc: 1,4	0,7 Ags: 0,2	12,7	Fib: 10,8g
Haricots rouges *(Vivien Paille)*	1 portion: 60g	**202**	36,8 Suc: 2	0,8 Ags: 0,12	13,3	Fib: 9,4g
Lentille cuite *	1 portion: 100g	**107**	17,5 Suc: 1,3	0,5 Ags: 0,07	8,2	Fib: 5g K: 0,31g
Lentille verte du Puy *(Vivien Paille)*	1 portion: 60g	**212**	36,1 Suc: 1	1,1 Ags: 0,12	14,4	Fib: 12,4g
Lentille verte ou blonde (moy.) *(Vivien Paille)*	1 portion: 60g	**189**	30,2 Suc: 0,6	0,7 Ags: 0,12	14,4	Fib: 6,7g

** Table de composition nutritionnelle des aliments Ciqual 2008*

4. Féculents

PRODUITS	POIDS D'UNE PORTION (G)	ÉNERGIE (KCAL)	GLUCIDES (G)	LIPIDES (G)	PROTIDES (G)	AUTRES
Maïs à éclater *(Daco Bello)*	1 poign.: 25g	**95**	18,3	1,1	2,8	
Pois cassé *(Vivien Paille)*	1 portion: 60g	**203**	34,9 Suc: 1,14	1,4 Ags: 0,1	13,3	Fib: 15,3g
Pois cassé cuit *	1 portion: 100g	**118**	20,5 Suc: 1,5	0,4 Ags: 0,05	8,3	Fib: 7,5g P: 0,1g
Pois chiche cuit *	1 portion: 100g	**135**	19 Suc: 1,4	2,6 Ags: 0,3	8,9	Fib: 4,8g P: 0,17g
PÂTES						
Barilla toutes pâtes (Penne rigate 73 ou 83, Farfalles, Tortiglionis, Coquillettes, Maccheroni, Girandoles, Orechiette, Torsades 34, Pipe rigate) *(Barilla)*	pour 100g	**350**	72,2 Suc: 1	1,5 Ags: 0,3	12	Fib: 3g
Cannelloni à farcir, Cheveux d'ange, Coquillettes cuisson rapide, Couronnes, Étoiles ou Lasagnes à garnir (moy.) *(Panzani)*	pour 100g	**358**	72 Suc: 3,7	2 Ags: 0,3	13	Fib: 3,6g
Casarecce, Fusilli lunghi, Mafalda corta ou Rigatoni Garofalo (moy.) *(Lustucru)*	pour 100g	**357**	73	1	14	
Coquillettes (pâtes Alsace) *(Grand'mère)*	pour 100g	**149**	26,8 Suc: 1	2 Ags: 0,5	6	Fib: 1,2g Na: 0,02g
Coquillettes nature au beurre précuites *(Panzani)*	1 sachet: 200g	**256**	46 Suc: 0,6	2,8 Ags: 0,8	10,8	Na: 1g
Coquillettes ou Macaroni légumes 4 saisons (moy.) *(Lustucru)*	pour 100g	**328**	64 Suc: 11	1,8 Ags: 0,4	13,9	Fib: 6,9g Mg: 0,07g
Coquillettes, Penne rigate ou Spaghettis n°5 au blé complet Integrali (moy.) *(Barilla)*	pour 100g	**337**	67,2 Suc: 3,5	2 Ags: 0,5	12,5	Fib: 6g
Coquillettes, Penne rigate ou Torsettes extra-fines cuisson rapide (moy.) *(Panzani)*	pour 100g	**355**	72	1,9	12,5	

** Table de composition nutritionnelle des aliments Ciqual 2008*

4. Féculents

PRODUITS	Poids d'une portion (g)	Énergie (kcal)	Glucides (g)	Lipides (g)	Protides (g)	Autres
Farfalles épinards et tomates *(Panzani)*	pour 100g	**361**	73 Suc : 4	1,9 Ags : 0,3	13	Fib : 2,9g
Farfalles, spaghettis ou tortis Plus complet et classique (moy.) *(Panzani)*	pour 100g	**333**	68 Suc : 2,2	1,7 Ags : 0,3	11,5	Fib : 7g Na : 0,02g
Farfallines *(Barilla)*	pour 100g	**350**	73,2 Suc : 1	1,5 Ags : 0,3	11	
Fusilli, Penne, Spaghetti ou Tortiglioni au riz et au maïs (moy.) *(Riso Gallo)* - pâtes sans gluten	pour 100g	**353**	80	1	6	
Lasagne ou Tagliatelles All'Uovo La collezione (moy.) *(Barilla)*	pour 100g	**360**	68,5 Suc : 1	3,5 Ags : 1,1	13	Fib : 3g
Linguine La collezione *(Barilla)*	pour 100g	**350**	71,7 Suc : 1	1,5 Ags : 0,3	12,5	
Macaronis aux œufs frais, nouilles à l'Alsacienne ou torsettes aux œufs frais (moy.) *(Lustucru)*	pour 100g	**371**	69	3,5	13,5	
Monschel d'Alsace, Nids larges ou Schnake (moy.) *(Reflets de France)*	pour 100g	**371**	67	5,2	14	
Nids n°10, spaghettis ou torsades pâtes Alsace (moy.) *(Grand'mère)*	pour 100g	**373**	67	5	15	
Panzani toutes pâtes (Farfalles, Tagliatelles, Coudes rayés, Serpentinis, Macaronis, Gausettes, Coquillettes, Petits paniers, Tortis, Penne rigate, Fusillis, Coquillages, Nouilles fines, Capelloni, Tagliatelles, Spaghettis, Spaghettis torsadés *(Panzani)*	pour 100g	**358**	72 Suc : 3,7	2 Ags : 0,35	13	Fib : 4g

4. Féculents

PRODUITS	POIDS D'UNE PORTION (G)	ÉNERGIE (KCAL)	GLUCIDES (G)	LIPIDES (G)	PROTIDES (G)	AUTRES
Picolinis ou Spaghetonni 7 (moy.) *(Barilla)*	pour 100g	**350**	72,7 Suc: 1	1,5 Ags: 0,3	11,5	
Spaghettis aux œufs frais *(Lustucru)*	pour 100g	**366**	70	3,5	13,5	Mg: 0,05g P: 0,25g
Spaghettis ou torsettes 5 céréales (moy.) *(Lustucru)*	pour 100g	**347**	71,1 Suc: 9	1,6 Ags: 0,3	12,1	Fib: 2,9g Mg: 0,04g
Tortellini prosciutto e fromagio La collezione *(Barilla)*	pour 100g	**399**	55,1 Suc: 1,8	13 Ags: 3	15,5	Fib: 3g
Tortellini tomate fromage précuit *(Panzani)*	1 sachet: 200g	**238**	34,2 Suc: 4,8	7 Ags: 3,2	9,6	Fib: 6,8g Na: 0,6g
Tortis épinards et tomates *(Panzani)*	pour 100g	**361**	73 Suc: 4	1,9 Ags: 0,3	13	Fib: 2,9g
PURÉES DÉSHYDRATÉES						
Bonne purée *(Vico)*	1 assiette: 200g	**146**	29,8	1,2	4,3	
Mousline façon presse-purée *(Maggi)*	1 assiette: 200g	**128**	22,2	2,3	4,7	
Mousline purée nature *(Maggi)*	1 assiette: 200g	**134**	26,2 Suc: 3,9	1,3 Ags: 0,8	4,3	Fib: 2,1g Na: 0,04g
Mousline saveur à l'ancienne ciboulette oignons *(Maggi)*	1 assiette: 200g	**152**	25,1 Suc: 6,5	3,2 Ags: 1,9	5,7	Fib: 1,8g Na: 0,5g
Mousline saveur à l'ancienne crème muscade *(Maggi)*	1 assiette: 200g	**153**	26,9	2,7	5,2	
Mousline saveur à l'ancienne emmental comté *(Maggi)*	1 assiette: 200g	**195**	29,2	5	8,2	
Mousline Tendresse de lait *(Maggi)*	1 assiette: 200g	**153**	26,5 Suc: 4,9	2,6 Ags: 1,4	5,9	Fib: 1,8g Na: 0,07g
Mousline Tendresse de légumes*(Maggi)*	1 assiette: 200g	**127**	21,8 Suc: 7,8	2,2 Ags: 1,3	4,9	Fib: 2,8g Na: 0,09g
Purée à l'ancienne *(Vico)*	1 assiette: 200g	**148**	29	1,4	4,3	

4. Féculents

PRODUITS	POIDS D'UNE PORTION (G)	ÉNERGIE (KCAL)	GLUCIDES (G)	LIPIDES (G)	PROTIDES (G)	AUTRES
RIZ						
Basmati riz du Penjab *(Taureau ailé)*	pour 100g	**347**	78	0,6	7,5	
Mélange riz, boulgour, abricots *(Vivien Paille)*	pour 100g	**352**	75 Suc: 7,8	2 Ags: 0,4	8,5	Fib: 5,9g Na: 0,01g
Risotto bacon champignons *(Uncle Ben's)*	1 portion: 125g	**225**	37,9	5,6 Ags: 1,8	5,4	Fib: 1g
Risotto champignons poulet *(Uncle Ben's)*	1 portion: 125g	**230**	40,4	4,6 Ags: 1,1	6,1	Fib: 1g
Risotto expresso pesto *(Riso Gallo)*	1 portion: 100g	**208**	40	4	3	
Risotto expresso 4 fromages *(Riso Gallo)*	1 portion: 100g	**207**	39	3	6	
Risotto expresso cèpes *(Riso Gallo)*	1 portion: 100g	**219**	42	3	6	
Risotto expresso légumes *(Riso Gallo)*	1 portion: 100g	**211**	41	3	5	
Risotto pronto à la milanaise *(Riso Gallo)*	1 portion: 100g	**341**	76	1	7	
Risotto pronto truffe, cèpes ou tomates séchées (moy.) *(Riso Gallo)*	1 portion: 100g	**337**	73	1,5	8	
Risotto pronto pesto ou asperges (moy.) *(Riso Gallo)*	1 portion: 100g	**342**	74	1,5	8	
Risotto pronto 4 fromages *(Riso Gallo)*	1 portion: 100g	**351**	72	3	9	
Riz à la méditérranéenne précuit *(Uncle Ben's)*	1 portion: 125g	**232**	51	6,8 Ags: 1	4,8	Fib: 1,1g
Riz à l'indienne précuit *(Uncle Ben's)*	1 portion: 125g	**210**	38,8	3,9 Ags: 0,5	4,3	Fib: 0,5g
Riz Arborio *(Riso Gallo)*	pour100g	**349**	78	1	7	
Riz aux champignons précuit *(Uncle Ben's)*	1 portion: 125g	**199**	39,8	2,4 Ags: 0,4	4,1	Fib: 0,5g

4. Féculents

PRODUITS	POIDS D'UNE PORTION (G)	ÉNERGIE (KCAL)	GLUCIDES (G)	LIPIDES (G)	PROTIDES (G)	AUTRES
Riz basmati ou sauvage précuit (moy.) *(Uncle Ben's)*	1 portion : 125g	**186**	37	2,2 Ags : 0,55	4	Fib : 0,7g
Riz basmati curry-légumes précuit *(Uncle Ben's)*	1 portion : 125g	**197**	36,25	3,9 Ags : 0,5	3,8	Fib : 0,9g
Riz blanc long cuisson express 5 min *(Lustucru)*	pour 100g	**363**	81	1,2	7,1	P : 0,18g
Riz blanc long grain ou incollable cuisson express 10 min (moy.) *(Lustucru)*	pour 100g	**347**	78	0,6	7,5	
Riz cantonais précuit *(Uncle Ben's)*	1 portion : 125g	**206**	34,4	5,3 Ags : 0,9	5,4	Fib : 0,9g
Riz Carnaroli *(Riso Gallo)*	pour 100g	**349**	78	1	7	
Riz citron romarin précuit *(Uncle Ben's)*	1 portion : 125g	**197**	39	2,4 Ags : 0,4	4,1	Fib : 0,5g
Riz complet *(Lustucru)*	pour 100g	**362**	76,5 Suc : 0,2	3,2 Ags : 0,6	6,9	Fib : 3,9g
Riz de camargue *(Vivien Paille)*	pour 100g	**351**	78,1	1	7,36	
Riz façon créole au poulet précuit *(Uncle Ben's)*	1 portion : 125g	**218**	39,9	3,6 Ags : 0,6	5,6	Fib : 1,3g
Riz façon paëlla précuit *(Uncle Ben's)*	1 portion : 125g	**205**	33,5	5 Ags : 0,9	6,5	Fib : 0,9g
Riz long grain 10 mn ou tradition (moy.) *(Uncle Ben's)*	1 petit bol : 60g	**211**	45,9	0,7 Ags : 0,05	4,5	Fib : 0,65g
Riz long grain, précuit à la vapeur *(Uncle Ben's)*	1 portion : 125g	**185**	39	1,3 Ags : 0,1	3,8	Fib : 0,4g
Riz tomate et huile d'olive précuit *(Uncle Ben's)*	1 portion : 125g	**231**	37,5	6,8 Ags : 2,4	4,5	Fib : 1,1g
Riz vénéré noir complet *(Riso Gallo)*	pour 100g	**335**	70	3	7	
Salade de riz préparée *(Vivien Paille)*	1 sachet : 250g	**343**	41,2	15,6	9,4	
Saveur & équilibre du basmati 12 mn *(Uncle Ben's)*	1 petit bol : 60g	**215**	44,4	1,3 Ags : 0,3	5,5	Fib : 0,7g

4. Féculents

PRODUITS	POIDS D'UNE PORTION (G)	ÉNERGIE (KCAL)	GLUCIDES (G)	LIPIDES (G)	PROTIDES (G)	AUTRES
Sélection 2 caractères *(Taureau ailé)*	pour 100g	**346**	78	0,6	7,2	
Sélection 2 basmati ou 2 thaï (moy.) *(Taureau ailé)*	pour 100g	**356**	77,1	1,3	8,9	
Thaï riz du plateau de l'Isan ou Vietnam impérial (moy.) *(Taureau ailé)*	pour 100g	**347**	78	0,6	7,5	
SEMOULE, COUSCOUS						
Céréales méditerranéennes *(Tipiak)*	pour 100g	**385**	75,7 Suc : 6,6	4,4 Ags : 0,7	10,5	Fib : 6,1g
Couscous de blé complet *(Tipiak)*	pour 100g	**346**	68,2 Suc : 3,6	2,1 Ags : 0,4	13,6	Fib : 6,5g
Couscous façon tajine *(Ferrero)*	pour 100g	**378**	70 Suc : 7,4	5,7 Ags : 0,7	11,6	Fib : 4,4g Na : 0,7g
Couscous parfumé aux épices douces *(Tipiak)*	pour 100g	**355**	72,2 Suc : 5,8	2,9 Ags : 1,2	10	Fib : 3,6g Na : 0,7g
Couscous parfumé aux épices du monde *(Tipiak)*	pour 100g	**359**	67,9 Suc : 4,2	3,9 Ags : 1,2	13	Fib : 5,6g Na : 0,6g
Graine de couscous *(Tipiak)*	pour 100g	**369**	76 Suc : 2,2	1,7 Ags : 0,3	12,3	Fib : 3,8g
Graine de couscous fine ou moyenne (moy.) *(Regia)*	pour 100g	**362**	72,9 Suc : 3	2 Ags : 0,4	13,2	Fib : 3,4g Na : 0,02g
Polenta *(Tipiak)*	pour 100g	**357**	79,9 Suc : 0,9	1,2 Ags : 0,2	6,7	Fib : 2g Na : 0,09g
Taboulé *(Tipiak)*	pour 100g	**359**	70,7 Suc : 5,3	3,4 Ags : 1,1	11,5	Fib : 4,2g Na : 0,78g

5. Soupes

PRODUITS	POIDS D'UNE PORTION (G)	ÉNERGIE (KCAL)	GLUCIDES (G)	LIPIDES (G)	PROTIDES (G)	AUTRES
SOUPES DÉSHYDRATÉES						
Crème d'asperges *(Knorr)*	1 assiette : 250ml	**66**	10 Suc : 0,5	2,4 Ags : 1,3	1,5	Fib : 0,87g Na : 0,7g
Crème de légumes *(Knorr)*	1 assiette : 250ml	**120**	14 Suc : 3	6 Ags : 3,7	2,3	Fib : 2,1g Na : 0,72g
Crème de potiron *(Knorr)*	1 assiette : 250ml	**92**	12 Suc : 7,1	4,1 Ags : 2,3	2	Fib : 3,1g Na : 0,78g
Douceur de nos régions crème de cèpes aux oignons *(Knorr)*	1 assiette : 250ml	**75**	10 Suc : 2,5	4 Ags : 2	2	Fib : 1g Na : 0,68g
Douceur de nos régions velouté tomates et aubergines *(Knorr)*	1 assiette : 250ml	**110**	15 Suc : 9	5 Ags : 2,5	2,5	Fib : 2g Na : 0,93g
Escapade Bretonne *(Maggi)*	1 assiette : 250ml	**89**	15,2 Suc : 1,7	1,2 Ags : 0,6	4,3	Fib : 1,4g Na : 0,65g
Escapade Chinoise *(Maggi)*	1 assiette : 250ml	**67**	12,2 Suc : 2,1	1 Ags : 0,1	2,2	Fib : 1,5g Na : 0,69g
Escapade Harira *(Maggi)*	1 assiette : 250ml	**101**	18,2 Suc : 2,9	1,3 Ags : 0,1	4,3	Fib : 2,3 Na : 0,67g
Escapade Italienne *(Maggi)*	1 assiette : 250ml	**93**	16,4 Suc : 4,2	1,9 Ags : 0,6	2,7	Fib : 1g Na : 0,79g
Escapade Marocaine *(Maggi)*	1 assiette : 250ml	**57**	10,7 Suc : 2	0,9 Ags : 0,2	1,5	Fib : 1,2g Na : 0,69g
Escapade Vietnamienne *(Maggi)*	1 assiette : 250ml	**42**	7 Suc : 2,1	0,8 Ags : 0,1	1,8	Fib : 1,3g Na : 0,68g
Forestière *(Knorr)* - champignons oignons et ciboulette	1 assiette : 250ml	**150**	12 Suc : 1,7	9,7 Ags : 6,1	2,7	Fib : 0,8g Na : 0,96g
Minestrone à l'huile d'olive *(Knorr)*	1 assiette : 250ml	**83**	15 Suc : 1,8	1 Ags : 0,1	3,2	Fib : 2,5g Na : 0,76g
Minute soupe 8 légumes *(Royco)*	1 assiette : 300ml	**139**	19,9 Suc : 2,1	5,6 Ags : 2,8	2,3	Fib : 2,1g Na : 0,82g
Minute soupe aux 7 légumes verts *(Royco)*	1 bol : 200ml	**84**	11,9 Suc : 0,8	3,4 Ags : 1,8	1,5	Fib : 1,5g Na : 0,53g

5. Soupes

PRODUITS	Poids d'une portion (g)	Énergie (kcal)	Glucides (g)	Lipides (g)	Protides (g)	Autres
Minute soupe bouillon à la chinoise *(Royco)*	1 bol: 200ml	**55**	11,2 Suc: 0,8	0,4 Ags: 0,2	1,7	Fib: 0,7g Na: 0,73g
Minute soupe crème d'asperge et croûtons *(Royco)*	1 bol: 200ml	**111**	17,5 Suc: 3,7	4,3 Ags: 2,2	0,6	Fib: 0,1g Na: 0,57g
Minute soupe crème de légumes *(Royco)*	1 bol: 200ml	**80**	13,5 Suc: 2,1	2,5 Ags: 1,3	1	Fib: 0,6g Na: 0,59g
Minute soupe crème de volaille *(Royco)*	1 bol: 200ml	**85**	14,1 Suc: 1,1	2,6 Ags: 1,3	1,2	Fib: 0,2g Na: 0,59g
Minute soupe de pêcheurs *(Royco)*	1 bol: 200ml	**68**	11,5 Suc: 3,2	1,8 Ags: 0,9	1,5	Fib: 0,3g Na: 0,73g
Minute soupe grâtinée à l'oignon *(Royco)*	1 bol: 200ml	**82**	13 Suc: 3,6	2,8 Ags: 1,4	1,2	Fib: 0,7g Na: 0,67g
Minute soupe légumes du potager *(Royco)*	1 bol: 200ml	**72**	13,7 Suc: 1	1,4 Ags: 0,7	1,3	Fib: 1,1g Na: 0,58g
Minute soupe velouté de légumes *(Royco)*	1 bol: 200ml	**55**	10,7 Suc: 2,8	1 Ags: 0,5	0,8	Fib: 0,6g Na: 0,58g
Minute soupe velouté de poireaux pommes de terre *(Royco)*	1 bol: 200ml	**53**	9 Suc: 1,7	1,2 Ags: 0,6	1,4	Fib: 0,9g Na: 0,7g
Minute soupe velouté de tomates *(Royco)*	1 bol: 200ml	**77**	13,8 Suc: 6,7	1,9 Ags: 1	1,1	Fib: 0,8g Na: 0,58g
Panier de légumes du potager *(Maggi)*	1 assiette: 250ml	**80**	15,7 Suc: 3,7	0,7 Ags: 0,2	2,8	Fib: 2,5g Na: 0,68g
Panier de légumes tomates *(Maggi)*	1 assiette: 250ml	**66**	11,9 Suc: 4	1,1 Ags: 0,2	2,2	Fib: 3,5g Na: 0,8g
Panier de légumes verts *(Maggi)*	1 assiette: 250ml	**74**	13,9 Suc: 2,9	0,6 Ags: 0,1	3	Fib: 2,1g Na: 0,73g
Saveur à l'ancienne pot-au-feu *(Maggi)*	1 assiette: 250ml	**45**	8,6 Suc: 0,5	0,3 Ags: 0	1,6	Fib: 0,6g Na: 0,77g
Saveur à l'ancienne poule au pot *(Maggi)*	1 assiette: 250ml	**64**	10,7 Suc: 1,3	1,2 Ags: 0,3	2,7	Fib: 1,3g Na: 0,7g
Secrets de grand-mère *(Knorr)* - haricots verts, carottes, petits pois	1 assiette: 250ml	**99**	12 Suc: 1,4	4,3 Ags: 2,7	2,7	Fib: 2,3g Na: 0,81g

5. Soupes

PRODUITS	Poids d'une portion (g)	Énergie (kcal)	Glucides (g)	Lipides (g)	Protides (g)	Autres
Secrets de grand-mère *(Knorr)* - poireaux, pommes de terre, lardons	1 assiette : 250ml	**180**	13	13	3,2	
Soupe bœuf tomate aux vermicelles *(Knorr)*	1 assiette : 250ml	**45**	7,5 Suc : 1,1	0,9 Ags : 0,4	1,6	Fib : 0,7g Na : 0,8g
Soupe chinoise du Sichuan *(Knorr)*	1 assiette : 350ml	**120**	18 Suc : 3	1,5 Ags : 0,7	5	Fib : 2g Na : 1,2g
Soupe de légumes aux cinq céréales *(Knorr)*	1 assiette : 250ml	**110**	17 Suc : 2	3,5 Ags : 1,5	3,5	Fib : 3g Na : 0,75g
Soupe de légumes méditerranéens *(Knorr)*	1 assiette : 300ml	**51**	7,7 Suc : 3,3	0,7 Ags : 0,1	3,4	Fib : 2,6g Na : 0,9g
Soupe de pistou à l'huile d'olive *(Knorr)*	1 assiette : 250ml	**71**	12 Suc : 1,7	1,2 Ags : 0,2	2,8	Fib : 2,1g Na : 0,7g
Soupe de tomates aux vermicelles *(Knorr)*	1 assiette : 250ml	**50**	10 Suc : 2,5	0,5	2	Fib : 0,7g Na : 0,8g
Soupe gratinée à l'oignon et emmental *(Knorr)*	1 assiette : 250ml	**75**	7 Suc : 2,5	3,5 Ags : 2	2	Fib : 1g Na : 0,78g
Soupe passée 9 légumes *(Knorr)*	1 assiette : 250ml	**75**	13 Suc : 2,5	2 Ags : 0,8	2,5	Fib : 3,3g Na : 0,78g
Soupe passée poireaux et légumes variés *(Knorr)*	1 assiette : 250ml	**85**	12 Suc : 2,5	2,5 Ags : 1,5	2,5	Fib : 3g Na : 0,7g
Soupe paysanne aux légumes et au lard *(Knorr)*	1 assiette : 250ml	**86**	13 Suc : 1,7	2,8 Ags : 1,2	2,2	Fib : 2,4g Na : 0,79g
Soupe poule au pot aux vermicelles *(Knorr)*	1 assiette : 250ml	**50**	9,6 Suc : 0,4	0,5 Ags : 0,4	1,6	Fib : 0,6g Na : 0,91g
Soupe thaï *(Knorr)*	1 assiette : 350ml	**130**	20	3,8	3,1	
Sveltesse 9 légumes *(Maggi)* - soupe allégée	1 bol : 200ml	**52**	11,4 Suc : 1,6	0,1 Ags : 0	1,5	Fib : 1,6g Na : 0,63g
Sveltesse forestière *(Maggi)*	1 bol : 200ml	**52**	10,5 Suc : 1,9	0,48 Ags : 0,2	1,5	Fib : 0,8g Na : 0,6g
Sveltesse poule au pot *(Maggi)*	1 bol : 200ml	**45**	8,7 Suc : 0,8	0,3 Ags : 0,1	1,8	Fib : 0,7g Na : 0,62g

5. Soupes

PRODUITS	Poids d'une portion (g)	Énergie (kcal)	Glucides (g)	Lipides (g)	Protides (g)	Autres
Sveltesse tomate mozzarella *(Maggi)*	1 bol : 200ml	**46**	9 Suc : 3,6	0,4 Ags : 0,1	1,6	Fib : 1,1g Na : 0,6g
Velours de tomate à la mozzarella *(Knorr)*	1 assiette : 250ml	**120**	15 Suc : 11	4,2 Ags : 2,6	4,9	Fib : 2,1g Na : 1,2g
Velouté de bolets *(Knorr)*	1 assiette : 250ml	**98**	11 Suc : 2,4	5,4 Ags : 3,6	1,4	Fib : 0,4g Na : 0,88g
Velouté de cresson *(Knorr)*	1 assiette : 250ml	**51**	9,1 Suc : 1,6	1,2 Ags : 0,7	1	Fib : 0,5g Na : 0,76g
SOUPES FRAÎCHES						
Soupe au poulet thaï *(New Covent garden Food)*	1 bol : 200ml	**174**	11,8	10,4	8,4	
Soupe aux 2 asperges *(Créaline)*	1 bol : 200ml	**80**	9,2 Suc : 2,8	3,8 Ags : 2,2	2,2	Fib : 1,4g Na : 0,4g
Soupe aux asperges *(New Covent garden Food)*	1 bol : 200ml	**86**	7,8	4,8	2,8	
Soupe aux champignons sauvages *(New Covent garden Food)*	1 bol : 200ml	**76**	9,6	3,2	2,4	
Soupe bio aux racines : carotte, celeri, navets, poireaux *(Giraudet)*	1 assiette : 250ml	**80**	4,8	6,5	1	
Soupe bio de carotte et cardamome *(Giraudet)*	1 assiette : 250ml	**98**	9,3	6,5	1,3	
Soupe bio de lentilles corailles au curry *(Giraudet)*	1 assiette : 250ml	**197**	26,8	5,5	11,3	
Soupe bio mon jardin *(Giraudet) - légumes variés*	1 assiette : 250ml	**80**	10,5	4	1,3	
Soupe carotte coriandre *(Green Shoot)*	1 bol : 200ml	**100**	6 Suc : 2	8 Ags : 5	1	Fib : 2g Na : 0,7g
Soupe courgette coco curry *(Green Shoot)*	1 bol : 200ml	**88**	5,6	6,2	2	
Soupe de carottes et coriandre *(New Covent garden Food)*	1 bol : 200ml	**86**	10,4	4,4	1,2	

5. Soupes

PRODUITS	POIDS D'UNE PORTION (G)	ÉNERGIE (KCAL)	GLUCIDES (G)	LIPIDES (G)	PROTIDES (G)	AUTRES
Soupe de légumes d'automne *(Herta)*	1 assiette : 250ml	**78**	10,75 Suc : 3,5	2,3 Ags : 1,3	3,8	Fib : 2,3g Na : 0,7g
Soupe de légumes du potager *(Herta)*	1 assiette : 250ml	**83**	11 Suc : 4,8	3,3 Ags : 1,5	2,8	Fib : 4,3g Na : 0,8g
Soupe de légumes méditerranéens *(New Covent garden Food)*	1 bol : 200ml	**66**	8,4	2,6	2,2	
Soupe de lentilles au cumin *(Herta)*	1 assiette : 250ml	**128**	16 Suc : 3	4,5 Ags : 2,8	6	Fib : 4g Na : 0,7g
Soupe de panais *(Créaline)*	1 bol : 200ml	**76**	11 Suc : 4,8	3 Ags : 1,4	1,6	Fib : 0,6g Na : 0,4g
Soupe haricots romano *(Créaline)*	1 bol : 200ml	**68**	9,4 Suc : 4,2	2,4 Ags : 1,4	2	Fib : 1,6g Na : 0,4g
Soupe légumes grillés *(Créaline)*	1 bol : 200ml	**60**	10,6 Suc : 2,8	1,2 Ags : 0,2	1,2	Fib : 1,8g Na : 0,4g
Soupe lentilles corail *(Green Shoot)*	1 bol : 200ml	**120**	19 Suc : 1	2	7	Fib : 8,8g Na : 1,2g
Soupe petits pois menthe *(Green Shoot)*	1 bol : 200ml	**70**	10	2,4	2,8	
Soupe tomate basilic *(Créaline)*	1 bol : 200ml	**42**	8,8 Suc : 4,6	0,4 Ags:0,02	1,2	Fib : 2g Na : 0,4g
Velouté de courgettes *(Créaline)*	1 bol : 200ml	**88**	6,6 Suc : 2	6,4 Ags : 2,8	0,8	Fib : 0,8g Na : 0,6g
SOUPES LIQUIDES (EN BRIQUE, ETC.)						
Crème de champignons des bois *(Knorr)*	1 assiette : 250ml	**180**	11 Suc : 1,6	14 Ags : 7,8	1,5	Fib : 0,4g Na : 0,86g
Douceur de 8 légumes *(Knorr)*	1 assiette : 250ml	**190**	14 Suc : 8,1	13 Ags : 7,3	2,2	Fib : 3,5g Na : 0,8g
Douceur de nos régions *(Knorr)* - suprême de volaille	1 assiette : 250ml	**175**	9 Suc : 0,9	13 Ags : 8	5	Fib : 0,5g Na : 0,85g
Gorgées de verdure *(Knorr)* - haricots, poireaux et courgettes	1 assiette : 250ml	**71**	9,3 Suc : 1,8	2,6 Ags : 0,5	2,7	Fib : 3,9g Na : 0,8g

5. Soupes

PRODUITS	POIDS D'UNE PORTION (G)	ÉNERGIE (KCAL)	GLUCIDES (G)	LIPIDES (G)	PROTIDES (G)	AUTRES
Légumes d'autrefois Épinards, artichauds *(Liebig)*	1 assiette : 300ml	**123**	12,3 Suc : 1,2	6,9 Ags : 4,2	3	Fib : 3g Na : 0,9g
Légumes d'autrefois Fèves, pois cassé *(Liebig)*	1 assiette : 300ml	**144**	15,3 Suc : 3,6	6 Ags : 3,3	7,2	Fib : 7,2g Na : 0,87g
Ligne soupe de carottes, poireaux *(Knorr)*	1 assiette : 250ml	**60**	10,5 Suc : 4,3	1 Ags : 0,2	1,8	Fib : 5g Na : 0,9g
Ligne soupe de tomates, céléri *(Knorr)*	1 assiette : 250ml	**40**	4,8 Suc : 1,8	1,5 Ags : 0,1	1,5	Fib : 3,3g Na : 0,7g
Ligne velouté du potager *(Knorr)*	1 assiette : 250ml	**58**	11,3 Suc : 3,3	0,5 Ags : 0,2	1,5	Fib : 2,5g Na : 0,8g
Mouliné de légumes variés *(Knorr)*	1 assiette : 250ml	**74**	12 Suc : 2,1	1,8 Ags : 1	2,3	Fib : 4,1g Na : 0,7g
Mouliné de légumes verts *(Knorr)*	1 assiette : 250ml	**62**	11 Suc : 0,9	1 Ags : 0,5	2,5	Fib : 4,7g Na : 0,7g
Mouliné de poireaux, pommes de terre *(Knorr)*	1 assiette : 250ml	**94**	9,5 Suc : 1	5,3 Ags : 2,9	1,9	Fib : 10g Na : 0,72g
Pot-au-feu de légumes aux aromates *(Liebig)*	1 assiette : 300ml	**67**	8,4 Suc : 2,7	1,8 Ags : 0,9	4,2	Fib : 2,7g Na : 0,9g
Poule au pot aux vermicelles *(Liebig)*	1 assiette : 300ml	**61**	9 Suc : 0,3	0,9 Ags : 0,3	4,2	Fib : 0,6g Na : 1,1g
Pursoup' Mouliné de 7 légumes variés *(Liebig)*	1 assiette : 300ml	**96**	13,2 Suc : 4,2	3,6 Ags : 1,8	3	Fib : 5,1g Na : 0,9g
Pursoup' Velouté de carottes et crème *(Liebig)*	1 assiette : 300ml	**109**	13,8 Suc : 7,2	4,8 Ags : 3	2,7	Fib : 4,8g Na : 0,9g
Pursoup' Velouté de légumes et tomate *(Liebig)*	1 assiette : 300ml	**84**	13,8 Suc : 6,9	2,4 Ags : 1,2	1,8	Fib : 3g Na : 0,9g
Pursoup' Velouté de légumes verts *(Liebig)*	1 assiette : 300ml	**88**	12,6 Suc : 1,8	2,7 Ags : 1,5	3,3	Fib : 3g Na : 0,84g
Pursoup' Velouté de poireaux, pommes de terre, crème *(Liebig)*	1 assiette : 300ml	**137**	14,4 Suc : 2,4	7,5 Ags : 4,2	3	Fib : 2,4g Na : 0,9g
Réconfort d'hiver *(Liebig)* - pommes de terre, poireaux, lentilles	1 assiette : 300ml	**115**	14,4 Suc : 3,6	4,5 Ags : 2,4	4,2	Fib : 4,8g Na : 0,9g

5. Soupes

PRODUITS	POIDS D'UNE PORTION (G)	ÉNERGIE (KCAL)	GLUCIDES (G)	LIPIDES (G)	PROTIDES (G)	AUTRES
Richesse d'automne *(Liebig)* - potiron, châtaigne	1 assiette : 300ml	**108**	16,2 Suc : 6,6	3,6 Ags : 2,1	2,7	Fib : 3g Na : 0,9g
Secrets de grand-mère *(Knorr)* - lentilles, carottes, pommes de terre	1 assiette : 300ml	**110**	19,8 Suc : 2	0,7 Ags : 0	5,3	Fib : 5,3g Na : 1g
Secrets de grand-mère *(Knorr)* - poule aux vermicelles	1 assiette : 250ml	**67**	9,3 Suc : 0,4	1,4 Ags : 0	4,1	Fib : 1g Na : 0,8g
Secrets de grand-mère *(Knorr)* - tomates, oignons, basilic	1 assiette : 300ml	**110**	18 Suc : 8,5	1,2 Ags : 0,1	2,6	Fib : 2,9g Na : 0,9g
Soupe à l'oignon et au fromage *(Liebig)*	1 assiette : 300ml	**85**	11,4 Suc : 5,4	3 Ags : 1,8	3	Fib : 3,9g Na : 1,1g
Soupe blanche *(Knorr)* - asperges, chou-fleur	1 assiette : 250ml	**120**	8 Suc : 2,5	9 Ags : 3,5	2	Fib : 2,5g Na : 0,85g
Soupe de poisson à la méditerranéenne *(Liebig)*	1 brique : 300ml	**93**	8,7 Suc : 1,5	3 Ags : 0,6	7,8	Na : 0,96g
Soupe orange *(Knorr)* - potiron, carottes, curry	1 assiette : 250ml	**65**	11 Suc : 8	1,5 Ags : 0,8	2,5	Fib : 2g Na : 0,9g
Soupe rouge *(Knorr)* - tomate, poivrons, oignons	1 assiette : 250ml	**120**	15 Suc : 11	5 Ags : 0,7	2,5	Fib : 2g Na : 0,59g
Soupe verte *(Knorr)* - petit pois, épinards	1 assiette : 250ml	**85**	9 Suc : 2	3,5 Ags : 2	4	Fib : 6g Na : 0,67g
Velouté de 9 légumes *(Knorr)*	1 assiette : 250ml	**86**	11 Suc : 3,4	3,7 Ags : 2,2	1,7	Fib : 2,6g Na : 0,8g
Velouté de cèpes et bolets *(Liebig)*	1 assiette : 300ml	**110**	13,2 Suc : 3,9	5,4 Ags : 3,3	2,1	Fib : 1,2g Na : 0,9g
Velouté de courgettes *(Liebig)*	1 assiette : 300ml	**115**	10,2 Suc : 4,2	6,9 Ags : 3,6	3	Fib : 2,1g Na : 0,87g
Velouté de cresson *(Liebig)*	1 assiette : 300ml	**98**	16,2 Suc : 2,4	2,4 Ags : 1,5	3	Fib : 1,5g Na : 0,93g
Velouté de potiron et crème fraîche *(Knorr)*	1 assiette : 250ml	**93**	10 Suc : 6	4,7 Ags : 2,9	2,7	Fib : 1,9g Na : 0,8g

Fruits & Légumes

« 5 fruits ou légumes par jour », c'est la recommandation phare du Programme national nutrition santé.
Grâce à leurs nombreux constituants anti-oxydants – vitamines C et E, bêta-carotène, polyphénols –, et à leurs fibres, ces aliments contribuent à la prévention de nombreuses maladies : cancers, maladies cardio-vasculaires, cataracte, maladie d'Alzheimer…
Il est précisé qu'on peut les consommer crus ou cuits, frais, surgelés ou en conserve.

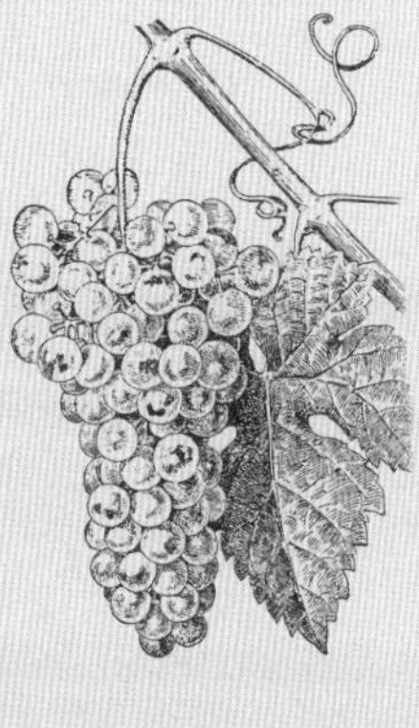

LES FRUITS ET LÉGUMES FRAIS

Vous les trouverez dans la rubrique « primeurs ». L'idéal est de varier ces aliments, car chacun apporte des nutriments spécifiques, en particulier des polyphénols anti-oxydants (pour freiner le vieillissement cellulaire) dont il existe plusieurs milliers !

Grâce au ***Mini dictionnaire***, vous pourrez comparer leur apport en :

★ **Glucides.** Pour les légumes, il n'y a globalement pas trop de différence, sauf pour les petits pois et les topinambours. Si vous suivez un régime minceur, il est possible de consommer des carottes ou des betteraves qui ont la fausse réputation d'être très sucrées. Pour les fruits, l'apport en glucides va de 5 % pour les fraises et les groseilles à 20 % pour les bananes. Si vous êtes diabétique, ne supprimez aucun fruit, mais réduisez à environ 100 g la portion de banane, cerises, grenade, litchis ou raisin.

★ **Fibres.** Les fibres sont rassasiantes : commencer un repas par des crudités (ou une soupe) aide à moins manger d'aliments plus riches par la suite. Les fibres contribuent aussi à la régulation du transit intestinal. Si vous avez l'estomac ou les intestins fragiles, vous pouvez modérer les fruits et légumes les plus riches en fibres (fruits rouges, fruits de la Passion, artichaut, haricots verts…), mais surtout les manger cuits, leurs fibres sont ainsi ramollies et plus douces.

★ **Vitamines.** La vitamine C est relativement fragile, sensible à la chaleur (cuisson), et à l'oxydation par l'oxygène de l'air. Globalement, pour préserver les vitamines, il est conseillé de conserver les fruits et légumes au frais, de les consommer dans les 2 à 5 jours, de préparer un fruit pressé ou des crudités râpées juste avant de les consommer, de cuire les légumes à la vapeur (pas à l'eau) juste le temps nécessaire.

LES LÉGUMES PRÉPARÉS OU PRÊTS À CONSOMMER « SOUS VIDE »

Il existe toute une gamme de salades et de crudités prêtes à l'emploi, lavées, épluchées et découpées. Leurs vitamines sont assez bien préservées par leur conditionnement. Ces produits sont plus chers que des aliments bruts, mais ils permettent de composer des repas équilibrés quand on a peu de temps à consacrer à la cuisine. Choisissez plutôt les crudités non assaisonnées (moins de 1 % de lipides), dans lesquelles vous pourrez doser l'huile et le sel.

Les autres légumes cuits sous vide et non assaisonnés présentent les mêmes avantages.

En revanche, si vous achetez des légumes cuisinés sous vide, comparez l'apport en lipides, qui peut atteindre 9 g (l'équivalent d'une portion individuelle de beurre).

LES FRUITS SECS

Déshydratés, les fruits secs sont concentrés en énergie (jusqu'à 180 kcal la poignée de 25 g), en glucides ou en lipides, en fibres et en minéraux comme le magnésium et le potassium. Ils n'apportent pas de vitamine C.

★ **Les fruits secs sucrés :** abricot, banane, figue, raisin… Ils contiennent jusqu'à 70 % de glucides et sont parfaits comme en-cas durant un effort (randonnée) ; vous pouvez aussi les proposer à vos enfants pour le goûter.

★ **Les fruits secs oléagineux :** amandes, noix, pistaches… Ils comportent jusqu'à 60 % de lipides. Si vous avez un excès de cholestérol, ils ne sont pas pour autant déconseillés, puisqu'il s'agit essentiellement d'acides gras insaturés.

▶ **LES LÉGUMES SECS :** VOIR FÉCULENTS (ÉPICERIE).

1. Primeurs

PRODUITS	POIDS D'UNE PORTION (G)	ÉNERGIE (KCAL)	GLUCIDES (G)	LIPIDES (G)	PROTIDES (G)	AUTRES
FRUITS FRAIS						
Abricot *	1 portion : 100g	**46**	9,2 Suc : 9,2	0,4 Ags : 0,03	1,4	Fib : 2g VitC : 5,3mg
Ananas *	1 portion : 100g	**47**	10,2 Suc : 10,2	0,24 Ags : 0,02	0,54	Fib : 1,6 VitC : 21,3mg
Banane *	1 portion : 100g	**88**	20,2 Suc : 16,4	0,22 Ags : 0,05	0,9	Fib : 1g VitC : 11,7mg
Carambole *	1 portion : 100g	**25**	4,3 Suc : 4	0,37 Ags : 0,02	1,04	Fib : 1,8g VitC : 27,8mg
Cassis	1 portion : 100g	**41**	9 Suc : 9	0	1,3	Fib : 8g K : 0,37g
Cerise *	1 portion : 100g	**67**	14,1 Suc : 14,1	0,3 Ags : 0,05	1,2	Fib : 1,7g VitC : 9mg
Citron	1 portion : 100g	**33**	7 Suc : 7	0,1	1	Fib : 1g K : 0,16g
Clémentine, mandarine *	1 portion : 100g	**45**	10 Suc : 10	0,2 Ags : 0	0,7	Fib : 1,4g VitC : 41mg
Coing *	1 portion : 100g	**28**	6,3 Suc : 6,3	0,1 Ags : 0,01	0,4	Fib : 3,2g VitC : 15mg
Coulis de fruits rouges *	1 portion : 100g	**81**	18,1 Suc : 16,6	0,6 Ags : 0,02	1	Fib : 4g VitC : 59,8mg
Figue *	1 portion : 100g	**56**	12,3 Suc : 12,3	0,3 Ags : 0,05	1	Fib : 2,1g VitC : 2mg
Figue de Barbarie *	1 portion : 100g	**48**	10,5 Suc : 10,5	0,31 Ags : 0,03	0,8	Fib : 1,8g VitC : 12,7mg
Fraise *	1 portion : 100g	**30**	5,3 Suc : 5,3	0,3 Ags : 0,02	0,7	Fib : 2g VitC : 57mg
Framboise	1 portion : 100g	**41**	8 Suc : 8	0,6	0,9	Fib : 7,4g K : 0,22g
Fruit de la passion	1 portion : 100g	**36**	6,2 Suc : 6,2	0	2,8	Fib : 15,9g K : 0,04g
Fruits rouges *	1 portion : 100g	**38**	7 Suc : 5,2	0,6 Ags : 0,02	1,1	Fib : 4,6g VitC : 67,9mg
Grenade *	1 portion : 100g	**74**	16,2 Suc : 16,2	0,3 Ags : 0,04	0,95	Fib : 1g VitC : 11,4mg

** Table de composition nutritionnelle des aliments Ciqual 2008*

1. Primeurs

PRODUITS	Poids d'une portion (g)	Énergie (kcal)	Glucides (g)	Lipides (g)	Protides (g)	Autres
Groseille *	1 portion : 100g	**38**	5 Suc : 5	0,6 Ags : 0,02	1,3	Fib : 5,3g VitC : 43mg
Groseille à maquereau *	1 portion : 100g	**25**	3 Suc : 3	0,6 Ags : 0,04	0,9	Fib : 3,8g VitC : 30,4mg
Kaki *	1 portion : 100g	**54**	12,4 Suc : 12,4	0,25 Ags : 0,02	0,64	Fib : 4,8g VitC : 7,5mg
Kiwi	pour 100g	**57**	12,1	0,5	1	Fib : 1,5g
Litchi *	1 portion : 100g	**69**	15,3 Suc : 15,2	0,4 Ags : 0,1	0,8	Fib : 0,8g VitC : 71,5mg
Mangue *	1 portion : 100g	**56**	12,5 Suc : 12,5	0,3 Ags : 0,08	0,6	Fib : 2,1g VitC : 32,4mg
Melon *	1 portion : 100g	**34**	7,3 Suc : 7,3	0,15 Ags : 0,04	0,8	Fib : 0,9g VitC : 23,1mg
Mirabelle *	1 portion : 100g	**53**	12 Suc : 12	0,2 Ags : 0	0,7	Fib : 2,3g VitC : 7,2mg
Mûre *	1 portion : 100g	**35**	5,5 Suc : 5,5	0,6 Ags : 0,02	1,4	Fib : 5,4g VitC : 15mg
Mûre noire *	1 portion : 100g	**42**	8,1 Suc : 8,1	0,4 Ags : 0,03	1,4	Fib : 1,7g VitC : 36,4mg
Myrtille	pour 100g	**66**	14,9	0,5	0,6	Fib : 2,5g
Nectarine *	1 portion : 100g	**40**	8,1 Suc : 8,1	0,32 Ags : 0,02	1,1	Fib : 1,6g VitC : 15,3mg
Nèfle du Japon *	1 portion : 100g	**33**	7,2 Suc : 7,2	0,3 Ags : 0,06	0,42	Fib : 1,9g VitC : 6mg
Orange *	1 portion : 100g	**44**	8,7 Suc : 8,7	0,2 Ags : 0,02	1	Fib : 1,6g VitC : 53mg
Papaye *	1 portion : 100g	**31**	6,7 Suc : 6,7	0,2 Ags : 0,07	0,66	Fib : 2g VitC : 61,8mg
Pastèque *	1 portion : 100g	**31**	6,7 Suc : 6,7	0,13 Ags : 0,02	0,6	Fib : 0,4g VitC : 9,7mg
Pêche *	1 portion : 100g	**49**	11,3 Suc : 11,3	0,09 Ags : 0,01	0,7	Fib : 2g VitC : 6,6mg
Poire *	1 portion : 100g	**46**	10,6 Suc : 10,6	0,2 Ags : 0,03	0,4	Fib : 3,1g VitC : 4,95mg

** Table de composition nutritionnelle des aliments Ciqual 2008*

1. Primeurs

PRODUITS	POIDS D'UNE PORTION (G)	ÉNERGIE (KCAL)	GLUCIDES (G)	LIPIDES (G)	PROTIDES (G)	AUTRES
Pomélo	1 portion: 100g	**43**	9,8 Suc: 9,8	0,2	0,6	Fib: 0,6g
Pomme *	1 portion: 100g	**45**	10 Suc: 10	0,24 Ags: 0,04	0,26	Fib: 2,4g VitC: 3,3mg
Prune Reine-Claude *	1 portion: 100g	**43**	9,6 Suc: 9,6	0,1 Ags: 0,01	0,8	Fib: 2,3g VitC: 5,4mg
Raisin blanc *	1 portion: 100g	**71**	16,1 Suc: 16,1	0,5 Ags: 0	0,6	Fib: 0,9g VitC: 4mg
Raisin noir *	1 portion: 100g	**66**	15 Suc: 15	0,36 Ags: 0,12	0,6	Fib: 1,3g VitC: 8,4mg
Rhubarbe cuite sucrée *	1 portion: 100g	**117**	28,7 Suc: 28,7	0,05 Ags: 0,01	0,4	Fib: 2g VitC: 3,3mg
Zeste de citron *	1 portion: 100g	**26**	4,2 Suc: 4,2	0,3 Ags: 0,04	1,5	Fib: 10,6g VitC: 129mg
LÉGUMES FRAIS						
Artichaut cru *	1 portion: 100g	**25**	2,8 Suc: 2,2	0,2 Ags: 0,04	2,9	Fib: 3,9g Na: 0,06g
Artichaut cuit *	1 portion: 100g	**18**	1 Suc: 1	0,2 Ags: 0,04	3,1	Fib: 5,4g Na: 0,05g
Asperge cuite *	1 portion: 100g	**17**	1,3 Suc: 1,3	0,2 Ags: 0,05	2,4	Fib: 2g K: 0,22g
Aubergine cuite *	1 portion: 100g	**19**	3,4 Suc: 3,2	0,2 Ags: 0,03	0,8	Fib: 2,5g K: 0,12g
Avocat *	1 portion: 100g	**137**	0,8 Suc: 0,7	13,9 Ags: 1,8	1,9	Fib: 5,6g K: 0,42g
Bette cuite *	1 portion: 100g	**16**	2 Suc: 1,1	0,08 Ags: 0,01	1,9	Fib: 2,1g Na: 0,21g
Betterave rouge cuite *	1 portion: 100g	**42**	8,1 Suc: 7,6	0,14 Ags: 0,02	2	Fib: 2g K: 0,23g
Brocoli cuit *	1 portion: 100g	**23**	1,4 Suc: 1,4	0,6 Ags: 0,14	3,1	Fib: 3,3g K: 0,23g
Cardon cru *	1 portion: 100g	**10**	1,7 Suc: 1,5	0,1 Ags: 0,01	0,7	Fib: 1,6g Na: 0,07g
Carotte crue *	1 portion: 100g	**32**	6,6 Suc: 6,2	0,27 Ags: 0,04	0,8	Fib: 2g K: 0,27g

** Table de composition nutritionnelle des aliments Ciqual 2008*

1. Primeurs

PRODUITS	POIDS D'UNE PORTION (G)	ÉNERGIE (KCAL)	GLUCIDES (G)	LIPIDES (G)	PROTIDES (G)	AUTRES
Carotte cuite *	1 portion: 100g	22	4,3 Suc: 4,1	0,2 Ags: 0,04	0,8	Fib: 2,8g Na: 0,05g
Céleri branche cru *	1 portion: 100g	12	1,9 Suc: 1,8	0,2 Ags: 0,04	0,7	Fib: 2g Na: 0,09g
Céleri branche cuit *	1 portion: 100g	14	2,4 Suc: 2,4	0,16 Ags: 0,04	0,8	Fib: 1,6g Na: 0,08g
Céleri-rave cru *	1 portion: 100g	19	2,2 Suc: 1,8	0,3 Ags: 0,08	1,8	Fib: 2,7g Na: 0,14g
Céleri-rave cuit *	1 portion: 100g	17	2,8 Suc: 2,2	0,2 Ags: 0,05	1	Fib: 2g Na: 0,06g
Champignon cru *	1 portion: 100g	22	1,7 Suc: 1,7	0,3 Ags: 0,05	3,1	Fib: 1g K: 0,34g
Chicorée frisée crue *	1 portion: 100g	17	2,3 Suc: 2,3	0,25 Ags: 0,06	1,5	Fib: 2,1g K: 0,31g
Chou blanc cru *	1 portion: 100g	22	3,8 Suc: 3,7	0,2 Ags: 0,04	1,25	Fib: 2g K: 0,24g
Chou de Bruxelles cuit *	1 portion: 100g	23	3,2 Suc: 2,9	0,3 Ags: 0,06	1,9	Fib: 1,6g K: 0,32g
Chou rouge cru *	1 portion: 100g	22	3,6 Suc: 3,5	0,19 Ags: 0,05	1,4	Fib: 2,2g K: 0,24g
Chou rouge cuit *	1 portion: 100g	21	3,3 Suc: 3,3	0,2 Ags: 0,03	1,5	Fib: 2,6g K: 0,19g
Chou vert cuit *	1 portion: 100g	18	2,2 Suc: 2,1	0,4 Ags: 0,05	1,3	Fib: 1,9g K: 0,1g
Chou-fleur cru *	1 portion: 100g	22	2,2 Suc: 2,1	0,3 Ags: 0,06	2,4	Fib: 2,4g K: 0,25g
Chou-fleur cuit *	1 portion: 100g	18	1,6 Suc: 1,4	0,5 Ags: 0,07	1,8	Fib: 2,2g K: 0,14g
Concombre cru *	1 portion: 100g	10	1,5 Suc: 1,4	0,2 Ags: 0,01	0,6	Fib: 0,7g K: 0,15g
Courgette crue *	1 portion: 100g	13	1,8 Suc: 1,7	0,14 Ags: 0,03	1,2	Fib: 0,8g K: 0,21g
Courgette cuite *	1 portion: 100g	10	1,8 Suc: 1,7	0,05 Ags: 0,01	0,6	Fib: 1,4g K: 0,25g

** Table de composition nutritionnelle des aliments Ciqual 2008*

1. Primeurs

PRODUITS	Poids d'une portion (g)	Énergie (kcal)	Glucides (g)	Lipides (g)	Protides (g)	Autres
Cresson cru *	1 portion: 100g	**11**	0,5 Suc: 0,4	0,2 Ags: 0,02	2	Fib: 0,8g K: 0,27g
Échalote crue *	1 portion: 100g	**22**	3,2 Suc: 3,2	0,2 Ags: 0,03	1,9	Fib: 1,8g K: 0,24g
Endive crue *	1 portion: 100g	**11**	1,6 Suc: 1,5	0,1 Ags: 0,02	1	Fib: 2,1g K: 0,19g
Endive cuite *	1 portion: 100g	**11**	0,4 Suc: 0,3	0,4 Ags: 0,08	1,5	Fib: 3g K: 0,23g
Épinard cru *	1 portion: 100g	**15**	0,5 Suc: 0,4	0,3 Ags: 0,05	2,6	Fib: 2,8g Na: 0,06g
Épinard cuit *	1 portion: 100g	**23**	3,6 Suc: 3,5	0,3 Ags: 0,05	1,4	Fib: 3g Na: 0,06g
Fenouil cru *	1 portion: 100g	**15**	2,3 Suc: 2,1	0,2 Ags: 0,06	1,1	Fib: 2,1g K: 0,43g
Fenouil cuit *	1 portion: 100g	**9**	0,8 Suc: 0,5	0,1 Ags: 0,03	1,1	Fib: 2g K: 0,27g
Haricot vert cuit *	1 portion: 100g	**26**	4,4 Suc: 2,4	0,3 Ags: 0,06	1,3	Fib: 4,1g K: 0,2g
Laitue crue *	1 portion: 100g	**17**	2,2 Suc: 2,2	0,2 Ags: 0,04	1,4	Fib: 0,8g K: 0,17g
Laitue cuite *	1 portion: 100g	**12**	1 Suc: 1	0,3 Ags: 0,04	1,2	Fib: 1,8g K: 0,11g
Laitue romaine crue *	1 portion: 100g	**15**	1,5 Suc: 1,5	0,4 Ags: 0,05	1,4	Fib: 1,4g K: 0,25g
Mâche crue *	1 portion: 100g	**13**	0,4 Suc: 0,4	0,38 Ags: 0,06	2	Fib: 2,2g K: 0,38g
Maïs doux en épis cuit *	1 portion: 100g	**112**	21,8 Suc: 4,2	1,3 Ags: 0,2	3,3	Fib: 3,3g P: 0,1g
Navet cru *	1 portion: 100g	**22**	4 Suc: 3,8	0,2 Ags: 0,02	0,9	Fib: 2,4g K: 0,22g
Navet cuit *	1 portion: 100g	**16**	3,2 Suc: 3	0,08 Ags: 0,01	0,7	Fib: 2g K: 0,18g
Oignon cru *	1 portion: 100g	**31**	5,7 Suc: 5,7	0,21 Ags: 0,04	1,35	Fib: 1,8g K: 0,17g
Oignon cuit *	1 portion: 100g	**25**	4,5 Suc: 4,5	0,2 Ags: 0,03	1,2	Fib: 1,4g K: 0,13g

** Table de composition nutritionnelle des aliments Ciqual 2008*

1. Primeurs

PRODUITS	POIDS D'UNE PORTION (G)	ÉNERGIE (KCAL)	GLUCIDES (G)	LIPIDES (G)	PROTIDES (G)	AUTRES
Oseille crue *	1 portion: 100g	**27**	3,2 Suc: 3,1	0,7 Ags: 0,1	2	Fib: 0,8g K: 0,39g
Oseille cuite *	1 portion: 100g	**25**	2,9 Suc: 2,8	0,6 Ags: 0,1	1,8	Fib: 0,7g K: 0,32g
Patate douce *	1 portion: 100g	**61**	13,2 Suc: 7,1	0,15 Ags:0,05	1,7	Fib: 2,9g K: 0,35g
Petit pois cuit *	1 portion: 100g	**71**	11,8 Suc: 5,9	0,3 Ags:0,06	5,2	Fib: 5,5g P: 0,1g
Pissenlit cru *	1 portion: 100g	**33**	3,9 Suc: 3,9	0,7 Ags: 0,2	2,7	Fib: 2,7g Ca: 0,1g
Poireau cru *	1 portion: 100g	**22**	2,7 Suc: 2,6	0,4 Ags:0,06	1,9	Fib: 2,1g K: 0,29g
Poireau cuit *	1 portion: 100g	**20**	3,8 Suc: 3,5	0,2 Ags:0,03	0,8	Fib: 2,4g K: 0,09g
Poivron rouge cru *	1 portion: 100g	**24**	4,1 Suc: 4,1	0,4 Ags:0,07	1	Fib: 1,8g K: 0,21g
Poivron rouge cuit *	1 portion: 100g	**24**	4,5 Suc: 4,4	0,2 Ags:0,03	1	Fib: 1,2g K: 0,17g
Poivron vert cru *	1 portion: 100g	**14**	2,1 Suc: 2,1	0,3 Ags:0,05	0,9	Fib: 1,7g K: 0,17g
Poivron vert cuit *	1 portion: 100g	**21**	3,6 Suc: 3,4	0,4 Ags:0,05	1	Fib: 1,2g K: 0,15g
Pomme de terre cuite à l'eau *	1 portion: 100g	**80**	17,9 Suc: 0,7	0,1 Ags:0,03	1,9	Fib: 1,9g K: 0,33g
Pomme de terre cuite four *	1 portion: 100g	**89**	20,1 Suc: 1	0,1 Ags:0,03	2	Fib: 1,5g K: 0,39g
Pomme de terre cuite vapeur *	1 portion: 100g	**82**	18,3 Suc: 0,7	0,1 Ags:0,03	1,9	Fib: 1,8g K: 0,38g
Potiron cuit *	1 portion: 100g	**10**	2,6 Suc: 2,4	0,1 Ags:0,02	0,6	Fib: 1,6g K: 0,22g
Pourpier cru *	1 portion: 100g	**18**	3 Suc: 2,9	0,1 Ags: 0	1,3	Fib: 0,9g K: 0,49g
Pousse de soja frais *	1 portion: 100g	**30**	4,1 Suc: 4,1	0,2 Ags:0,05	3,04	Fib: 1,8g K: 0,15g

** Table de composition nutritionnelle des aliments Ciqual 2008*

1. Primeurs

PRODUITS	POIDS D'UNE PORTION (G)	ÉNERGIE (KCAL)	GLUCIDES (G)	LIPIDES (G)	PROTIDES (G)	AUTRES
Radis noir cru *	1 portion : 100g	**58**	11 Suc : 7,3	0,3 Ags : 0,09	2,8	Fib : 1,2g K : 0,55g
Radis rouge cru *	1 portion : 100g	**11**	1,7 Suc : 1,7	0,1 Ags : 0,03	0,7	Fib : 1,2g K : 0,24g
Salade verte *	1 portion : 100g	**13**	1,8 Suc : 1,7	0,2 Ags : 0,03	1	Fib : 1,2g K : 0,17g
Salsifis cuit *	1 portion : 100g	**37**	6,2 Suc : 2,9	0,14 Ags : 0,04	2,7	Fib : 2,6g K : 0,28g
Scarole crue *	1 portion : 100g	**11**	0,9 Suc : 0,7	0,25 Ags : 0,06	1,4	Fib : 0,9g K : 0,35g
Tomate cerise crue *	1 portion : 100g	**19**	3 Suc : 3	0,4 Ags : 0,05	0,8	Fib : 1,3g K : 0,29g
Tomate crue *	1 portion : 100g	**20**	3,1 Suc : 3	0,33 Ags : 0,05	0,9	Fib : 1,5g K : 0,29g
Topinambour cuit *	1 portion : 100g	**67**	14,8 Suc : 9,6	0,01 Ags : 0	2	Fib : 2,6g K : 0,43g
LÉGUMES PRÉPARÉS OU PRÊTS À CONSOMMER						
Betteraves vapeur *(Lunor)*	1 portion : 100g	**48**	9,5	0,3	1,5	
Brocolis *(Florette)*	1 part : 100g	**41**	6,6	0,4	2,8	
Carottes en lamelles vapeur *(Lunor)*	1 portion : 100g	**37**	7,3 Suc : 3	0,4	1	Fib : 2,6g Na : 0,04g
Carottes rapées *(Florette)*	1 portion : 100g	**44**	9,6 Suc : 4	0,2 Ags : 0,04	0,9	Fib : 2,8g Na : 0,07g
Chou rouge rapé *(Florette)*	1 portion : 100g	**37**	7,4 Suc : 3,9	0,2 Ags : 0,03	1,4	Fib : 2,1g Na : 0,03g
Chou-fleur *(Florette)*	1 part : 100g	**30**	5,3	0,1	2	
Crudités mélangées *(Florette)*	1 portion : 100g	**32**	6,5 Suc : 3,7	0,2 Ags : 0,03	1,2	Fib : 2,4g Na : 0,04g
Écrasé de pommes de terre et brocolis *(Créaline)*	1 portion : 200g	**178**	23,8 Suc : 3	7,4 Ags : 4,6	3,8	Fib : 2,6g Na : 0,4g
Écrasé de pommes de terre et choux-fleurs *(Créaline)*	1 portion : 200g	**172**	23,2 Suc : 2,4	7,2 Ags : 4,4	3,6	Fib : 2,8g Na : 0,4g

** Table de composition nutritionnelle des aliments Ciqual 2008*

1. Primeurs

PRODUITS	Poids d'une portion (g)	Énergie (kcal)	Glucides (g)	Lipides (g)	Protides (g)	Autres
Émincés de poireaux à la vapeur *(Lunor)*	1 portion: 100g	**40**	6,7 Suc: 2,4	0,5	2,1	Fib: 3,3g Na: 0,08g
Endives vapeur *(Lunor)*	1 part: 100g	**25**	4,2	0,4	1	
Flageolets vapeur *(Lunor)*	1 portion: 100g	**123**	21,4 Suc: 0,9	1,1	7	Fib: 11g Na: 0,35g
Lentilles vapeur *(Lunor)*	1 portion: 100g	**130**	21,3 Suc: 1,3	0,7	9,6	Fib: 9,4g Na: 0,3g
Pommes de terre en lamelles à rissoler *(Lunor)*	1 portion: 100g	**110**	9,4 Suc: 0,9	7,2 Ags: 0,9	2	Fib: 2,7g Na: 0,1g
Pommes de terre entières vapeur *(Lunor)*	1 portion: 100g	**75**	16,2 Suc: 0,3	0,3 Ags: 0,1	1,8	Fib: 1,4g Na: 0,08g
Pousses de soja *(Bonduelle)*	1 portion: 100g	**50**	7,9 Suc: 3,1	0,1 Ags: 0,1	4,3	Fib: 1,7g
Purée de brocolis *(Créaline)*	1 portion: 200g	**108**	8 Suc: 3,6	5,2 Ags: 2,8	7,2	Fib: 4,2g Na: 0,5g
Purée de carottes *(Créaline)*	1 portion: 200g	**106**	17 Suc: 10,8	3 Ags: 1,6	2,8	Fib: 4,4g Na: 0,6g
Purée de choux-fleurs *(Créaline)*	1 portion: 200g	**114**	9 Suc: 4,4	6,2 Ags: 3,6	5,4	Fib: 4g Na: 0,5g
Purée de courgettes *(Créaline)*	1 portion: 200g	**86**	8,8 Suc: 5,4	3,8 Ags: 1,1	4,2	Fib: 2,2g Na: 0,5g
Purée de pommes de terre *(Créaline)*	1 portion: 200g	**206**	25,2 Suc: 3,6	9,4 Ags: 5,8	4,8	Fib: 1,6g Na: 0,4g
Purée d'épinards *(Créaline)*	1 portion: 200g	**110**	10,4 Suc: 2,4	4,4 Ags: 2,4	7,4	Fib: 4,4g Na: 0,6g
SALADES PRÊTES À CONSOMMER						
Batavia *(Florette)*	1 portion: 100g	**18**	2,8 Suc: 0,8	0,2 Ags: 0,02	1,4	Fib: 1,3g
Batavia *(Florette)*	1 portion: 100g	**18**	2,8 Suc: 0,8	0,2 Ags: 0,02	1,4	Fib: 1,3g
Champêtre *(Bonduelle)*	1 portion: 100g	**14**	2 Suc: 0,8	0,3 Ags: 0,1	1,1	Fib: 2,1g
Cœur de frisée *(Les Crudettes)*	1 portion: 100g	**10**	1,4	0,1	0,9	

1. Primeurs

PRODUITS	POIDS D'UNE PORTION (G)	ÉNERGIE (KCAL)	GLUCIDES (G)	LIPIDES (G)	PROTIDES (G)	AUTRES
Cœur de laitue *(Bonduelle)*	1 portion : 100g	**13**	2 Suc : 0,9	0,1 Ags : 0,1	0,9	Fib : 1,5g
Cœur de scarole *(Les Crudettes)*	1 portion : 100g	**12**	1,7	0,1	1,1	
Cœur de scarole *(Florette)*	1 portion : 100g	**20**	3,4 Suc : 0,3	0,2 Ags : 0,05	1,3	Fib : 3,1g
Douceur de caractère *(Bonduelle)*	1 portion : 100g	**23**	2,3 Suc : 0,7	0,6 Ags : 0,1	2,2	Fib : 2g
Épinards *(Les Crudettes)*	1 part : 100g	**22**	1,4	0,8	2,2	
Feuille de chêne *(Bonduelle)*	1 portion : 100g	**12**	1,4 Suc : 1,2	0,2 Ags : 0,15	1,1	Fib : 1,3g
Feuille de chêne rouge *(Bonduelle)*	1 portion : 100g	**19**	1,7 Suc : 0,4	1 Ags : 0,23	0,8	Fib : 1,6g
Laitue iceberg *(Florette)*	1 portion : 100g	**17**	3 Suc : 1,8	0,1 Ags : 0,02	0,9	Fib : 1,2g
Mâche *(Bonduelle)*	1 portion : 100g	**25**	2,2 Suc : 0,8	0,7 Ags : 0,2	2,4	Fib : 1,8g
Mâche et frisée fine *(Les Crudettes)*	1 portion : 100g	**22**	3,6	0,2	1,4	
Mesclun *(Bonduelle)*	1 portion : 100g	**16**	1,4 Suc : 0,6	0,3 Ags : 0,1	1,9	Fib : 2,2g
Panaché de laitues *(Les Crudettes)*	1 portion : 100g	**14**	2,2	0,2	0,8	
Petits bouquets *(Bonduelle)*	1 portion : 100g	**22**	2,8 Suc : 0,4	0,4 Ags : 0,1	1,9	Fib : 1,5g
Pousse d'épinards *(Bonduelle)*	1 portion : 100g	**17**	1,7 Suc : 0,8	0,4 Ags : 0,1	1,6	Fib : 2,1g
Roquette *(Les Crudettes)*	1 part : 100g	**16**	2,3	0,1	2,8	
Salade composée *(Bonduelle)*	1 portion : 100g	**16**	2,9 Suc : 1,9	0,1 Ags : 0,1	0,8	Fib : 2,1g
Tendre saveur *(Florette)*	1 portion : 100g	**14**	0,8 Suc : 0,1	0,3 Ags : 0,06	2,1	Fib : 1,2g

2. Fruits et légumes secs

PRODUITS	Poids d'une portion (g)	Énergie (kcal)	Glucides (g)	Lipides (g)	Protides (g)	Autres
FRUITS SECS						
Abricot sec *(Maître Prunille)*	1 poignée : 25g	**43**	8,5 Suc : 8,3	0,1	0,9	Fib : 2,9g
Amandes décortiquées, effilées ou en poudre (moy.) *(Daco Bello)*	1 poignée : 25g	**144**	1,1	13,4	4,8	
Bananes séchées *(Daco Bello)*	1 poignée : 25g	**64**	15,1	0,3	0,8	
Cerneaux de noix *(Daco Bello)*	1 poignée : 25g	**169**	2,6	16	3,6	
Cranberries séchées et sucrées *(Daco Bello)*	1 poignée : 25g	**80**	20,6	0,4	0,03	
Dattes séchées	1 poignée : 25g	**72**	17	0,1	0,3	Fib : 1,9g
Figue séchée *(Daco Bello)*	1 poignée : 25g	**60**	14,2	0,3	0,8	
Figue séchée les mœlleux *(Maître Prunille)*	1 poignée : 25g	**52**	12,4 Suc : 12,3	0,3 Ags : 0,05	0,7	Fib : 2,4g
Graines de pistaches pelées *(Seeberger)*	1 poignée : 25g	**145**	3	13	4,5	
La croquante *(Daco Bello)* - mélange de graines	1 poignée : 25g	**151**	4,2	12,4	6	
L'ensoleillée *(Daco Bello)* - mélange fruits secs et graines	1 poignée : 25g	**104**	15,8	2,8	4	
Mélange de 3 fruits secs *(Daco Bello)* - noisettes, amandes, raisins secs	1 poignée : 25g	**109**	12	5,8	2,4	
Mélange raisins les mœlleux *(Maître Prunille)*	1 poignée : 25g	**59**	14,6 Suc : 14,6	0,1	0,6	
Mendiant de luxe *(Seeberger)* - mélange apéritif de fruits secs	1 poignée : 25g	**118**	10,3	7,3	2,8	
Noix de coco rapée *(Daco Bello)*	1 poignée : 25g	**148**	3	14,5	1,6	

2. Fruits et légumes secs

PRODUITS	POIDS D'UNE PORTION (G)	ÉNERGIE (KCAL)	GLUCIDES (G)	LIPIDES (G)	PROTIDES (G)	AUTRES
Noix de macadomia *(Seeberger)*	1 poignée: 25g	**188**	1,2	19,5	2,2	
Noix de pécan *(Daco Bello)*	1 poignée: 25g	**175**	1,1	18	2,3	
Pignons de pins *(Daco Bello)*	1 poignée: 25g	**183**	2,2	17,5	4,2	
Pistaches *(Brut de coques)*	1 poignée: 25g	**151**	3 Suc: 1,9	12,8 Ags: 1,6	6	Fib: 2,3g
Pistaches de Californie grillées salées *(Daco Bello)*	1 poignée: 25g	**155**	4	13,3	5	
Pruneaux d'Agen *(Pruno délice)*	1 poignée: 25g	**55**	15 Suc: 11,9	0,2 Ags: 0	0,3	
Pruneaux d'Agen *(Maître Prunille)*	1 poignée: 25g	**57**	15,1 Suc: 6,5	0,1	0,5	Fib: 1,5g
Prunille géante dénoyautée *(Maître Prunille)*	1 poignée: 25g	**54**	14,4 Suc: 6,3	0,05	0,5	Fib: 1,5g
Raisin sec golden *(Maître Prunille)*	1 poignée: 25g	**59**	14,6 Suc: 14,6	0,1	0,6	Fib: 1,5g
Raisins sultanines secs *(Daco Bello)*	1 poignée: 25g	**67**	16,4	0,1	0,7	
Tomates bio séchées *(Seeberger)*	1 poignée: 25g	**33**	6	0,3	1,7	

LÉGUMES SECS *Voir Épicerie, Féculents*

Boissons

La gamme est très vaste : boissons alcoolisées (vins, bières, apéritifs…), boissons sucrées ou édulcorées (sodas, boissons aux fruits, sirops, thés glacés), boissons énergisantes, jus de fruits et de légumes, smoothies, eaux aromatisées.

Tous ces produits, riches en eau, peuvent contribuer au litre et demie de boisson recommandé par jour. Toutefois, compte tenu de leurs autres apports, alcool, sucre, caféine…, leur consommation doit être modérée. L'eau du robinet, les eaux de source ou minérales nature ne figurent pas dans le mini dico, puisqu'elles n'apportent aucune calorie. Ce sont cependant les boissons à privilégier.

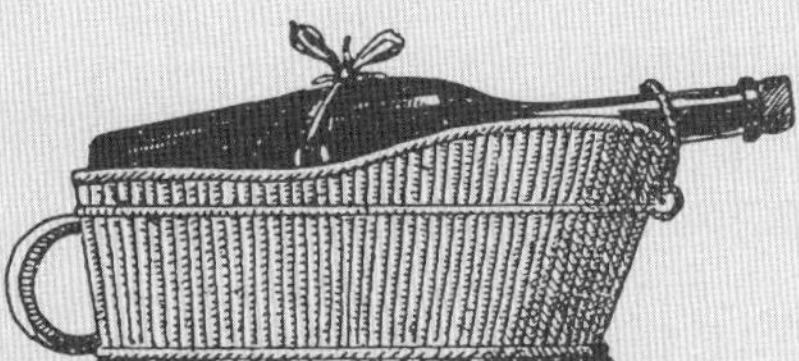

LES BOISSONS ALCOOLISÉES

Sur leur bouteille est indiqué leur degré alcoolique : 1 % vol. correspond à 1 ml d'alcool dans 100 ml de boisson. Par exemple, un vin à 12 % vol. apporte 12 ml d'alcool par petit verre ballon de 100 ml. La teneur en alcool des boissons alcoolisées va de 3 % vol. dans les bières les plus « légères » à 40 % vol. dans les alcools forts comme le gin ou la vodka.

À part la bière, le cidre, et quelques vins liquoreux, les boissons alcoolisées ne contiennent pas de glucides ; leur apport énergétique est donc directement lié à leur degré alcoolique.

Par exemple : 1 verre de 150 ml de vin rouge à 12 % vol. = 103 kcal, 1 dose de 40 ml de pastis = 109 kcal.

L'excès d'alcool peut contribuer à la prise de poids, à l'augmentation de la tension artérielle et des triglycérides sanguins, et à de nombreuses maladies : cancers, cirrhose du foie, troubles neurologiques… Il est recommandé de ne pas dépasser :

★ **pour les femmes :** 25 ml d'alcool, soit 20 g par jour, l'équivalent de 200 ml de vin à 12 % vol ;

★ **pour les hommes :** 38 ml d'alcool, soit 30 g par jour, l'équivalent de 300 ml de vin à 12 % vol.

LES BOISSONS SUCRÉES

★ **Les boissons aux fruits** sont composées d'eau, de 12 % au minimum de fruits, de sucre et d'arômes. Ne les confondez pas avec les jus de fruits, elles n'apportent aucune vitamine.

★ **Les sodas** sont composés d'eau, de sucre, d'arômes, et de gaz carbonique pour être pétillants.

★ **Les sirops de fruits** sont à base de sucre et de jus de fruits concentrés en faible proportion.

★ **Les thés glacés** sont préparés avec de l'eau ; ils sont sucrés.

Toutes ces boissons apportent autour de 10 % de glucides (sauf les thés, de 6,5 à 8 %), l'équivalent de 5 morceaux de sucre, soit 100 kcal, dans un grand verre de 250 ml (25 cl).

Les boissons sucrées sont mises en cause dans l'augmentation de l'obésité des enfants qui en sont de grands amateurs. Limitez leur consommation à un grand verre ou une cannette, et lors d'occasions ponctuelles.

★ **Les boissons « light » :** la plupart des boissons sucrées existent en version « light » dans lesquelles le sucre est remplacé par divers édulcorants : aspartame, acésulfame-K, sucralose. Leur apport calorique est quasi nul.

LES BOISSONS ÉNERGISANTES

À base d'eau et de sucre, elles contiennent en plus des substances excitantes :

★ **de la caféine,** dont il est conseillé de ne pas dépasser 300 mg par jour (une tasse de café = de 50 à 100 mg selon la variété de café et la préparation) ;

★ **éventuellement de la taurine et/ou du glucuronolactone,** des substances autorisées en France depuis 2008, mais sur l'innocuité desquelles l'Agence française de sécurité sanitaire des aliments émet encore des réserves.

LES JUS DE FRUITS, DE LÉGUMES ET LES SMOOOTHIES

★ **Les purs jus ou jus 100 %** ne contiennent que des fruits et/ou des légumes pressés.

★ **Les jus de fruits ou de légumes** peuvent contenir du sucre ajouté, dont la proportion est mentionnée sur l'étiquetage.

★ **Les smoothies** résultent d'un assemblage de fruits mixés et de jus de fruits.

★ **Les jus à base de jus concentré** ont subi une concentration après avoir été pressés (pour voyager moins lourd), puis une dilution avant conditionnement.

Les jus rangés à température ambiante ont subi une pasteurisation, qui prolonge leur conservation. Les jus du rayon frais n'ont subi qu'une flash pasteurisation. Pour faire le plein de vitamines (C, notamment), si vous le pouvez, limitez-vous aux purs jus et smoothies du rayon frais. Le cas échéant, achetez les jus longue conservation ayant la date limite la plus éloignée, et conservez-les au réfrigérateur.

LES EAUX AROMATISÉES

À base d'eau de source ou minérale, elles sont aromatisées et sucrées. Bien que leur apport en glucides, de 2,5 à 6 %, soit plus faible que celui des boissons sucrées, n'en buvez pas un litre par jour ! Elles existent aussi en version light.

Boissons

PRODUITS	Poids d'une portion (g)	Énergie (kcal)	Glucides (g)	Lipides (g)	Protides (g)	Autres
ALCOOLS ET COCKTAILS						
Champagne (12°) *	1 coupe: 16cl	**120**	2,2 Suc: 2,2	0 Ags: 0	0,2	Alc: 15g K: 0,09g
Eau-de-vie (40°) *	1 dose: 4cl	**95**	0,03 Suc: 0,03	0 Ags: 0	0	Alc: 13,6g
Gin (40°) *	1 dose: 4cl	**94**	0 Suc: 0	0 Ags: 0	0	Alc: 13,4g
Kir au vin blanc (12°) *	1 coupe: 16cl	**166**	12,5 Suc: 12,5	0 Ags: 0	0,1	Alc: 16,6g
Kir royal au champagne (13°) *	1 coupe: 16cl	**168**	13,6 Suc: 13,6	0 Ags: 0	0	Alc: 16,3g
Martini (16°)	1 verre: 10cl	**143**	13,8 Suc: 13,8	0 Ags: 0	0,01	Alc: 12,8g
Panaché (2°) *	1 verre: 25cl	**99**	16 Suc: 11,3	0,04 Ags: 0	0,5	Alc: 4,7g
Pastis pur (40°) *	1 dose: 4cl	**109**	0,9 Suc: 0,9	0 Ags: 0	0	Alc: 15g
Porto (19°)	1 verre: 10cl	**160**	14			Alc: 15,2g
Rhum (40°) *	1 dose: 4cl	**94**	0 Suc: 0	0 Ags: 0	0	Alc: 13,3g
Sangria (8°) *	1 verre: 15cl	**116**	13,4 Suc: 12,8	0,17 Ags: 0,03	0,6	Alc: 8,4g
Suze (15°)	1 verre: 10cl	**152**	16 Suc: 16	0 Ags: 0	0	Alc: 12g
Vodka (40°) *	1 dose: 4cl	**94**	0 Suc: 0	0 Ags: 0	0	Alc: 13,3g
Whisky (40°) *	1 dose: 4cl	**96**	0 Suc: 0	0 Ags: 0	0	Alc: 13,6g
BIÈRES						
Bière (4-5°) *	1 demi: 25cl	**103**	8 Suc: 0,1	0 Ags: 0	1	Alc: 9,5g K: 0,09g
Bière brune (4-5°) *	1 demi: 25cl	**118**	13 Suc: 0,1	0 Ags: 0	1,2	Alc: 8,7g K: 0,13g

** Table de composition nutritionnelle des aliments Ciqual 2008*

Boissons

PRODUITS	POIDS D'UNE PORTION (G)	ÉNERGIE (KCAL)	GLUCIDES (G)	LIPIDES (G)	PROTIDES (G)	AUTRES
Bière faiblement alcoolisée (3°) *	1 demi : 25cl	**83**	10,4 Suc : 3,3	0,3 Ags : 0	0,6	Alc : 5,5g K : 0,05g
Bière forte (8°) *	1 demi : 25cl	**155**	11,5 Suc : 0,12	0 Ags : 0	1	Alc : 15g K : 0,16g
Bière sans alcool (<1,2°) *	1 demi : 25cl	**65**	12,2 Suc : 5,5	0,1 Ags : 0	0,6	Alc : 1,9g K : 0,06g
BOISSONS AUX FRUITS						
Cranberry light *(Oceanspray)*	1 verre : 25cl	**20**	4,3 Suc : 4,3	0 Ags : 0	traces	
Oasis agrumes, mangue-fruits rouges, orange, pêche-abricot, pomme-cassis-framboise, pomme-poire ou tropical (moy.)	1 verre : 25cl	**102**	24,9 Suc : 24,5	0 Ags : 0	0	
BOISSONS DE L'EFFORT (POUR LE SPORT)						
Citron *(Teisseire Sport)*	1 verre : 20cl dilué	**66**	15,9 Suc : 15,9	0 Ags : 0	0	
Menthe glaciale *(Teisseire Sport)*	1 verre : 20cl dilué	**78**	19,4 Suc : 19,4	0 Ags : 0	0	
Powerade aqua + citron vert *(Coca-Cola)*	1 bouteille : 50cl	**78**	17,5 Suc : 17,5	0 Ags : 0	0	Na : 0,25g
Powerade ice storm *(Coca-Cola)*	1 bouteille : 50cl	**119**	28 Suc : 18,5	0 Ags : 0	0	Na : 0,27g Aspartame Acésulfame-K
BOISSONS ÉNERGISANTES						
Burn *(Coca-Cola)*	1 verre : 25cl	**158**	38 Suc : 38	0 Ags : 0	0	Caféine : 0,08g Na : 0,05g
Dark dog energy	1 verre : 25cl	**124**	29,5	0	0	
Red Bull	1 verre : 25cl	**113**	28,3 Suc : 26,8	0 Ags : 0	0	

** Table de composition nutritionnelle des aliments Ciqual 2008*

Boissons

PRODUITS	POIDS D'UNE PORTION (G)	ÉNERGIE (KCAL)	GLUCIDES (G)	LIPIDES (G)	PROTIDES (G)	AUTRES
CIDRES						
Brut de pomme	1 verre : 25cl	**80**	18,8 Suc : 16,3	0 Ags : 0	0	
Cidre brut (4°) *	1 verre : 25cl	**80**	6 Suc : 6	0 Ags : 0	0	Alc : 8g K : 0,3g
Cidre doux (2,5°) *	1 verre : 25cl	**90**	14,3 Suc : 14,3	0 Ags : 0	0	Alc : 4,7g K : 0,28g
Cidre traditionnel (4,5°) *	1 verre : 25cl	**86**	5,6 Suc : 5,6	0 Ags : 0	0	Alc : 9g K : 0,3g
EAUX AROMATISÉES						
Volvic cassis, fraise ou pêche-orange (moy.)	1 verre : 25cl	**38**	9,3 Suc : 9,3	0 Ags : 0	0	
Volvic citron	1 verre : 25cl	**13**	2,5 Suc : 2,5	0 Ags : 0	0	
Volvic framboise	1 verre : 25cl	**29**	6,7 Suc : 6,7	0 Ags : 0	0	
Volvic pamplemousse	1 verre : 25cl	**26**	6,1 Suc : 6,1	0 Ags : 0	0	
EAUX PÉTILLANTES						
Perrier citron ou citron vert (moy.)	1 verre : 25cl	**1**	0 Suc : 0	0 Ags : 0	0	
Taillefine Fizz agrumes ou citron-citron vert (moy.)	1 verre : 25cl	**4,5**	0,4 Suc : 0,4	0 Ags : 0	0	
Taillefine Fizz fruits rouges ou pêche-orange (moy.)	1 verre : 25cl	**7,7**	0,8 Suc : 0,8	0 Ags : 0	0	
JUS CONCENTRÉS						
Agrumes *(Pulco)*	1 verre : 20cl dilué	**46**	10,2 Suc : 10,2	0 Ags : 0	0,1	
Citron *(Pulco)*	1 verre : 20cl dilué	**12**	1,8 Suc : 1,8	0 Ags : 0	0,1	
Orange *(Pulco)*	1 verre : 20cl dilué	**50**	11,6 Suc : 11,6	0 Ags : 0	0,2	

* *Table de composition nutritionnelle des aliments Ciqual 2008*

Boissons

PRODUITS	POIDS D'UNE PORTION (G)	ÉNERGIE (KCAL)	GLUCIDES (G)	LIPIDES (G)	PROTIDES (G)	AUTRES
JUS DE FRUITS ET LÉGUMES FRAIS						
Banane passion *(Tropicana)*	1 verre: 25cl	**155**	36,8 Suc: 36,8	0 Ags: 0	1,3	
Danao orange-banane-fraise ou orange-mangue (moy.) - jus de fruits et lait	1 verre: 25cl	**138**	29	0,3	1,8	
Danao pêche-abricot	1 verre: 25cl	**130**	27,5	0	1,8	
El gazpacho *(Gran cocina)*	1 bol: 25cl	**88**	8,8	5	1,7	
Gazpacho *(Alvalle)*	1 bol: 25cl	**110**	11 Suc: 5,5	6,5 Ags: 1	1,8	Fib: 4,3g
Knorr vie orange-carotte-banane	1 bouteille: 10cl	**75**	15 Suc: 14	Ags: 0,1	1,5	Fib: 1,5g
Knorr vie pomme-carotte-framboise	1 bouteille: 10cl	**65**	13 Suc: 13	0,6 Ags: 0,3	0,8	Fib: 1,5g
Orange avec pulpe, sans pulpe ou Pulpissimo (moy.) *(Tropicana)*	1 verre: 25cl	**118**	25 Suc: 25	0 Ags: 0	2	
Orange-mangue *(Tropicana)*	1 verre: 25cl	**120**	26,3 Suc: 26,3	0,3 Ags: 0	2	
Oranges pressées *(Andros)*	1 verre: 25cl	**118**	27,5 Suc: 22,5	0,3	1,5	
Pamplemousse rose *(Tropicana)*	1 verre: 25cl	**98**	20,3 Suc: 20,3	0 Ags: 0	1,3	
Réveil des tropiques *(Tropicana)*	1 verre: 25cl	**118**	27,5 Suc: 27,3	0 Ags: 0	1,3	
Réveil fruité *(Tropicana)*	1 verre: 25cl	**133**	29,5 Suc: 29,5	0 Ags: 0	1,5	
Sanguinello *(Tropicana)*	1 verre: 25cl	**125**	26 Suc: 26	0,3 Ags: 0	1,5	

Boissons

PRODUITS	Poids d'une portion (g)	Énergie (kcal)	Glucides (g)	Lipides (g)	Protides (g)	Autres
Sunny delight california ou florida (moy.)	1 verre: 25cl	**94**	21,5 Suc: 21,3	0,3 Ags: 0,3	0,3	
Sunny delight tropical	1 verre: 25cl	**113**	26,5 Suc: 26,3	0,3 Ags: 0,3	0,3	
Tonic breakfast *(Tropicana)*	1 verre: 25cl	**115**	24 Suc: 24	0 Ags: 0	1,8	
JUS ET NECTARS DE FRUITS ET LÉGUMES						
Agrumes du soleil *(Pampryl)*	1 verre: 25cl	**123**	28,8 Suc: 23,3	0 Ags: 0	1,8	
Énergie multifruits *(Fruité)*	1 verre: 25cl	**128**	32 Suc: 31,5	traces	0,5	
Granini Cockail multi-fruits *(Eckes-Granini)*	1 verre: 25cl	**133**	31 Suc: 30,5	0,5 Ags: 0,3	1,3	Fib: 1,3g VitC: 0,04g
Granini Jus de tomate *(Eckes-Granini)*	1 verre: 25cl	**35**	6,5	1,3	0,3	
Granini Jus d'orange-carotte-citron *(Eckes-Granini)*	1 verre: 25cl	**110**	25 Suc: 25	0,5 Ags: 0,3	1,3	Fib: 1,3g VitC: 0,03g
Joker 100% jus de carotte *(Eckes-Granini)*	1 verre: 25cl	**63**	12 Suc: 10	0,1 Ags: 0	2,5	
Joker 100% jus d'orange carotte citron *(Eckes-Granini)*	1 verre: 25cl	**103**	22,5 Suc: 21,3	0,8 Ags: 0	1,8	Fib: 0,3g VitC: 0,05g
Joker 100% pur jus ananas *(Eckes-Granini)*	1 verre: 25cl	**133**	31,3 Suc: 30	0,3 Ags: 0	1,3	Fib: 0,3g VitC: 0,05g
Joker 100% pur jus de pomme *(Eckes-Granini)*	1 verre: 25cl	**120**	30 Suc: 28,8	0	0,3	
Joker 100% pur jus de tomate *(Eckes-Granini)*	1 verre: 25cl	**43**	10 Suc: 8,8	0,1 Ags: 0	2	Fib: 0,3g VitC: 0,04g
Joker 100% pur jus d'orange ou orange avec pulpe (moy.) *(Eckes-Granini)*	1 verre: 25cl	**105**	25,7 Suc: 24,4	0,4 Ags: 0	1,8	Fib: 0,3g VitC: 0,13g
Joker 100% pur jus multifruits *(Eckes-Granini)*	1 verre: 25cl	**123**	27,5 Suc: 26,3	0,8 Ags: 0	1,3	Fib: 1,1g VitC: 0,05g

Boissons

PRODUITS	POIDS D'UNE PORTION (G)	ÉNERGIE (KCAL)	GLUCIDES (G)	LIPIDES (G)	PROTIDES (G)	AUTRES
Joker 100% pur jus multivitamines rouge *(Eckes-Granini)*	1 verre: 25cl	**159**	40 Suc: 38,8	0,3 Ags: 0	1	Fib: 0,8g
Joker 100% pur jus passionata 8 fruits *(Eckes-Granini)*	1 verre: 25cl	**123**	30 Suc: 28,8	0,2 Ags: 0	0,8	
Joker 100% pur jus petit déjeuner orange-pamplemousse-goyave *(Eckes-Granini)*	1 verre: 5cl	**93**	20 Suc: 18,8	0,5 Ags: 0	2,3	Fib: 0,3g VitC: 0,13g
Joker 100% recette crétoise jus de légumes *(Eckes-Granini)*	1 verre: 25cl	**50**	8,8 Suc: 7,5	0,5	2,5	
Joker Le Fruit Jus d'ananas sans sucres ajoutés *(Eckes-Granini)*	1 verre: 25cl	**140**	33,8 Suc: 32,5	0,3 Ags: 0	1	Fib: 0,3g VitC: 0,05g
Joker Le Fruit Jus de pamplemousse sans sucres ajoutés *(Eckes-Granini)*	1 verre: 25cl	**108**	25 Suc: 23,8	0,3 Ags: 0	1,3	Fib: 0,3g VitC: 0,09g
Joker Le Fruit Jus de pomme sans sucres ajoutés *(Eckes-Granini)*	1 verre: 25cl	**128**	28,8 Suc: 27,5	1 Ags: 0	1	Fib: 0,3g VitC: 0,03g
Joker Le Fruit Jus de raisin sans sucres ajoutés *(Eckes-Granini)*	1 verre: 25cl	**161**	37,5 Suc: 36,3	0,5 Ags: 0	1,8	Fib: 0,3g
Joker Le Fruit Jus multifruits sans sucres ajoutés *(Eckes-Granini)*	1 verre: 25cl	**128**	28,8 Suc: 27,5	0,8 Ags: 0	1,3	Fib : 1,3g VitC: 0,05g
Joker Nectar orange *(Eckes-Granini)*	1 verre: 25cl	**110**	27,5 Suc: 26,3	0,3 Ags: 0	1	Fib: 0,3g
Joker Pulpéa Jus d'orange *(Eckes-Granini)*	1 verre: 25cl	**105**	25 Suc: 23,8	0,3 Ags: 0	1,8	Fib: 0,3g VitC: 0,13g
Joker Pulpéa Jus d'orange-pêche *(Eckes-Granini)*	1 verre: 25cl	**118**	26,3 Suc: 25	0,8 Ags: 0	1,8	Fib: 1,3g VitC: 0,05g
Joker Pulpéa Jus multivitamines *(Eckes-Granini)*	1 verre: 25cl	**123**	30 Suc: 28,8	0,3 Ags: 0	0,5	Fib: 1,3g VitC: 0,05g

Boissons

PRODUITS	POIDS D'UNE PORTION (G)	ÉNERGIE (KCAL)	GLUCIDES (G)	LIPIDES (G)	PROTIDES (G)	AUTRES
Joker Vital Bienfaits Jus d'orange-figue-passion ou orange-goyave-kiwi (moy.) *(Eckes-Granini)*	1 verre: 25cl	**113**	24,4 Suc: 23,2	0,7 Ags: 0	2	Fib: 0,8g polyphénols: 0,1g
Jus d'ananas *(Fruité)*	1 verre: 25cl	**138**	32,5 Suc: 31	0,3 Ags: 0,3	1	
Jus d'ananas *(Pago)*	1 verre: 25cl	**130**	27,5 Suc: 27,5	0,3 Ags: 0,3	1,3	
Jus de tomate *(Pampryl)*	1 verre: 25cl	**53**	11,3 Suc: 9,3	0 Ags: 0	1,8	
Jus d'orange *(Fruité)*	1 verre: 25cl	**118**	27,8 Suc: 27,3	traces	1,8	
Jus d'orange sanguine *(Pago)*	1 verre: 25cl	**113**	26,3 Suc: 26	0,3 Ags: 0,3	0,5	
Matin d'orange *(Fruité)*	1 verre: 25cl	**110**	26 Suc: 25,5	0 Ags: 0	1,5	
Minute Maid ananas *(Coca-Cola)*	1 bouteille: 20cl	**102**	25 Suc: 25	0 Ags: 0	0	
Minute Maid EnCas Fruits *(Coca-Cola)* banane- cerise-cassis ou banane-ananas-orange (moy.)	1 bouteille: 25cl	**153**	38 Suc: 38	0 Ags: 0	0	
Minute Maid orange *(Coca-Cola)*	1 canette: 33cl	**156**	36 Suc: 36	0 Ags: 0	2,31	Na: 0,01g
Minute Maid pêche *(Coca-Cola)*	1 bouteille: 20cl	**124**	30 Suc: 30	0 Ags: 0	0	
Minute Maid pomme *(Coca-Cola)*	1 canette: 33cl	**152**	37 Suc: 37	0 Ags: 0	0	Na: 0,01g
Minute Maid raisin *(Coca-Cola)*	1 bouteille: 20cl	**140**	34 Suc: 34	0 Ags: 0	0	
Minute Maid Rouge Sensation *(Coca-Cola)*	1 canette: 33cl	**145**	35 Suc: 35	0 Ags: 0	0	Na: 0,01g
Minute Maid tomate *(Coca-Cola)*	1 bouteille: 20cl	**41**	10 Suc: 10	0 Ags: 0	0	Na: 0,5g

Boissons

PRODUITS	POIDS D'UNE PORTION (G)	ÉNERGIE (KCAL)	GLUCIDES (G)	LIPIDES (G)	PROTIDES (G)	AUTRES
Minute Maid tropical *(Coca-Cola)*	1 canette: 33cl	**149**	36 Suc: 36	0 Ags: 0	0	Na: 0,01g
Multifruits *(Fruité)*	1 verre: 25cl	**118**	27,8 Suc: 27,3	traces	1,5	
Multifruits 10 fruits *(Pampryl)*	1 verre: 25cl	**123**	30,8 Suc: 25,8	0 Ags: 0	0	
Multivitamines *(Tropicana)*	1 verre: 25cl	**128**	28 Suc: 27,5	0 Ags: 0	1,3	
Multivitamines Réa *(Eckes-Granini)*	1 verre: 25cl	**116**	27,5 Suc: 26,3	0 Ags: 0	0,5	Fib: 0,3g VitC: 0,02g
Orange d'Andalousie *(Pampryl)*	1 verre: 25cl	**125**	29,3 Suc: 24,8	0 Ags: 0	2	
Orange du Brésil *(Pampryl)*	1 verre: 25cl	**120**	28,3 Suc: 23	0 Ags: 0	2	
Pamplemousse rose *(Pampryl)*	1 verre: 25cl	**118**	27,3 Suc: 21,5	0 Ags: 0	2,3	
Pomme des vergers *(Pampryl)*	1 verre: 25cl	**115**	28,5 Suc: 25	0 Ags: 0	0	
Pommes douces *(Tropicana)*	1 verre: 25cl	**123**	29,5 Suc: 28,3	0 Ags: 0	0,5	
Réa Jus d'ananas *(Eckes-Granini)*	1 verre: 25cl	**133**	31,3 Suc: 30	0,3 Ags: 0	1,3	Fib: 0,3g VitC: 0,05g
Réa Jus de pomme *(Eckes-Granini)*	1 verre: 25cl	**116**	27,5 Suc: 26,3	0 Ags: 0	0,5	Fib: 0,3g VitC: 0,02g
Réa Jus de pomme douce *(Eckes-Granini)*	1 verre: 25cl	**128**	28,8 Suc: 27,5	1 Ags: 0	1	Fib: 0,3g VitC: 0,03g
Réa Jus de raisin *(Eckes-Granini)*	1 verre: 25cl	**173**	43 Suc: 41,3	0 Ags: 0	0,5	VitC: 0,02g
Réa Jus d'orange *(Eckes-Granini)*	1 verre: 25cl	**103**	23,8 Suc: 23	0,3 Ags: 0	1,3	Fib: 0,3g VitC: 0,06g
Réa Jus multivitamines doux *(Eckes-Granini)*	1 verre: 25cl	**118**	26,3 Suc: 25	0,8 Ags: 0	1,5	Fib: 1,3g VitC: 0,06g
Réa Nectar fruits rouges *(Eckes-Granini)*	1 verre: 25cl	**115**	28,8 Suc: 27,5	0 Ags: 0	0,2	Fib: 0,3g VitC: 0,02g

Boissons

PRODUITS	POIDS D'UNE PORTION (G)	ÉNERGIE (KCAL)	GLUCIDES (G)	LIPIDES (G)	PROTIDES (G)	AUTRES
Réa Nectar goyave *(Eckes-Granini)*	1 verre: 25cl	**115**	27,5 Suc: 26,3	0,3 Ags: 0	0,8	Fib: 0,3g VitC: 0,2g
Réa Nectar orange-banane *(Eckes-Granini)*	1 verre: 25cl	**123**	30 Suc: 28,8	0,2 Ags: 0	1	Fib: 0,3g VitC: 0,05g
Réa Nectar orange-passion *(Eckes-Granini)*	1 verre: 25cl	**165**	40 Suc: 38,8	0,3 Ags: 0	0,6	Fib: 0,3g VitC: 0,04g
Réa Nectar raisin *(Eckes-Granini)*	1 verre: 25cl	**140**	33,8 Suc: 0	0 Ags: 0	0,4	Fib: 0,3g VitC: 0,02g
Réa Réveil douceur orange douce-mangue-passion *(Eckes-Granini)*	1 verre: 25cl	**109**	23,8 Suc: 22,5	0,8 Ags: 0	1,8	Fib: 0,3g VitC: 0,09g
Réveil délice *(Tropicana)*	1 verre: 25cl	**123**	28,5 Suc: 28	0 Ags: 0	1,3	
Réveil gourmand *(Tropicana)*	1 verre: 25cl	**115**	24,5 Suc: 24,3	0 Ags: 0	2	
SIROPS						
Agrumes 0% de sucre *(Teisseire)*	1 verre: 20cl dilué	**8**	1 Suc: 0,6	0,1	0,1	
Cassis *(Teisseire)*	1 verre: 20cl dilué	**85**	21,3	0,1	0,1	
Citron *(Teisseire)*	1 verre: 20cl dilué	**73**	18,3	0,1	0,1	
Citron vert *(Teisseire)*	1 verre: 20cl dilué	**80**	20	0,1	0,1	
Fraise *(Teisseire)*	1 verre: 20cl dilué	**85**	21,3	0,1	0,1	
Framboise *(Teisseire)*	1 verre: 20cl dilué	**85**	20,6	0,1	0,1	
Grenadine *(Teisseire)*	1 verre: 20cl dilué	**87**	21,8	0,1	0,1	
Grenadine 0% de sucre *(Teisseire)*	1 verre: 20cl dilué	**4**	0,8 Suc: 0,44	0,1	0,1	
Iced tea pêche *(Teisseire)*	1 verre: 20cl dilué	**54**	13,4	0,1	0,1	

Boissons

PRODUITS	POIDS D'UNE PORTION (G)	ÉNERGIE (KCAL)	GLUCIDES (G)	LIPIDES (G)	PROTIDES (G)	AUTRES
Menthe 0% de sucre *(Teisseire)*	1 verre : 20cl dilué	**2**	0,2 Suc : 0,2	0,1	0,1	
Menthe verte *(Teisseire)*	1 verre : 20cl dilué	**77**	19,3	0,1	0,1	
Pêche *(Teisseire)*	1 verre : 20cl dilué	**82**	20,5	0,1	0,1	
SMOOTHIES						
Ananas-banane-coco *(Innocent)*	1 verre : 25cl	**173**	37,3 Suc : 32,3	3,3 Ags : 2,5	2	Fib : 3g
Fraise-banane *(Immédia)*	1 verre : 25cl	**113**	24,3 Suc : 24,3	1	1,8	Fib : 2g
Fraise-framboise *(Tropicana)*	1 verre : 25cl	**123**	27,8 Suc : 27,3	0 Ags : 0	1,5	Fib : 4,3g
Framboise-myrtille *(Immédia)*	1 verre : 25cl	**115**	26,8 Suc : 25,8	0,3	1,3	Fib : 3,3g
Mangue orange *(Fruité)*	1 verre : 25cl	**130**	31,3 Suc : 30,8	traces	1,5	
Mangue-ananas-passion *(Tropicana)*	1 verre : 25cl	**130**	29 Suc : 28,5	0,3 Ags : 0	1,8	Fib : 4,3g
Mangue-fruits de la passion *(Innocent)*	1 verre : 25cl	**140**	37 Suc : 31	0,8 Ags : 0,3	1,3	Fib : 4,3g
Mangue-fruits de la passion *(Immédia)*	1 verre : 25cl	**125**	27,3 Suc : 27,3	1	2	
Smoothie fraise-framboise *(Fruité)*	1 verre : 25cl	**110**	26,3 Suc : 25,8	traces	1,5	
SODAS						
Coca-Cola	1 verre : 25cl	**105**	27 Suc : 27	0 Ags : 0	0	Caféine : 0,03g
Coca-Cola Black	1 verre : 25cl	**50**	13 Suc : 13	0 Ags : 0	0	Aspartame Acésulfame-K Caféine : 0,05g
Coca-Cola Cherry	1 verre : 25cl	**105**	27 Suc : 27	0 Ags : 0	0	

Boissons

PRODUITS	POIDS D'UNE PORTION (G)	ÉNERGIE (KCAL)	GLUCIDES (G)	LIPIDES (G)	PROTIDES (G)	AUTRES
Coca-Cola Light	1 verre : 25cl	**1**	0 Suc : 0	0 Ags : 0	0	Aspartame Acésulfame-K
Coca-Cola Light Lemon ou Light Lime (moy.)	1 verre : 25cl	**3**	0 Suc : 0	0 Ags : 0	0	Aspartame Acésulfame-K
Coca-Cola Light Plus	1 verre : 25cl	**1**	0 Suc : 0	0 Ags : 0	0	Aspartame Acésulfame-K
Coca-Cola Light Sango	1 verre : 25cl	**3**	0,7 Suc : 0,7	0 Ags : 0	0	Aspartame Acésulfame-K
Coca-Cola Light sans caféine	1 verre : 25cl	**1**	0 Suc : 0	0 Ags : 0	0	Aspartame Acésulfame-K
Coca-Cola sans caféine	1 verre : 25cl	**110**	28 Suc : 28	0 Ags : 0	0	
Coca-Cola vanille	1 verre : 25cl	**107**	27 Suc : 27	0 Ags : 0	0	
Coca-Cola zéro	1 verre : 25cl	**1**	0 Suc : 0	0 Ags : 0	0	Aspartame Acésulfame-K
Fanta agrumes *(Coca-Cola)*	1 verre : 25cl	**97**	23,5 Suc : 23,5	0 Ags : 0	0	Na : 0,03g
Fanta citron ou orange (moy.) *(Coca-Cola)*	1 verre : 25cl	**98**	24 Suc : 24	0 Ags : 0	0	
Fanta still sans bulles *(Coca-Cola)*	1 verre : 25cl	**98**	23 Suc : 23	0 Ags : 0	0	Na : 0,03g
Fanta World *(Coca-Cola)*	1 verre : 25cl	**64**	15 Suc : 15	0 Ags : 0	0	Sucralose Acésulfame-K
Fanta zéro citron *(Coca-Cola)*	1 verre : 25cl	**2**	0,2 Suc : 0,2	0 Ags : 0	0	Aspartame Acésulfame-K
Fanta zéro orange *(Coca-Cola)*	1 verre : 25cl	**8**	1,2 Suc : 1,2	0 Ags : 0	0	Aspartame Acésulfame-K
Gini Lemon	1 verre : 25cl	**118**	28,3 Suc : 27	0 Ags : 0	0	
Limonade *(Lorina)*	1 verre : 25cl	**75**	18,8	0	0	
Orangina	1 verre : 25cl	**105**	25,5 Suc : 25,5	0 Ags : 0	0,3	

Boissons

PRODUITS	POIDS D'UNE PORTION (G)	ÉNERGIE (KCAL)	GLUCIDES (G)	LIPIDES (G)	PROTIDES (G)	AUTRES
Orangina light	1 verre : 25cl	**15**	3 Suc : 3	0 Ags : 0	0,3	
Orangina rouge	1 verre : 25cl	**110**	26,5 Suc : 25	0 Ags : 0	0,3	
Schweppes agrume	1 verre : 25cl	**70**	17,8 Suc : 17,8	0 Ags : 0	0	
Schweppes indian tonic	1 verre : 25cl	**90**	21,8 Suc : 21,8	0 Ags : 0	0	
Schweppes lemon	1 verre : 25cl	**65**	15,5 Suc : 15,5	0 Ags : 0	0	
Schweppes pêche	1 verre : 25cl	**70**	17 Suc : 17	0 Ags : 0	0	
Seven Up	1 verre : 25cl	**113**	28,3 Suc : 28	0 Ags : 0	0	
Seven Up light	1 verre : 25cl	**0,5**	0,3 Suc : 0	0 Ags : 0	0	
Sprite *(Coca-Cola)*	1 verre : 25cl	**83**	20 Suc : 20	0 Ags : 0	0	Na : 0,02g
Sprite zéro *(Coca-Cola)*	1 verre : 25cl	**3**	0 Suc : 0	0 Ags : 0	0	Na : 0,01g
THÉS GLACÉS						
Ice tea liptonic *(Lipton)*	1 verre : 25cl	**75**	20 Suc : 20	0 Ags : 0	0	
Ice tea mangue ou pêche (moy.) *(Lipton)*	1 verre : 25cl	**74**	17,4 Suc : 17,4	0 Ags : 0	0	
Nestea *(Coca-Cola)*	1 verre : 25cl	**68**	16 Suc : 16	0 Ags : 0	0	Na : 0,05g
Nestea light *(Coca-Cola)*	1 verre : 25cl	**3**	0 Suc : 0	0 Ags : 0	0	Na : 0,05g Aspartame Acésulfame-K
VINS						
Vin blanc (11°) *	1 verre : 15cl	**110**	0,8 Suc : 0,8	0 Ags : 0	0,1	Alc : 15,1g K : 0,1g

** Table de composition nutritionnelle des aliments Ciqual 2008*

Boissons

PRODUITS	POIDS D'UNE PORTION (G)	ÉNERGIE (KCAL)	GLUCIDES (G)	LIPIDES (G)	PROTIDES (G)	AUTRES
Vin blanc mousseux *	1 verre: 15cl	**110**	3,5 Suc: 3,5	0 Ags: 0	0,2	Alc: 13,6g K: 0,07g
Vin doux *	1 verre: 15cl	**198**	15,5 Suc: 15,5	0 Ags: 0	0,06	Alc: 19,3g K: 0,13g
Vin rosé (11°) *	1 verre: 15cl	**101**	2,9 Suc: 2,9	0 Ags: 0	0,3	Alc: 13g K: 0,13g
Vin rouge (10°) *	1 verre: 15cl	**86**	0,3 Suc: 0,3	0 Ags: 0	0,3	Alc: 12g K: 0,15g
Vin rouge (11°) *	1 verre: 15cl	**94**	0,3 Suc: 0,3	0 Ags: 0	0,1	Alc: 13,2g K: 0,17g
Vin rouge (12°) *	1 verre: 15cl	**103**	0,3 Suc: 0,3	0 Ags: 0	0,2	Alc: 14,4g K: 0,17g
Vin rouge (13°) *	1 verre: 15cl	**110**	0,3 Suc: 0,3	0 Ags: 0	0,2	Alc: 15,4g K: 0,17g
Vin rouge (9°) *	1 verre: 15cl	**81**	0,3 Suc: 0,3	0 Ags: 0	0,3	Alc: 11,2g K: 0,17g

** Table de composition nutritionnelle des aliments Ciqual 2008*

Glaces & Confiseries

Glaces à l'eau, glaces au yaourt, crèmes glacées, cônes, bonbons, chewing-gums, chocolats, barres chocolatées… à cette liste de gourmandises auraient pu être ajoutés les gâteaux et les pâtisseries (classés parmi les aliments céréaliers).

Tous ces aliments ont en commun leur saveur sucrée, mais certains apportent aussi des graisses cachées. Ils ne sont pas indispensables à une alimentation équilibrée. Mais ce sont des aliments plaisir, dont il serait dommage de se priver totalement.

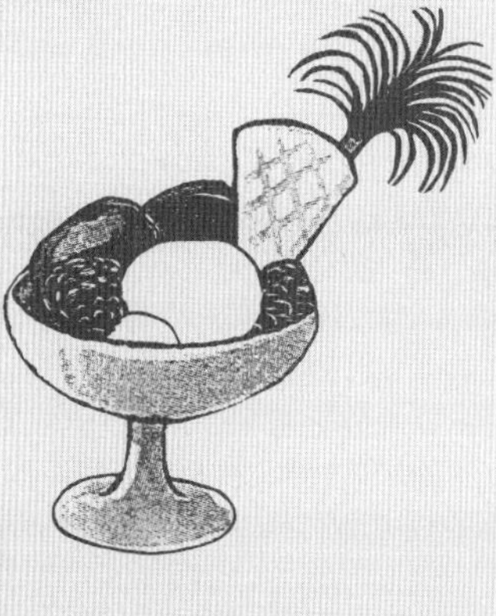

LES GLACES

Dans cette catégorie cohabitent des produits très différents, dont l'apport énergétique va du simple au triple !

★ **Les glaces à l'eau et les sorbets,** à base d'eau, de sucre et de fruits, sont les moins caloriques puisqu'ils ne comportent aucune graisse. Selon les parfums, ils apportent de 15 à 30 g de glucides pour 100 g (2 grosses boules), l'équivalent de 3 à 6 morceaux de sucre. Pour qu'ils n'élèvent pas trop la glycémie (et par suite l'insuline, une hormone qui favorise les réserves de graisse), il vaut mieux les consommer en dessert, en fin de repas. Ils peuvent aussi servir d'en-cas énergétique pendant un effort physique (balade à vélo, randonnée).

Préférez les sorbets « plein fruit », dont la proportion de fruits est supérieure (pour un meilleur apport de fibres et d'anti-oxydants).

★ **Les crèmes glacées** sont moins sucrées, mais elles apportent des lipides, de 4 à 18 g pour 100 g (l'équivalent de 1,5 à 2 portions individuelles de beurre), majoritairement saturés puisqu'il s'agit de graisses laitières.
Si vous avez un excès de cholestérol, comparez-les et choisissez les moins grasses. Les plus caloriques sont les plus élaborées, comportant des inclusions : morceaux de noisette, marrons, nougat, cookies…

Présentées sous forme de bâtonnets ou de cônes, elles atteignent largement 200 kcal la portion ; cela vaut une petite part de gâteau.

★ **Les glaces au yaourt,** moins « gourmandes », sont nettement moins grasses et caloriques et peuvent constituer un bon compromis.

LES BONBONS ET LES CHEWING-GUMS

★ **Les « classiques ».** Ils contiennent pratiquement 100 % de sucres, composés de sucre ou de sirop de glucose ou de fructose, d'arômes, voire d'agents de texture comme les gommes dans les chewing-gums.

Une consommation excessive présente divers inconvénients : un apport de sucres rapides qui stimulent la production d'insuline, un risque de carie dentaire si on ne se brosse pas les dents après les avoir consommés.

Toutefois, en manger quelques-uns ne porte pas à conséquence, surtout si vous choisissez les moins lourds (2,5 g le bonbon !). Si vous avez des enfants consommateurs réguliers, préférez les bonbons sans colorants artificiels.

★ **Les « sans sucre »** comportent des édulcorants en remplacement du sucre : aspartame et/ou acésulfame-K, associés à des polyols : xylitol, sorbitol, maltitol…

Ils portent obligatoirement la mention « une consommation excessive peut avoir des effets laxatifs » car les polyols, fermentant dans l'intestin, peuvent accélérer le transit. Ils sont de 1,5 à 2 fois moins caloriques que les produits traditionnels. Ils n'élèvent pas la glycémie et ne donnent pas de carie.

LES CHOCOLATS

Ils sont élaborés à partir de cacao, de beurre de cacao et de sucre, en proportions variables selon leur dénomination. Les chocolats « au lait » sont enrichis en lait. Les traditionnels chocolats aux noisettes côtoient désormais des chocolats à l'orange, à la pistache, au sésame…

Contrairement aux idées reçues, le chocolat noir n'est pas moins calorique. Au contraire, plus il contient de cacao, plus il est gras et énergétique. Il apporte en revanche davantage de bons nutriments du cacao : magnésium, fer, polyphénols anti-oxydants.

Si vous surveillez votre ligne, n'hésitez donc pas à varier les chocolats. Attention néanmoins au poids des carrés, qui va de 4,5 g à 25 g : cela n'a rien à voir en termes de calories !

Préférez les chocolats qui ne contiennent que du beurre de cacao, et pas d'autres matières grasses végétales, qui peuvent s'avérer être des graisses de palme ou de coprah, très saturées.

1. Confiserie et chocolat

PRODUITS	POIDS D'UNE PORTION (G)	ÉNERGIE (KCAL)	GLUCIDES (G)	LIPIDES (G)	PROTIDES (G)	AUTRES
BARRES CHOCOLATÉES						
Balisto Fruits des bois *(Mars)*	1 barre : 20g	**101**	11,8 Suc : 8,6	5,3 Ags : 3,5	1,5	Fib : 0,6g Na : 0,05g
Balisto Lait miel amandes *(Mars)*	1 barre : 20g	**105**	11,1 Suc : 7,9	6 Ags : 3,6	1,5	Fib : 0,7g Na : 0,05g
Bounty Mini *(Mars)*	1 barre : 28,5g	**133**	16,8 Suc : 13,6	6,8 Ags : 5,6	1,1	Fib : 0,6g Na : 0,03g
Crunch Snack *(Nestlé)*	1 barre : 40g	**208**	22,9	11,9	2,2	
Kinder bueno *(Ferrero)*	1 barre : 21,5g	**123**	10,4	8,1	2,1	Ca : 0,05g
Kinder bueno white blanc *(Ferrero)*	1 barre : 21,5 g	**120**	11,3	7,6	1,5	
Kinder country *(Ferrero)*	1 barre : 23,5 g	**130**	12,5	7,9	2,2	Ca : 0,07g
Kinder maxi *(Ferrero)*	1 barre : 21g	**116**	10,9	7,1	2,1	Ca : 0,08g
Kit Kat *(Nestlé)*	1 barre : 45g	**228**	27,5 Suc : 22,6	11,7 Ags : 6,7	3,2	Fib : 1g
Kit Kat Chunky *(Nestlé)*	1 barre : 50g	**256**	29,7 Suc : 24,5	13,8 Ags : 9,5	3,4	Fib : 0,6g
Lion *(Nestlé)*	1 barre : 45g	**226**	29,2	11,2	2,1	Na : 0,04g
Lion Crisp *(Nestlé)*	1 barre : 30g	**156**	19,4	7,9	1,7	
Mars *(Mars)*	1 barre : 42g	**191**	29,2 Suc : 26,8	7,6 Ags : 4,4	1,5	Fib : 0,3g Na : 0,07g
Mars delight *(Mars)*	1 barre : 18g	**99**	10,4 Suc : 8,6	5,9 Ags : 4	1	Na : 0,02g
Nougati Côte d'or *(Kraft Foods)*	1 barre : 30g	**143**	17,1 Suc : 16,5	7,4 Ags : 3,2	1,8	Fib : 0,5g Na : 0,03g
Nuts *(Nestlé)*	1 barre : 50g	**244**	31	12,1	2,6	
Snickers *(Mars)*	1 barre : 50g	**253**	27,8 Suc : 23,9	13,7 Ags : 5,4	4,7	Fib : 0,6g Na : 0,1g
Twix *(Mars)*	1 barre : 29g	**143**	18,6 Suc : 14	7 Ags : 4	1,4	Fib : 0,4g Na : 0,05g

1. Confiserie et chocolat

PRODUITS	POIDS D'UNE PORTION (G)	ÉNERGIE (KCAL)	GLUCIDES (G)	LIPIDES (G)	PROTIDES (G)	AUTRES
BONBONS						
Arlequin Jellizz *(Lutti)*	1 bonbon : 5g	**17**	3,7	0	0,3	
Arlequin Original *(Lutti)*	1 bonbon : 5g	**19**	4,7	0	0	
Assortiment royal *(La pie qui chante)*	1 bonbon : 5g	**21**	4,2	0,4	0,1	
Batna *(Krema)*	1 bonbon : 5g	**30**	5,5 Suc : 4,9	0,5 Ags : 0,5	0,2	
Berries *(Haribo)*	1 bonbon : 5g	**17**	4,2	0	0,1	
Bracelet *(Look o Look)*	1 bracelet : 30 g	**109**	26,7 Suc : 25,8	0,3 Ags : 0,3	0	
Car en sac *(Haribo)*	1 bonbon : 3g	**11**	2,7	0	0,1	
Carambar Assortiment family	1 bonbon : 7g	**27**	5,8 Suc : 4	0,4 Ags : 0,4	0,1	
Carambar Drinks	1 bonbon : 7g	**25**	5,7 Suc : 3,9	0,3 Ags : 0,3	0,1	
Carambar Flex	1 bonbon : 14g	**45**	9,8 Suc : 6,4	0,1 Ags : 0,1	0,7	
Carambar Minis gourmands ou Mini mix (moy.)	1 bonbon : 3g	**12**	2,4 Suc : 1,55	0,25 Ags : 0,25	0,1	
Carambar Molo	1 bonbon : 10g	**35**	8,2 Suc : 6	0 Ags : 0	0,4	
Chamallow *(Haribo)*	1 bonbon : 10g	**33**	8	0	0,3	
Ch'ti caramel saveur spéculos *(Georges Verquin)*	1 bonbon : 6,6g	**28**	4,8 Suc : 3,4	0,9 Ags : 0,7	0,2	
Cool music *(Look o Look)* - Bonbon en poudre	1 sifflet : 5g	**19**	4,7 Suc : 4,7	0 Ags : 0	0	
Coquillages roudoudou *(Look o Look)*	1 bonbon : 5g	**18**	4,4 Suc : 4,4	0 Ags : 0	0,1	
Dragées *(Festy)*	1 dragée : 5g	**24**	4,1	0,8	0,2	
Dragibus *(Haribo)*	1 bonbon : 3g	**11**	2,8	0	0	
Dragibus Soft *(Haribo)*	1 bonbon : 5g	**19**	4,7	0	0	

1. Confiserie et chocolat

PRODUITS	POIDS D'UNE PORTION (G)	ÉNERGIE (KCAL)	GLUCIDES (G)	LIPIDES (G)	PROTIDES (G)	AUTRES
Dragolo *(Haribo)*	1 bonbon : 5g	**18**	4,3	0	0,2	
Festival *(Krema)*	1 bonbon : 5g	**25**	4,9 Suc : 3,8	0,4 Ags : 0,4	0,1	
Flast Fraise *(Look o Look)*	1 bonbon : 5g	**18**	4,1 Suc : 2,6	0,1 Ags : 0,1	0,1	
Floppy *(Haribo)*	1 bonbon : 3g	**12**	2,9	0	0,1	
Fruikipik *(Haribo)*	1 bonbon : 5g	**17**	4	0	0,2	
Goméa *(Lutti)* - gomme menthe réglisse	1 gomme : 5g	**12**	2,8 Suc : 1,9	0 Ags : 0	0,4	
Gommes tendres sans sucre menthe-eucalyptus ou réglisse (moy.) *(Georges Verquin)*	1 gomme : 3g	**10**	2,35 Suc : 0	0 Ags : 0	0,1	
Gom's acacia *(La pie qui chante)*	1 bonbon : 5,5g	**20**	3,9 Suc : 2,8	0 Ags : 0	0,5	Fib : 0,4g
Gom's menthe eucalyptus *(La pie qui chante)*	1 bonbon : 1,9g	**5**	1,4 Suc : 1	0 Ags : 0	0,2	Fib : 0,1g
Halls *(Cadbury)*	1 bonbon : 4g	**15**	3,6 Suc : 2,5	0 Ags : 0	0	
Hari *(Haribo)*	1 bonbon : 5g	**17**	4	0	0,4	
Koala *(Lutti)* - guimauve et chocolat	1 bonbon : 15g	**57,8**	10,4	1,5	0,8	
La Bonbonnière *(Lutti)*	1 bonbon : 5g	**20**	4,3	0,3	0,1	
Menthe claire *(La pie qui chante)*	1 bonbon : 5g	**20**	5,1 Suc : 3,8	0 Ags : 0	0	
Menthise *(Lutti)*	1 bonbon : 8g	**29**	7,2	0	0	
Mentos *(Perfetti Van Melle)*	1 bonbon : 3g	**11,6**	1,8 Suc : 1,4	0,1 Ags : 0,1	0	
Mi Cho Ko *(La pie qui chante)*	1 bonbon : 6g	**30**	4,2 Suc : 3,4	1,4 Ags : 1,2	0,2	Fib : 0,2g
Mint *(Lutti)*	1 bonbon : 6g	**23**	5,6	0	0	

1. Confiserie et chocolat

PRODUITS	POIDS D'UNE PORTION (G)	ÉNERGIE (KCAL)	GLUCIDES (G)	LIPIDES (G)	PROTIDES (G)	AUTRES
O'Tablo *(Lutti)*	1 bonbon : 10g	**39**	8,8	0,2	0,2	
Pastille à la menthe *(Vichy)*	1 pastille : 2,5g	**10**	2,5 Suc : 2,5	0 Ags : 0	0	
Pez - bonbon aux fruits	1 barre : 8,5g	**34**	8	0,1	0	
Phantasia *(Haribo)*	1 bonbon : 5g	**17**	4	0	0,4	
Pimousse Compil *(La pie qui chante)*	1 bonbon : 5g	**17**	4 Suc : 3,5	0	0,2	
Pimousse mûre framboise *(La pie qui chante)*	1 gomme : 4g	**15**	3,8 Suc : 3,6	0 Ags : 0	0,1	
Pimousse Soucoupes ou Titeuf (moy.) *(La pie qui chante)*	1 bonbon : 5g	**15**	3,75 Suc : 2,8	0,1 Ags : 0,1	0,25	
Pimousse Zinzinfruit *(La pie qui chante)*	1 bonbon : 6g	**20**	4,7 Suc : 3,4	0 Ags : 0	0,3	
Polka *(Haribo)*	1 bonbon : 5g	**17**	4	0	0,3	
Regal'ad *(Krema)*	1 bonbon : 5g	**25**	5 Suc : 3,9	0,4 Ags : 0,4	0,1	
Ricola sans sucre Alpin fresh, argousier, cassis, citron-mélisse, eucalyptus, menthol, orange-menthe ou verveine citronnée (moy.)	1 bonbon : 2,5g	**6**	2,4 Suc : 0	0 Ags : 0	0	
Schtroumpf *(Haribo)*	1 bonbon : 5g	**17**	3,8	0	0,4	
Serpini lacet *(Look o Look)*	1 lacet : 10g	**35**	7,8 Suc : 3,3	0,3 Ags : 0,1	0,3	
Skittles *(Mars)*	1 bonbon : 3g	**12**	2,7	0,1	0	
Tagada *(Haribo)*	1 bonbon : 5g	**18**	4,4	0	0,2	
Tic Tac, tous parfums *(Ferrero)*	1 bonbon : 0,5g	**2**	0,5	0	0	
Werthers original classic	1 bonbon : 5g	**14,5**	4,3	0,3 Ags : 0,2	0	
Zanzigliss *(Haribo)*	1 bonbon : 8g	**28**	6,5	0,1	0,2	

1. Confiserie et chocolat

PRODUITS	POIDS D'UNE PORTION (G)	ÉNERGIE (KCAL)	GLUCIDES (G)	LIPIDES (G)	PROTIDES (G)	AUTRES
CHEWING GUMS						
Freedent framboise citronnelle *(Wrigley)* - sans sucre	1 chewing gum : 2g	**3,6**	1,5 Suc : 0	0 Ags : 0	0	polyols
Freedent Fusion menthe forte ou xylitol (moy.) *(Wrigley)*	1 chewing gum : 2g	**3,3**	1,4 Suc : 0	0 Ags : 0	0	polyols
Malabar Boost ou Crazy (moy.)	1 chewing gum : 6g	**20**	5,1 Suc : 4,45	0 Ags : 0	0	
CONFISERIES CHOCOLATÉES						
After Eight *(Nestlé)*	1 feuille : 20g	**84**	14,6	2,6	0,5	
Amandines saveur tiramisu *(Cémoi)*	1 amande : 5g	**29**	2,2	2	0,6	
Célébrations *(Mars)*	1 bonbon : 10g	**50**	6,2 Suc : 5,5	2,5 Ags : 1,5	0,6	Na : 0,02g
Chuchotis *(Poulain)*	1 tuile : 3g	**15**	1,9 Suc : 1,7	0,9 Ags : 0,5	0,2	Fib : 0,1g
Côte d'or Dégustation Noir de noir *(Kraft Foods)*	1 carré : 10g	**53**	4,7 Suc : 4,4	3,5 Ags : 2,2	0,6	Fib : 0,9g
Côte d'or Dégustation Noir orange *(Kraft Foods)*	1 carré : 10g	**58**	3,3 Suc : 2,9	4,7 Ags : 2,9	0,7	Fib : 1g
Côte d'or Lait noisettes ou Noir noisettes (moy.) *(Kraft Foods)*	1 carré : 20g	**113**	8,8 Suc : 8,4	7,8 Ags : 3,5	1,6	
Côte d'or Oraïa *(Kraft Foods)*	1 chocolat : 12,5g	**68**	6,3	4,3	1	
Daim *(Kraft Foods)*	1 bonbon : 5g	**27**	3	1,6	0,2	
Kinder surprise *(Ferrero)*	1 œuf : 20g	**113**	10,3	7,1	1,9	Ca : 0,06g
Kit Kat Ball *(Nestlé)*	1 sachet : 30g	**148**	18,8 Suc : 14,8	7,2 Ags : 4,4	2,1	Fib : 1g Na : 0,1g
M&M's choco *(Mars)*	1 sachet : 20g	**98**	13,4 Suc : 13	4,5 Ags : 2,7	1	Fib : 0,5g Na : 0,01g
M&M's Peanuts *(Mars)*	1 bonbon : 5g	**26**	3 Suc : 2,6	1,3 Ags : 0,6	0,5	Na : 0,02g

1. Confiserie et chocolat

PRODUITS	POIDS D'UNE PORTION (G)	ÉNERGIE (KCAL)	GLUCIDES (G)	LIPIDES (G)	PROTIDES (G)	AUTRES
Maltersers	1 bonbon : 5g	**25**	3,1 Suc : 2,7	1,2 Ags : 0,8	0,4	
Milka Rolls *(Kraft Foods)*	1 sachet : 22g	**100**	15 Suc : 10,5	3,5 Ags : 2	1,7	Fib : 0,5g Na : 0,02g
Nestlé Noir Intense 70% de cacao	1 carré : 7,5g	**42**	2,3	3,4	0,6	
Nutella Go! *(Ferrero)*	1 boite : 52g	**260**	31,4	13	4,2	
Quality street *(Nestlé)*	1 bonbon : 10g	**46**	6,6	2	0,4	
Schokobon *(Kinder)*	1 bonbon : 6g	**33**	2,9	2,1	0,5	
Smarties	1 boîte : 14g	**66**	10,3	2,5	0,6	
Suchard Imagine *(Kraft Foods)*	1 bonbon : 15g	**83**	7,8 Suc : 7,4	5,3 Ags : 3	1	Fib : 0,4g
Suchard Rocher lait ou macaron (moy.) *(Kraft Foods)*	1 rocher : 31g	**178**	15 Suc : 13	12,25 Ags : 6,2	2,1	
Suchard Rocher noir *(Kraft Foods)*	1 rocher : 35g	**195**	17,5 Suc : 16,5	13 Ags : 5,8	1,8	Fib : 1,7g Na : 0,04g
TABLETTES DE CHOCOLAT						
Cœur de nougat *(Nestlé)*	1 carré : 15g	**56**	6,2	3,1	0,7	
Cœur de pâte d'amandes *(Nestlé)*	1 carré : 15g	**54**	5,5 Suc : 4	3,2 Ags : 1,3	0,7	Fib : 0,6g
Côte d'or chocolat au lait *(Kraft Foods)*	3 carrés : 25g	**135**	13,5 Suc : 13	7,9 Ags : 4,9	2,1	Fib : 0,8g
Côte d'or chocolat noir *(Kraft Foods)*	3 carrés : 25g	**130**	14,5 Suc : 14	6,9 Ags : 4,3	1,2	Fib : 1,7g
Côte d'or Citron Gingembre *(Kraft Foods)*	3 carrés : 25g	**140**	12 Suc : 11,5	9,7 Ags : 5,6	1,2	Fib : 1,5g
Côte d'or Dégustation 70% Noir Intense *(Kraft Foods)*	3 carrés : 30g	**175**	9 Suc : 7,8	14,5 Ags : 9	2,1	Fib : 3,1g
Côte d'or Dégustation 70% Orange noir, Pistache noir ou Sésame noir (moy.) *(Kraft Foods)*	3 carrés : 30g	**171**	10,5 Suc : 9,2	13,3 Ags : 7,9	2,1	Fib : 2,9g
Côte d'or Dégustation 86% Noir Brut *(Kraft Foods)*	3 carrés : 30g	**181**	5,6 Suc : 4	16,2 Ags : 10	2,6	Fib : 3,8g

1. Confiserie et chocolat

PRODUITS	Poids d'une portion (g)	Énergie (kcal)	Glucides (g)	Lipides (g)	Protides (g)	Autres
Côte d'or Lait Amandes caramélisées *(Kraft Foods)*	2 carrés : 33,3g	**164**	15 Suc : 14,4	10,2 Ags : 4,7	3	Fib : 1g Na : 0,1g
Côte d'or Lait Noisettes *(Kraft Foods)*	2 carrés : 33,3g	**190**	14	13,5	3,3	
Côte d'or Lait Noix de Pécan *(Kraft Foods)*	2 carrés : 33,3g	**170**	14,4 Suc : 13,8	11,3 Ags : 5	2,4	Fib : 1g Na : 0,02g
Côte d'or Lait Praliné Fondant *(Kraft Foods)*	1 barre : 28,6g	**150**	16,5 Suc : 16	8,9 Ags : 4,6	1,9	Fib : 0,7g Na : 0,02g
Côte d'or Lait Raisins Noisettes *(Kraft Foods)*	2 carrés : 33,3g	**156**	15 Suc : 14,4	9,5 Ags : 4,5	2,6	Fib : 1,2g Na : 0,02g
Côte d'or Noir Amandes *(Kraft Foods)*	2 carrés : 33,3g	**161**	12,6 Suc : 12	10,9 Ags : 4,7	2,8	Fib : 2,5g
Côte d'or Noir Noisettes *(Kraft Foods)*	2 carrés : 33,3g	**185**	14	13	2,6	
Côte d'or Noir Praliné Fondant *(Kraft Foods)*	1 barre : 28,6g	**135**	13 Suc : 12,5	8,6 Ags : 4	1,4	Fib : 1,3g
Côte d'or Praliné Intense *(Kraft Foods)*	1 barre : 28,6g	**136**	12,5 Suc : 12	8,8 Ags : 4	1,4	Fib : 1,3g
Côte d'or Truffé Noir ou Noir orange (moy.) *(Kraft Foods)*	1 barre : 27,2g	**153**	12,75 Suc : 12,25	10,25 Ags : 5,9	1,3	Fib : 1,6g
Crunch *(Nestlé)*	1 carré : 10g	**51**	5,8	2,8	0,7	
Dessert Corsé 64% *(Nestlé)*	5 carrés : 25g	**131**	10	9,1	1,8	
Dessert Éclats de noisettes *(Nestlé)*	5 carrés : 25g	**136**	11,5	9,4	1,4	
Dessert lait *(Nestlé)* - chocolat pâtissier	5 carrés : 21,2g	**115**	11,1 Suc : 9,5	7,2 Ags : 4	1,4	Fib : 0,8g Na : 0,01g
Dessert noir *(Nestlé)*	5 carrés : 25g	**133**	12,6 Suc : 11,6	8,6 Ags : 5,4	1,3	Fib : 1,9g
Éclat noir *(Nestlé)*	2 carrés : 20g	**105**	7,8 Suc : 7	7,5 Ags : 4,4	1,5	Fib : 2,9g
Fondant Extrême *(Nestlé)*	2 carrés : 20g	**111**	7,2 Suc : 6,5	8,4 Ags : 4,8	1,5	Fib : 2,5g
Galak *(Nestlé)*	1 carré : 5,6g	**30**	3,2	1,8	0,4	Ca : 0,13g

1. Confiserie et chocolat

PRODUITS	POIDS D'UNE PORTION (G)	ÉNERGIE (KCAL)	GLUCIDES (G)	LIPIDES (G)	PROTIDES (G)	AUTRES
Intense 70 % *(Nestlé)*	2 carrés : 20g	**112**	6,1 Suc : 5,3	9 Ags : 5,3	1,6	Fib : 3g
Lait Noisettes entières *(Nestlé)*	2 carrés : 33,3g	**190**	15,4 Suc : 13,6	13 Ags : 4,5	2,7	Fib : 1,3g Na : 0,02g
Meunier 81% *(Nestlé)*	1 barre : 20g	**99**	10,6	5,7	1,2	
Milka *(Kraft Foods)*	4 carrés : 33g	**176**	19,5 Suc : 19	9,8 Ags : 5,8	2,2	Fib : 0,6g Na : 0,06g
Milka Caramel *(Kraft Foods)*	4 carrés : 35g	**190**	19,6 Suc : 18,9	11,6 Ags : 6,3	1,7	Fib : 0,3g Na : 0,05g
Milka Daim *(Kraft Foods)*	7 carrés : 30g	**159**	17,5 Suc : 17,5	9 Ags : 5,1	1,7	Fib : 0,5g Na : 0,06g
Milka Noisettes entières *(Kraft Foods)*	7 carrés : 30g	**167**	14,5	11	2,5	
Milka Riz croustillant *(Kraft Foods)*	7 carrés : 30g	**150**	18,5	7,5	2	
Milka Sans sucres ajoutés *(Kraft Foods)*	1 carré : 25g	**118**	13,5 Suc : 3,1	8,1 Ags : 4,8	1,7	Fib : 0,6g Na : 0,04g Maltitol
Milka Tendre au lait *(Kraft Foods)*	4 carrés : 35g	**201**	18,2 Suc : 18,2	13,4 Ags : 7,6	1,8	Fib : 0,3g Na : 0,04g
Milka Tendre dégustation *(Kraft Foods)*	1 carré : 25g	**132**	14,5 Suc : 14,5	7,4 Ags : 4,3	1,7	Fib : 0,5g Na : 0,04g
Milka Tendre frisson *(Kraft Foods)*	1 carré : 25g	**151**	11,5 Suc : 11	11 Ags : 8,2	1,2	Fib : 0,6g Na : 0,03g
Milka Tendres moments cappuccino, caramel, mousse au chocolat ou praliné (moy.) *(Kraft Foods)*	2 carrés : 32g	**179**	16,7 Suc : 16,2	11,4 Ags : 25,3	2,1	Fib : 0,8g Na : 0,045g
Mousse délicate *(Nestlé)*	2 carrés : 20g	**99**	8,7 Suc : 7,8	6,3 Ags : 3	1,2	Fib : 1,5g
Noir Noisettes *(Nestlé)*	1 carré : 10g	**57**	3,3 Suc : 2,8	4,5 Ags : 2,1	0,9	Fib : 1,2g
Noir Noisettes Amandes Raisins *(Nestlé)*	2 carrés : 33,3g	**172**	13,5 Suc : 12,2	12 Ags : 5,4	2,7	Fib : 3,9g
Noir Noisettes Éclats de gaufrettes *(Nestlé)*	2 carrés : 33,3g	**173**	15,3 Suc : 11,1	11,3 Ags : 6,1	2,3	Fib : 3,8g Na : 0,02g

2. Glaces

PRODUITS	POIDS D'UNE PORTION (G)	ÉNERGIE (KCAL)	GLUCIDES (G)	LIPIDES (G)	PROTIDES (G)	AUTRES
BARRES GLACÉES						
Bounty	1 barre : 25ml	**72**	6,2 Suc : 5,4	4,8 Ags : 3,3	1,1	
Maltesers	1 barre : 46ml	**113**	11,3 Suc : 9,3	7 Ags : 4,8	1,3	
Mars mini barre	1 barre : 17g	**63**	6,7 Suc : 5,3	3,7 Ags : 2,4	0,8	
Snickers	1 barre : 53ml	**185**	17,2 Suc : 13	11,2 Ags : 5,9	3,8	
Twix	1 barre : 42ml	**125**	12,7 Suc: 10,6	7,5 Ags : 4,8	1,9	
CRÈMES GLACÉES EN BAC						
Café *(Picard)*	2 boules : 100ml	**93**	12,2	4,3	1,4	
Café La Laitière *(Nestlé)*	2 boules : 100ml	**108**	17,1 Suc : 15	3,7 Ags : 2,3	1,5	Fib : 1,4g Na : 0,04g
Caramel *(Carte d'or)*	2 boules : 100ml	**110**	15	4,5	1,5	
Caramel avec morceaux *(Picard)*	2 boules : 100ml	**109**	15	5	1,1	
Chocolat avec pépites *(Picard)*	2 boules : 100ml	**118**	14,5	5,7	2,2	
Chocolat blanc La Laitière *(Nestlé)*	2 boules : 100ml	**123**	16,8 Suc: 13,3	5,5 Ags : 3,4	1,6	Fib : 0,1g Na : 0,03g
Chocolat intense La Laitière *(Nestlé)*	2 boules : 100ml	**113**	14,6 Suc: 12,1	5,2 Ags : 3,2	1,9	Fib : 1,3g Na : 0,04g
Chocolat liégois La Laitière *(Nestlé)*	2 boules : 100ml	**94**	14,6 Suc: 12,1	3,1 Ags : 1,9	1,8	Fib : 1,1g Na : 0,04g
Chocolat noir *(Carte d'or)*	2 boules : 100ml	**110**	13	6	2	
Crème brûlée et nougatine La Laitière *(Nestlé)*	2 boules : 100ml	**130**	16,7 Suc: 14,5	6,4 Ags : 3,8	1,4	Fib : 0,3g Na : 0,03g
Crème caramel La Laitière *(Nestlé)*	2 boules : 100ml	**113**	18,4 Suc: 11,2	3,8 Ags : 2,4	1,3	Fib : 0,1g Na : 0,03g

2. Glaces

PRODUITS	POIDS D'UNE PORTION (G)	ÉNERGIE (KCAL)	GLUCIDES (G)	LIPIDES (G)	PROTIDES (G)	AUTRES
Menthe *(Picard)*	2 boules : 100ml	**111**	14,8	5,3	0,9	
Menthe chocolat *(Carte d'or)*	2 boules : 100ml	**107**	13	5,3	1,4	
Menthe feuillettée chocolat La Laitière *(Nestlé)*	2 boules : 100ml	**140**	17,5 Suc : 16	7,1 Ags : 4,6	1,6	Fib : 0,6g Na : 0,04g
Nougat *(Carte d'or)*	2 boules : 100ml	**120**	13	6	2	
Nougat avec morceaux nougat pistache *(Picard)*	2 boules : 100ml	**137**	13,2	8,4	2,1	
Nougats avec morceaux La Laitière *(Nestlé)*	2 boules : 100ml	**120**	17,4 Suc : 13,5	4,8 Ags : 2,3	1,8	Fib : 0,4g Na : 0,04g
Pistache *(Carte d'or)*	2 boules : 100ml	**110**	12	6	2	
Pistache avec morceaux *(Picard)*	2 boules : 100ml	**108**	12,2	5,8	1,7	
Pistache éclats de noisettes grillées La Laitière *(Nestlé)*	2 boules : 100ml	**108**	15,4 Suc : 12,5	4,4 Ags : 2	1,8	Fib : 0,4g Na : 0,03g
Plombières morceaux de fruits confits La Laitière *(Nestlé)*	2 boules : 100ml	**109**	19,4 Suc : 15,3	3 Ags : 1,8	1,2	Fib : 0,2g Na : 0,04g
Praliné *(Carte d'or)*	2 boules : 100ml	**111**	14	5,3	1,6	
Praliné feuilleté chocolat et nougatine La Laitière *(Nestlé)*	2 boules : 100ml	**172**	16,4 Suc : 15,9	10,4 Ags : 5,8	3,1	Fib : 0,7g Na : 0,03g
Rhum raisins *(Picard)*	2 boules : 100ml	**102**	15,3	4	1,1	
Rhum raisins *(Carte d'or)*	2 boules : 100ml	**100**	12	4	1,5	
Rhums raisins La Laitière *(Nestlé)*	2 boules : 100ml	**97**	16,5 Suc : 13,2	2,8 Ags : 1,7	1,4	Fib : 0,8g Na : 0,04g
Vanille *(Picard)*	2 boules : 100ml	**101**	13,3	4,6	1,5	

2. Glaces

PRODUITS	POIDS D'UNE PORTION (G)	ÉNERGIE (KCAL)	GLUCIDES (G)	LIPIDES (G)	PROTIDES (G)	AUTRES
Vanille *(Carte d'or)*	2 boules : 100ml	**100**	14	4,5	1,5	
Vanille façon île flottante La Laitière *(Nestlé)*	2 boules : 100ml	**96**	16,5 Suc : 14,4	2,6 Ags : 1,5	1,6	Fib : 0,1g Na : 0,03g
Vanille fondant au chocolat La Laitière *(Nestlé)*	2 boules : 100ml	**112**	15,2 Suc : 12,9	4,9 Ags : 4,2	1,7	Fib : 1,1g Na : 0,05g
Vanille fondant de chocolat La Laitière *(Nestlé)*	2 boules : 100ml	**121**	15,2 Suc : 12,5	5,9 Ags : 3,7	1,7	Fib : 0,7g Na : 0,04g
Vanille framboise meringue La Laitière *(Nestlé)*	2 boules : 100ml	**97**	15,2 Suc : 13,3	3,6 Ags : 2,2	0,9	Fib : 0,5g Na : 0,02g
Vanille intense La Laitière *(Nestlé)*	2 boules : 100ml	**94**	15,1 Suc : 12,2	3,2 Ags : 2	1,3	Fib : 0,1g Na : 0,03g
Vanille mousse vanille La Laitière *(Nestlé)*	2 boules : 100ml	**98**	13,9 Suc : 12,6	4 Ags : 2,5	1,5	Fib : 0,1g Na : 0,03g
Vanille pécan caramel *(Carte d'or)*	2 boules : 100ml	**140**	17	7	1,5	
Vanille pommes caramélisées La Laitière *(Nestlé)*	2 boules : 100ml	**129**	16,6 Suc : 13,7	6,3 Ags : 3,8	1,4	Fib : 0,2g Na : 0,03g
Vanille sauce caramel et noix de pécan La Laitière *(Nestlé)*	2 boules : 100ml	**134**	16,5 Suc : 13,1	6,8 Ags : 4,4	1,6	Fib : 0,2g Na : 0,04g
GLACES INDIVIDUELLES						
Bâtonnet Le Craquant chocolat amandes noisettes La Laitière *(Nestlé)*	1 bâtonnet : 90ml	**218**	19,4 Suc : 16,9	14,2 Ags : 8,3	3,2	Fib : 2,6g Na : 0,05g
Bâtonnet Le Craquant chocolat crème brûlée La Laitière *(Nestlé)*	1 bâtonnet : 90ml	**215**	23 Suc : 20,7	12,6 Ags : 8,7	2,3	Fib : 1g Na : 0,05g
Bâtonnet Le Craquant crème brûlée La Laitière *(Nestlé)*	1 bâtonnet : 90ml	**215**	23 Suc : 20,7	12,6 Ags : 8,7	2,3	Fib : 1g Na : 0,05g

2. Glaces

PRODUITS	Poids d'une portion (g)	Énergie (kcal)	Glucides (g)	Lipides (g)	Protides (g)	Autres
Bâtonnet Le Craquant framboise La Laitière *(Nestlé)*	1 bâtonnet: 90ml	**85**	21 Suc: 15,4	0 Ags: 0	0,3	Fib: 1,7g
Bâtonnet Le Craquant mangue passion La Laitière *(Nestlé)*	1 bâtonnet: 90ml	**77**	19,2 Suc: 15,1	0 Ags: 0	0,2	Fib: 2,2g
Bâtonnet Le Craquant vanille chocolat blanc La Laitière *(Nestlé)*	1 bâtonnet: 90ml	**226**	22,3 Suc: 20,3	14 Ags: 9,8	2,8	Fib: 0,1g Na: 0,05g
Bâtonnet Le Craquant vanille nougatine La Laitière *(Nestlé)*	1 bâtonnet: 90ml	**222**	24 Suc: 21,4	13 Ags: 8,6	2,3	Fib: 1,2g Na: 0,05g
Chocolate fudge brownie *(Ben & Jerry's)*	1 part: 100g	**250**	32	12	4	
Chocolate macadamia *(Ben & Jerry's)*	1 part: 100g	**270**	22	18	4	
Cookie dough *(Ben & Jerry's)*	1 part: 100g	**270**	31	14	4	
Cornetto chocolat *(Miko)*	1 cône: 90ml	**190**	20 Suc: 15	11 Ags: 9	2,5	
Cornetto vanille *(Miko)*	1 cône: 90ml	**180**	20 Suc: 15	10 Ags: 9	2	
Crunch pops *(Nestlé)* - Mini bouchées de glace parfum vanille	1 pot: 70ml	**218**	18 Suc: 16	14,9 Ags: 11,6	2,9	Fib: 0,4g Na: 0,04g
Exotic *(Solero)*	1 bâtonnet: 90ml	**99**	17 Suc: 17	2,5 Ags: 2,5	1,5	Fib: 0,4g
Extrême cônes banana split *(Nestlé)*	1 cône: 120ml	**210**	25 Suc: 18,6	11,2 Ags: 7,8	2,4	Fib: 1,3g Na: 0,06g
Extrême cônes café pépites et sauce au café *(Nestlé)*	1 cône: 120ml	**200**	28,2 Suc: 16,8	8,8 Ags: 6,5	2,2	Fib: 1,1g Na: 0,05g
Extrême cônes chocolat et pépites de nougatines *(Nestlé)*	1 cône: 120ml	**218**	26,9 Suc: 19,3	11 Ags: 7,8	2,9	Fib: 2,2g Na: 0,06g

2. Glaces

PRODUITS	POIDS D'UNE PORTION (G)	ÉNERGIE (KCAL)	GLUCIDES (G)	LIPIDES (G)	PROTIDES (G)	AUTRES
Extrême cônes chocolat, pistache, éclats de noisette *(Nestlé)*	1 cône : 120ml	**210**	24,4 Suc : 17,2	11,4 Ags : 7,9	2,4	Fib : 1,4g Na : 0,06g
Extrême cônes crème brûlée *(Nestlé)*	1 cône : 120ml	**199**	27,2 Suc : 19,2	9 Ags : 6,6	2,3	Fib : 0,7g Na : 0,06g
Extrême cônes Délice de framboises *(Nestlé)*	1 cône : 120ml	**175**	26,9 Suc : 20,2	6,7 Ags : 5,3	1,7	Fib : 1g Na : 0,05g
Extrême cônes fraise vanille sauce fruits rouges *(Nestlé)*	1 cône : 120ml	**193**	26 Suc : 19,2	8,9 Ags : 6,6	2,2	Fib : 0,8g Na : 0,07g
Extrême cônes menthe chocolat et pépites de chocolat *(Nestlé)*	1 cône : 120ml	**211**	27,6 Suc : 20,3	10,1 Ags : 7,2	2,4	Fib : 1,4g Na : 0,05g
Extrême cônes praliné *(Nestlé)*	1 cône : 120ml	**213**	24,7 Suc : 18,4	11,5 Ags : 7,8	2,5	Fib : 1,3g Na : 0,05g
Extrême cônes rhum raisins *(Nestlé)*	1 cône : 120ml	**199**	27,4 Suc : 19,7	9 Ags : 6,7	2,2	Fib : 1,1g Na : 0,06g
Extrême cônes sorbet citron jaune *(Nestlé)*	1 cône : 120ml	**147**	27,4 Suc : 20,4	3,7 Ags : 2,6	1,1	Fib : 1g Na : 0,02g
Extrême cônes sorbet framboise, cassis, fraise *(Nestlé)*	1 cône : 120ml	**157**	29,5 Suc : 22,2	3,8 Ags : 2,6	1,2	Fib : 1,7g Na : 0,02g
Extrême cônes sorbet noix de coco *(Nestlé)*	1 cône : 120ml	**210**	25,8 Suc : 18,7	10,7 Ags : 7,9	2,6	Fib : 1,3g Na : 0,05g
Extrême cônes Tourbillon vanille caramel *(Nestlé)*	1 cône : 120ml	**190**	24,6 Suc : 16,4	9,2 Ags : 7,1	2	Fib : 0,6g Na : 0,06g
Extrême cônes vanille avec pépites de nougatine *(Nestlé)*	1 cône : 120ml	**221**	27,1 Suc : 20,5	11,4 Ags : 8,2	2,4	Fib : 1g Na : 0,05g
Extrême Medium Duo de chocolats *(Nestlé)*	1 glace : 75ml	**142**	17,9 Suc : 11,9	7,1 Ags : 4,4	1,9	Fib : 1,1g Na : 0,05g
Extrême Medium noix de coco chocolat *(Nestlé)*	1 glace : 75ml	**150**	18,6 Suc : 12,3	7,5 Ags : 5	2	Fib : 1g Na : 0,05g
Extrême Medium vanille *(Nestlé)*	1 glace : 75ml	**146**	18,2 Suc : 12,1	7,4 Ags : 4,3	1,7	Fib : 0,5g Na : 0,05g

2. Glaces

PRODUITS	Poids d'une portion (g)	Énergie (kcal)	Glucides (g)	Lipides (g)	Protides (g)	Autres
Extrême Mystère coco cœur fondant chocolat *(Nestlé)*	1 glace : 130ml	**173**	25,4 Suc : 20,4	6,9 Ags : 6,1	2,3	Fib : 1,3g Na : 0,05g
Extrême Mystère crème brûlée *(Nestlé)*	1 glace : 130ml	**248**	31,7 Suc : 26,4	12,5 Ags : 8,7	2,1	Fib : 0,1g Na : 0,05g
Extrême Mystère framboise cœur meringue *(Nestlé)*	1 glace : 130ml	**218**	26 Suc : 23,3	11,2 Ags : 7,8	3,4	Fib : 0,4g Na : 0,05g
Extrême Mystère passion cœur mangue *(Nestlé)*	1 glace : 130ml	**148**	29,3 Suc : 25,9	3,3 Ags : 3	0,5	Fib : 1,2g
Extrême Mystère poire chocolat *(Nestlé)*	1 glace : 130ml	**244**	32,9 Suc : 27,8	11,2 Ags : 4,6	3	Fib : 1,3g Na : 0,04g
Extrême Mystère vanille cœur de meringue *(Nestlé)*	1 glace : 130ml	**221**	28 Suc : 25,4	10,5 Ags : 4,2	3,6	Fib : 1g Na : 0,05g
Extrême Mystère vanille cœur fondant chocolat *(Nestlé)*	1 glace : 130ml	**244**	32,9 Suc : 27,8	11,2 Ags : 4,6	3	Fib : 1,3g Na : 0,04g
Le Miko saveur vanille *(Miko)*	1 bâtonnet : 60ml	**130**	10	10	1	
Magnum almond *(Miko)*	1 bâtonnet : 110ml	**280**	26 Suc : 25	18 Ags : 11	4,7	Fib : 0,9g
Magnum classic *(Miko)*	1 bâtonnet : 110ml	**260**	25 Suc : 23	16 Ags : 12	3,5	Fib : 1,5g
Magnum dark coconut *(Miko)*	1 bâtonnet : 110ml	**260**	22	17	3,5	
Magnum golden hazelnut noisette *(Miko)*	1 bâtonnet : 110ml	**290**	26 Suc : 26	18 Ags : 11	4,5	Fib : 0,9g
Magnum miel nougat *(Miko)*	1 bâtonnet : 110ml	**270**	28 Suc : 27	15 Ags : 11	3,5	Fib : 0,5g
Magnum mint *(Miko)*	1 bâtonnet : 110ml	**265**	27	16	3,6	
Magnum pistache *(Miko)*	1 bâtonnet : 110ml	**290**	26	19	3,5	

2. Glaces

PRODUITS	POIDS D'UNE PORTION (G)	ÉNERGIE (KCAL)	GLUCIDES (G)	LIPIDES (G)	PROTIDES (G)	AUTRES
Magnum white *(Miko)*	1 bâtonnet: 110ml	**260**	26 Suc: 25	16 Ags: 12	3,5	
Maxibon pops *(Nestlé)* - Mini bouchées de glace parfum vanille	1 pot: 70ml	**212**	17,2 Suc: 16,4	15 Ags: 11,6	2,2	Fib: 0,5g Na: 0,03g
Smarties Cup's *(Nestlé)*	1 pot: 70ml	**80**	10,9 Suc: 8,5	3,5 Ags: 2,7	1,3	Fib: 0,1g Na: 0,03g
Smarties Fun cones *(Nestlé)*	1 cône: 75ml	**163**	22 Suc: 16,6	7,5 Ags: 5,2	1,9	Fib: 0,9g Na: 0,05g
Smarties Pop up *(Nestlé)*	1 glace: 90ml	**126**	18,5 Suc: 13,5	5,1 Ags: 3,2	1,4	Fib: 0,4g
Sorbet cocktail *(Oasis)*	1 bâtonnet: 50ml	**43**	10,7	traces	0,1	
Sorbet fruit *(Yeti)*	1 bâtonnet: 50ml	**40**	9	0	0	
Sorbet plein fruits pomme abricot *(Andros)*	1 bâtonnet: 90ml	**86**	21	traces	0,4	
Sorbet plein fruits pomme fraise *(Andros)*	1 bâtonnet: 90ml	**79**	20	traces	traces	
Sorbet tropical *(Oasis)*	1 bâtonnet: 50ml	**53**	13	traces	0,1	
Yaourts glacés et céréales Frusi fruits rouges *(Miko)*	1 pot: 100ml	**100**	18 Suc: 14	2,5 Ags: 1,5	2	
Yaourts glacés et céréales Frusi mangue framboise *(Miko)*	1 pot: 100ml	**110**	20 Suc: 16	2,5 Ags: 1,5	1,5	
Yoco Fruit joy *(Nestlé)*	1 bâtonnet: 75ml	**64**	15,8 Suc: 12,8	0 Ags: 0	0,1	Fib: 0,1g
Yoco Jungly fraise-citron ou orange-citron (moy.) *(Nestlé)*	1 bâtonnet: 50ml	**41**	10,2 Suc: 9,2	0 Ags: 0	0,1	Fib: 0,2g
Yoco Pirulo *(Nestlé)* - glace à l'eau goût fruits	1 bâtonnet: 90ml	**73**	18,3 Suc: 15,8	0 Ags: 0	0	

2. Glaces

PRODUITS	Poids d'une portion (g)	Énergie (kcal)	Glucides (g)	Lipides (g)	Protides (g)	Autres
SORBETS EN BAC						
Abricots avec morceaux La Laitière *(Nestlé)*	2 boules : 100ml	**67**	16,2 Suc: 11,4	0,1 Ags: 0,1	0,3	Fib: 2g
Cassis mousse mûre coulis fruits rouges La Laitière *(Nestlé)*	2 boules : 100ml	**78**	16,4 Suc: 14,7	1 Ags: 0,7	0,8	Fib: 1g Na: 0,03g
Cerise *(Carte d'or)*	2 boules : 100ml	**95**	23 Suc: 20		0,6	Fib: 0,5g
Citron *(Picard)*	2 boules : 100ml	**52**	12,9	0,01	0,05	
Citron *(Carte d'or)*	2 boules : 100ml	**80**	18 Suc: 15	Ags: 0		Fib: 0,9g
Citron sauce citron La Laitière *(Nestlé)*	2 boules : 100ml	**64**	15,9 Suc: 11,4	0 Ags: 0	0,1	Fib: 1,2g
Citron vert *(Carte d'or)*	2 boules : 100ml	**90**	21 Suc: 18			Fib: 0,8g
Fraise avec morceaux La Laitière *(Nestlé)*	2 boules : 100ml	**67**	16 Suc: 11,4	0,2 Ags: 0,1	0,3	Fib: 1,6g
Framboise *(Carte d'or)*	2 boules : 100ml	**85**	19 Suc: 16			Fib: 2,5g
Framboise avec morceaux *(Picard)*	2 boules : 100ml	**67**	16,2	0,1	0,2	
Framboise avec morceaux La Laitière *(Nestlé)*	2 boules : 100ml	**76**	18,3 Suc: 14	0,1 Ags: 0	0,4	Fib: 1,7g
Fruit de la passion *(Carte d'or)*	2 boules : 100ml	**90**	21 Suc: 18	0,5 Ags: 0		
Fruits de la passion *(Picard)*	2 boules : 100ml	**69**	16,8	0,1	0,3	
Mangue *(Carte d'or)*	2 boules : 100ml	**75**	18 Suc: 18	0,1 Ags: 0	0,3	Fib: 0,9g
Mangue avec morceaux *(Picard)*	2 boules : 100ml	**61**	15,1	0,01	0,1	
Mangue et coulis La Laitière *(Nestlé)*	2 boules : 100ml	**78**	19,1 Suc: 14,4	0,1 Ags: 0,1	0,1	Fib: 1,7g

2. Glaces

PRODUITS	POIDS D'UNE PORTION (G)	ÉNERGIE (KCAL)	GLUCIDES (G)	LIPIDES (G)	PROTIDES (G)	AUTRES
Nectarine avec morceaux La Laitière *(Nestlé)*	2 boules : 100ml	**73**	17,8 Suc: 13,2	0,1 Ags: 0,1	0,3	Fib: 0,4g
Noix de coco avec morceaux La Laitière *(Nestlé)*	2 boules : 100ml	**105**	15,5 Suc: 13,6	4,1 Ags: 3,6	1,6	Fib: 0,5g Na: 0,04g
Sorbet poire avec morceaux *(Picard)*	2 boules : 100ml	**68**	16,6	0,1	0,1	
AUTRES						
Coulis de fruits rouges *(Labeyrie)*	1 cuillère : 10g	**8,6**	1,9	0,03	0,16	

PÂTISSERIES ET SPÉCIALITÉS GLACÉES *voir Surgelés*

Régimes spéciaux

Le rayon diététique regroupe des produits très variés : des aliments céréaliers riches en fibres, en vitamines ou en minéraux, des compléments alimentaires de type levure de bière, des aliments issus de l'agriculture biologique, des produits adaptés à une alimentation végétarienne et des produits minceur. Selon le cas, ces produits sont intéressants dans le cadre de régimes ou de besoins nutritionnels particuliers, ou quand on aspire à une alimentation naturelle.

Quant aux aliments infantiles, leur composition est spécifiquement adaptée aux besoins des enfants de 0 à 3 ans.

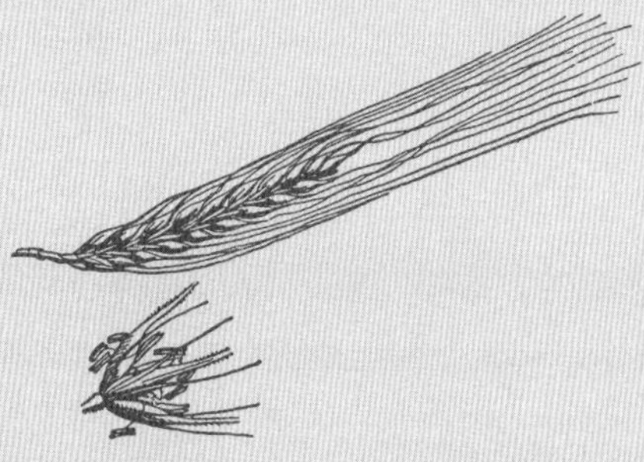

LES ALIMENTS CÉRÉALIERS

Il s'agit de biscuits, de biscottes et de mueslis. Ils peuvent être élaborés avec une farine moins raffinée que dans les aliments céréaliers traditionnels et ainsi apporter plus de fibres, ou comporter un ingrédient spécifique comme le germe de blé, qui accroît leur teneur en magnésium et en vitamines E et B.

Ils peuvent revendiquer une proportion de sucres inférieure, ou l'absence de matières grasses hydrogénées (potentiellement sources de mauvaises graisses trans). Mais s'ils présentent de réels atouts, ils ne sont pas moins caloriques.

LEVURE DE BIÈRE, GERME DE BLÉ ET LÉCITHINE DE SOJA

Assimilés à des compléments alimentaires, ces produits se présentent en poudre, à saupoudrer sur les salades, potages, yaourts...

Une cuillerée à soupe (10 g) de levure ou de germe de blé fournit jusqu'à 10 % de l'apport journalier recommandé en vitamines B, et, pour le germe de blé, en vitamine E. Une bonne solution pour « booster » vos apports sans risque d'excès. La lécithine de soja contribue à réduire légèrement le taux de cholestérol.

LES ALIMENTS « BIO »

Les plats cuisinés, biscuits, jus de fruits... portant la mention « Agriculture biologique » comportent au moins 95 % d'ingrédients issus de cette agriculture, obtenus sans produits chimiques de synthèse, engrais ni pesticides (insecticides, herbicides...). Bénéfiques à la protection de l'environnement, ces produits, contrôlés par des organismes certificateurs, ont des teneurs quasi nulles en nitrates (des composés toxiques pour les nourrissons) et en résidus de pesticides.

LES PRODUITS « VÉGÉTARIENS »

La plupart sont à base de soja, dont les protéines valent quasiment celles des viandes et des poissons. Par exemple, le tofu, qu'il faut aromatiser et cuisiner, est riche en protéines, mais il n'apporte quasiment pas de fer.

Les boissons ou « laits » de soja, les desserts au soja peuvent remplacer les produits laitiers pour les personnes intolérantes au lactose. Mais choisissez-les enrichis en calcium. Il ne faut pas abuser du soja parce qu'il contient des phyto-œstrogènes, des composés végétaux proches des œstrogènes féminins. Quant aux boissons végétales à base de riz ou de quinoa, elles ne sont pas comparables au lait, puisqu'elles ne fournissent quasiment pas de protéines.

LES PRODUITS MINCEUR

★ **Les édulcorants,** à base d'aspartame, d'acésulfame-K (de potassium), permettent de « sucrer » les aliments pour un apport calorique quasi nul. Leur innocuité est garantie par l'AFSSA ; il ne vous reste qu'à tester leur saveur.

★ **Les boissons drainantes** font partie des compléments alimentaires. À base de plantes diurétiques, elles aident à « dégonfler ». Assurez-vous qu'elles ne soient pas trop riches en caféine, et limitez-vous à la durée de cure indiquée.

★ **Les barres et biscuits hyperprotéinés** sont moins sucrés et plus riches en protéines que des produits traditionnels. En en-cas, ils font moins grossir.

★ **Les substituts de repas,** dont les apports minimaux en protéines, vitamines et minéraux sont garantis par la réglementation, sont censés remplacer un repas. En pratique, complétez par un laitage à 0 % de MG et un fruit.

LES PRODUITS INFANTILES

Ils sont rigoureusement réglementés et leur étiquetage mentionne l'âge à partir duquel on peut les proposer aux enfants. Le choix de ces produits doit se faire en accord avec le pédiatre.

★ **Les laits 1er âge et 2e âge** conviennent aux 0-4 mois, puis aux 4-12 mois. Ils contiennent moins de protéines que lait de vache, plus d'acides gras essentiels et de fer, pour coller à la composition du lait de femme.

★ **Les petits pots de légumes et de fruits** sont très peu salés ou sucrés. Ils sont élaborés à partir de végétaux dont la teneur en nitrates et pesticides doit être très basse.

★ **Les céréales 1er âge** (avant 6 mois) ne contiennent pas de gluten, pour éviter une possible allergie dans les premiers mois de vie.

Globalement, les recettes des aliments infantiles évoluent avec la capacité des enfants à supporter de potentiels allergènes (fruits exotiques, noix, œufs...).

★ **Les plats cuisinés** contiennent la juste dose de viande ou de poisson (30 g au maximum avant 3 ans), cela évite aux petits de consommer trop de protéines (dont l'excès pourrait favoriser un surpoids les années suivantes).

1. Alimentation infantile

PRODUITS	POIDS D'UNE PORTION (G)	ÉNERGIE (KCAL)	GLUCIDES (G)	LIPIDES (G)	PROTIDES (G)	AUTRES
BISCUITS						
Betterfood *(Blédina)*	1 biscuit: 15g	**60**	11,3 Suc: 3,2	1,1 Ags: 0,1	1,1	Fib: 0,35g
Mon premier biscuit *(Blédina)*	2 biscuits: 10g	**54**	8,9 Suc: 2,4	1,6 Ags: 0,7	1,1	Fib: 0,2g
P'tit biscuit *(Nestlé)*	2 biscuits: 13g	**53**	9,4 Suc: 4	1,1 Ags: 0,1	1,3	Fib: 0,2g
BOISSONS						
Blédi à boire fruits et eau abricot-poire ou multivitamines cocktail 4 saisons (moy.) *(Blédina)*	1 bouteille: 125ml	**39**	9,3	0,1	0,35	
Blédi à boire fruits et eau orange-pomme *(Blédina)*	1 bouteille: 125ml	**44**	10,1	0,1	0,4	
Blédigoûter lait et fruits pêche-abricot *(Blédina)*	1 portion: 250ml	**165**	23,5 Suc: 10,3	6 Ags: 2,5	4,5	Fib: 0,25g
Boisson pomme-framboise *(Nestlé)*	1 bouteille: 200ml	**76**	18,6 Suc: 17,6	0 Ags: 0	0,2	
Boisson pomme-pêche *(Nestlé)*	1 bouteille: 200ml	**84**	20,6 Suc: 19,6		0,4	
Boisson verveine-pomme *(Nestlé)*	1 bouteille: 200ml	**36**	9 Suc: 8,2		0,2	
Les petits grands croissance chocolat *(Blédina)*	1 bouteille: 230ml	**194**	29,4 Suc: 11,5	6,4 Ags: 3,2	4,8	
P'tit goûter banane-pomme, fraise-poire ou pêche-poire (moyenne) *(Nestlé)*	1 portion: 250ml	**175**	21,6	7,4 Ags: 3	5,6	
CÉRÉALES						
Blédidej croissance choco biscuitée *(Blédina)*	1 portion: 250ml	**240**	36,3 Suc: 12,5	7,8 Ags: 3,5	6,5	Fib: 0,3g
Blédidej lait et céréales nature, cacao, miel ou vanille (moy.) *(Blédina)*	1 portion: 250ml	**226**	34,4 Suc: 12,2	7,5 Ags: 3,8	4,8	Fib: 0,5g

1. Alimentation infantile

PRODUITS	POIDS D'UNE PORTION (G)	ÉNERGIE (KCAL)	GLUCIDES (G)	LIPIDES (G)	PROTIDES (G)	AUTRES
Blédine croissance biscuitée *(Blédina)*	1 portion : 15g	**61**	12,9 Suc : 5,4	0,5 Ags : 0,3	1,3	Fib : 0,3g
Blédine croissance cacao *(Blédina)*	1 portion : 15g	**59**	12,4 Suc : 4,1	0,4 Ags : 0,2	1,7	Fib : 0,6g
Blédine croissance miel *(Blédina)*	1 portion : 15g	**59**	12,6 Suc : 2,9	0,3 Ags : 0,15	1,3	Fib : 0,5g
Blédine croissance multi-céréales *(Blédina)*	1 portion : 15g	**59**	12,5 Suc : 1,9	0,3 Ags : 0,15	1,4	Fib : 0,5g
Céréales infantiles 5 céréales ou miel (moy.) *(Nestlé)*	1 portion : 15g	**57**	12,15 Suc : 3,9	0,3 Ags : 0,03	1,5	Fib : 0,5g
Céréales infantiles cacao *(Nestlé)*	1 portion : 15g	**57**	12 Suc : 5,5	0,3 Ags : 0,09	1,5	Fib : 0,6g
Céréales infantiles vanille *(Nestlé)*	1 portion : 15g	**58**	12,2 Suc : 5,2	0,2 Ags : 0,03	1,7	Fib : 0,4g
Ma 1ère Blédine nature *(Blédina)*	1 portion : 15g	**58**	13,5	0,23	0,45	
P'tit Dej lait et céréales biscuité, cacao, miel ou vanille (moy.) *(Nestlé)*	1 portion : 250ml	**231,5**	35,3 Suc : 13,8	7,4 Ags : 3,2	5,8	Fib : 0,6g Na : 0,07g
CHOCOLATS EN POUDRE						
Babicao *(Nestlé)*	1 portion : 20g	**80**	15,7 Suc : 8,4	1,2 Ags : 0,5	1,7	Fib : 0,7g
Blédicacao *(Blédina)*	1 portion : 20g	**76**	18,2 Suc : 6,6	0,14 Ags : 0,1	0,4	Fib : 0,5g
COMPOTES						
Blédi'fruits 100% fruits pomme banane abricot *(Blédina)*	1 pot : 100g	**62**	14,4 Suc : 12,4	0,3 Ags : 0,08	0,5	Fib : 1,8g
Blédi'fruits 100% fruits pomme-coing-banane, pomme-fraise ou pomme-pêche (moy.) *(Blédina)*	1 pot : 100g	**56**	13 Suc : 10,8	0,3 Ags : 0,06	0,4	Fib : 1,8g
Blédi'fruits biscuité pomme ou pomme-kiwi-banane (moy.) *(Blédina)*	1 pot : 100g	**72**	15,4 Suc : 10,6	0,8 Ags : 0,3	0,8	Fib : 1,5g

1. Alimentation infantile

PRODUITS	POIDS D'UNE PORTION (G)	ÉNERGIE (KCAL)	GLUCIDES (G)	LIPIDES (G)	PROTIDES (G)	AUTRES
Blédi'fruits douceur pomme-abricot *(Blédina)*	1 pot: 100g	**85**	17,8 Suc: 14,7	1,4 Ags: 0,8	0,4	Fib: 1,4g
Compotine pommes du verger *(Blédina)*	1 pot: 100g	**55**	12,8 Suc: 10,8	0,3 Ags: 0,06	0,2	Fib: 2g
Les petits grands «Mes fruits» pomme-fraise *(Blédina)*	1 gourde: 90g	**49**	11,3 Suc: 9,1	0,3 Ags: 0,1	0,4	Fib: 1,4g
Ma recette cocktail de fruits, céréales *(Nestlé)*	1 pot: 100g	**65**	14,8 Suc: 11,8	0,16 Ags: 0,02	0,5	
Ma recette pomme-mangue-vanille *(Nestlé)*	1 pot: 100g	**52**	12,2 Suc: 11,6	0,1 Ags: 0,1	0,4	
Mon 1er petit pot banane *(Blédina)*	1 pot: 130g	**96**	22,2 Suc: 19	0,5 Ags: 0,2	0,8	Fib: 2,7g
Mon 1er petit pot pêche *(Blédina)*	1 pot: 130g	**64**	14,7 Suc: 12	0,3 Ags: 0,04	0,7	Fib: 2,5g
Mon 1er petit pot poire *(Blédina)*	1 pot: 130g	**68**	15,9 Suc: 12,6	0,4 Ags: 0,05	0,3	Fib: 2,5g
Mon 1er petit pot pomme *(Blédina)*	1 pot: 130g	**72**	16,6 Suc: 14	0,4 Ags: 0,08	0,3	Fib: 2,6g
Naturnes compote banane *(Nestlé)*	1 pot: 130g	**86**	20,6 Suc: 17,8	0,13	0,8	Fib: 2,2g
Naturnes compote fruits du soleil *(Nestlé)*	1 pot: 130g	**72**	17,2 Suc: 14,7	0,13	0,5	Fib: 2,7g
Naturnes compote fruits du verger *(Nestlé)*	1 pot: 130g	**66**	15,7 Suc: 12,9	0,13	0,4	Fib: 3,1g
Naturnes compote pomme, poire ou pomme-poire (moy.) *(Nestlé)*	1 pot: 130g	**68**	16,2 Suc: 13,3	0,42	0,4	Fib: 3,1g
Naturnes compote pomme-banane *(Nestlé)*	1 pot: 130g	**76**	17,9 Suc: 15,2	0,13	0,65	Fib: 2,6g
Naturnes compote pomme-coing ou pomme-pêche (moy.) *(Nestlé)*	1 pot: 130g	**61**	14,9 Suc: 12,6	0,13	0,1	Fib: 2,9g
Pot abricot de méditerrannée *(Blédina)*	1 pot: 130g	**75**	17,8 Suc: 14,8	0,13 Ags: 0,04	0,8	Fib: 1,8g

1. Alimentation infantile

PRODUITS	POIDS D'UNE PORTION (G)	ÉNERGIE (KCAL)	GLUCIDES (G)	LIPIDES (G)	PROTIDES (G)	AUTRES
Pot cocktail de fruits ou pomme-banane-myrtille (moy.) *(Blédina)*	1 pot: 130g	**78**	18 Suc: 14,9	0,4 Ags: 0,08	0,5	Fib: 2,65g
Pot pêche fraise *(Blédina)*	1 pot: 130g	**62**	14,4 Suc: 11,4	0,3 Ags: 0,04	0,7	Fib: 2,4g
Pot pomme coing *(Blédina)*	1 pot: 130g	**68**	15,9 Suc: 14,3	0,3 Ags: 0,05	0,4	Fib: 2,6g
Pot pomme-kiwi *(Blédina)*	1 pot: 130g	**73**	16,8 Suc: 13,8	0,4 Ags: 0,07	0,4	Fib: 2,9g
DESSERTS LAITIERS						
Blédi brassé fraise, framboise, pêche-abricot, pomme-poire ou vanille (moy.) *(Blédina)*	1 pot: 100g	**98,8**	14,7 Suc: 11,2	3,1 Ags: 1,84	2,8	
Blédidélice crème dessert chocolat *(Blédina)*	1 pot: 100g	**97**	15,1 Suc: 11,3	2,8 Ags: 1,8	2,7	Fib: 0,5g
Blédidélice crème dessert vanille *(Blédina)*	1 pot: 100g	**115**	15,8 Suc: 11,6	4,5 Ags: 2,9	2,8	Fib: 0,1g
Blédicrèm caramel *(Blédina)*	1 pot: 130g	**111**	17,7 Suc: 10,4	3,3 Ags: 1,8	2,6	
Blédicrèm chocolat *(Blédina)*	1 pot: 130g	**116**	17,7 Suc: 11,7	3,6 Ags: 2	3	
Blédicrèm vanille *(Blédina)*	1 pot: 130g	**104**	16,1 Suc: 11,2	3,2 Ags: 1,8	2,6	
Fromage blanc nature *(Nestlé)*	1 pot: 100g	**84**	14 Suc: 11	1,9 Ags: 0,74	2,8	
Fromage blanc pêche *(Nestlé)*	1 pot: 100g	**86**	14,6 Suc: 1	1,9 Ags: 0,74	2,7	Fib: 1g
Petit Blédi yaourt banane, fraise, fruits rouges ou pêche-poire (moy.) *(Blédina)*	1 pot: 60g	**61,5**	9,05 Suc: 6,1	2 Ags: 1,2	1,6	
P'tit brassé abricot, banane, fraise ou poire (moy.) *(Nestlé)*	1 pot: 100g	**102**	15,7 Suc: 14	3 Ags: 1,7	3	Fib: 0,8g

1. Alimentation infantile

PRODUITS	Poids d'une portion (g)	Énergie (kcal)	Glucides (g)	Lipides (g)	Protides (g)	Autres
P'tit gourmand chocolat ou semoule au lait (moy.) *(Nestlé)*	1 pot: 100g	**98,5**	14,1 Suc: 10,6	3,2 Ags: 1,5	3,3	
P'tit gourmand vanille *(Nestlé)*	1 pot: 100g	**93**	13,5 Suc: 9,5	3 Ags: 1,1	3,1	
LAITS EN POUDRE						
1er âge, Apaisia 1, Calisma 1 ou Digest Premium 1 (moy.) *(Gallia)*	100 ml préparé	**69**	8,6	3,2	1,5	
2e âge, Apaisia 2, Calisma 2, Digest Premium 2 (moy.) *(Gallia)*	100 ml préparé	**71**	9,1	3,1	1,7	
Blédilait 1er âge, Confort premium 1, Relais 1 (moy.) *(Blédina)*	100 ml préparé	**68**	8,6	3,1	1,4	
Blédilait 2e âge, Confort premuim 2, Relais 2 (moy.) *(Blédina)*	100 ml préparé	**70**	9,2 Suc: 5,3	2,9	1,6	
Nidal Confort 1, Natéa 1, Novaïa 1 (moy.) *(Nestlé)*	100 ml préparé	**67**	7,6 Suc: 6,9	3,6 Ags: 1,5	1,2	
Nidal Confort 2, Natéa 2, Novaïa 2 (moy.) *(Nestlé)*	100 ml préparé	**67**	8,2 Suc: 5,7	3,2 Ags: 1,3	1,34	
Nidal Pelargon *(Nestlé)*	100 ml préparé	**67**	7,7	3,1	1,9	
LAITS LIQUIDES						
2e âge *(Gallia)*	1 portion: 100ml	**70**	8,6	3,2	1,6	
Babylait *(Candia)*	1 portion: 100ml	**67**	8,5	2,9	1,8	
Blédilait 2 *(Blédina)*	1 portion: 100ml	**69**	9,3 Suc: 5,7	2,8	1,6	
Blédilait Croissance *(Blédina)*	1 portion: 100ml	**60**	8,1	2,3	1,7	
Lait Croissance *(Candia)*	1 portion: 100ml	**63**	8	2,6	2	Ca: 0,08g

1. Alimentation infantile

PRODUITS	POIDS D'UNE PORTION (G)	ÉNERGIE (KCAL)	GLUCIDES (G)	LIPIDES (G)	PROTIDES (G)	AUTRES
Lait de croissance Éveil *(Lactel)*	1 portion: 100ml	**65**	7,7	3	1,7	Ca: 0,08g
Nidal Croissance *(Nestlé)*	1 portion: 100ml	**70**	9,1 Suc: 5,5	3 Ags: 0,8	1,6	
LÉGUMES PRÉPARÉS						
Blédîner Délice de courgettes *(Blédina)*	1 portion: 250ml	**128**	18	4,5	4	Na: 0,3g
Blédîner Douceur de carottes *(Blédina)*	1 portion: 250ml	**123**	19,3	3,3	3,8	Na: 0,3g
Blédisoup' Julienne 8 légumes *(Blédina)*	1 portion: 250ml	**128**	19,8	4,3	2,8	Na: 0,4g
Blédisoup' Velouté de légumes ou velouté de poireaux (moy.) *(Blédina)*	1 portion: 250ml	**115**	16,4	4,6	1,9	Na: 0,3g
Idées de maman Purée aux 3 légumes *(Blédina)*	1 portion: 200g	**136**	18,6 Suc: 4,2	5,4 Ags: 2,1	3	Fib: 2,4g Na: 0,3g
Idées de maman Purée d'artichauds et petits légumes *(Blédina)*	1 portion: 200g	**132**	19,2 Suc: 2,9	4,8 Ags: 1,6	3	Fib: 2,4g Na: 0,3g
Idées de maman Purée de pomme de terre et brocolis *(Blédina)*	1 portion: 200g	**134**	20 Suc: 3,4	4,4 Ags: 1,4	3,8	Fib: 1,9g Na: 0,3g
Mon 1er petit pot carotte *(Blédina)*	1 pot: 130g	**47**	9,5 Suc: 4,4	0,5 Ags: 0,09	0,9	Fib: 1,7g Na: 0,04g
Mon 1er petit pot haricot vert *(Blédina)*	1 pot: 130g	**57**	11,8 Suc: 2,3	0,5 Ags: 0,03	1,4	Fib: 1,6g Na: 0,01g
Mon 1er petit pot pommes de terre-poireau *(Blédina)*	1 pot: 130g	**75**	13,3 Suc: 2,2	1,7 Ags: 0,7	1,7	Fib: 0,9g Na: 0,03g
Mon 1er petit pot printanière de légumes *(Blédina)*	1 pot: 130g	**64**	11,4	1,4	1,2	Na: 0,12g
Mousseline 7 légumes *(Blédina)*	1 portion: 200g	**136**	20	4,6	3,4	Na: 0,3g

1. Alimentation infantile

PRODUITS	Poids d'une portion (g)	Énergie (kcal)	Glucides (g)	Lipides (g)	Protides (g)	Autres
Mousseline Pommes de terre-carottes *(Blédina)*	1 portion : 200g	**132**	19	4,8	3,4	Na : 0,2g
Mousseline Ratatouille *(Blédina)*	1 portion : 200g	**126**	21,4	3,4	2,4	Na : 0,3g
Naturnes Carottes *(Nestlé)*	1 portion : 200g	**29**	5,8 Suc : 3,9	0,5 Ags : 0,04	0,4	Fib : 2,9g Na : 0,05g
Naturnes Carottes-potiron *(Nestlé)*	1 portion : 200g	**67**	12 Suc : 5,4	1,4 Ags : 0,1	1,6	Fib : 3,8g Na : 0,05g
Naturnes Courgettes *(Nestlé)*	1 portion : 200g	**48**	8,3 Suc : 1,7	1 Ags : 0,06	1,4	Fib : 1,8g Na : 0,01g
Naturnes Épinards *(Nestlé)*	1 portion : 200g	**59**	9,9 Suc : 0,4	1,2 Ags : 0,09	2,2	Fib : 0,65g Na : 0,03g
Naturnes Haricots verts *(Nestlé)*	1 portion : 200g	**54**	9 Suc : 1,9	1 Ags : 0,08	2,2	Fib : 2g Na : 0,01g
Naturnes Haricots-petits pois *(Nestlé)*	1 portion : 200g	**91**	15 Suc : 2,6	1,8 Ags : 0,12	3,8	Fib : 4,2g Na : 0,02g
Naturnes Petits pois *(Nestlé)*	1 portion : 200g	**62**	10,4 Suc : 1,4	1,2 Ags : 0,06	2,5	Fib : 3g Na : 0,01g
Naturnes Potiron *(Nestlé)*	1 portion : 200g	**53**	9,7 Suc : 3,2	1 Ags : 0,08	1,4	Fib : 2,3g Na : 0,02g
REPAS PRÉPARÉS						
Blédichef Légumes et volaille à la basquaise *(Blédina)*	1 portion : 260g	**200**	28,1	6,8	7	
Blédichef Petites pâtes et jambon à la romaine *(Blédina)*	1 portion : 230g	**156**	22,8	4,4	6,7	
Blédichef Sauté de petits pois et veau *(Blédina)*	1 portion : 230g	**159**	22,3	4,6	7,1	
Blédichef Blanquette à l'ancienne *(Blédina)*	1 portion : 260g	**218**	28,1	8,8	6,8	
Blédichef Cassolette de légumes et poisson *(Blédina)*	1 portion : 230g	**138**	20,7	3,9	5,1	
Blédichef Épinards et riz *(Blédina)*	1 portion : 230g	**177**	27,6	4,8	6	

1. Alimentation infantile

PRODUITS	Poids d'une portion (g)	Énergie (kcal)	Glucides (g)	Lipides (g)	Protides (g)	Autres
Blédichef Épinards et saumon *(Blédina)*	1 portion: 230g	**173**	20,1 Suc: 1,6	7,1 Ags: 1,4	7,1	
Blédichef Étuvée de haricots verts et poulet *(Blédina)*	1 portion: 200g	**130**	18,8	3,6	5,6	
Blédichef Fondue de carottes et agneau *(Blédina)*	1 portion: 200g	**138**	18,2	5	4,8	
Blédichef Hachis parmentier *(Blédina)*	1 portion: 200g	**172**	23,8	5,8	6,2	
Blédichef Légumes à la méridoniale et dinde *(Blédina)*	1 portion: 230g	**147**	21,4	4,1	6	
Blédichef Légumes verts et pâtes *(Blédina)*	1 portion: 260g	**192**	30,7	4,7	7	
Blédichef Mijoté de carottes et bœuf ou Moulinée de carottes et semoule (moy.) *(Blédina)*	1 portion: 230g	**147**	22,5	4	5,4	
Blédichef Navarin aux petits légumes *(Blédina)*	1 portion: 260g	**174**	27,6 Suc: 4,7	4,7 Ags: 1,04	5,5	
Blédichef Paella *(Blédina)*	1 portion: 260g	**174**	25,5	4,9	7	
Blédichef Petites carottes et pâtes coquille *(Blédina)*	1 portion: 260g	**195**	29,9	5,5	6,5	
Blédichef Petites pâtes aux légumes *(Blédina)*	1 portion: 230g	**166**	26,5	4,1	5,5	
Blédichef Petits légumes à la toscane et colin *(Blédina)*	1 portion: 230g	**179**	23,7	6,2	7,4	
Blédichef Petits légumes poulet et riz *(Blédina)*	1 portion: 230g	**168**	20,2	7,4	5,3	
Blédichef Pommes de terre et jambon à la paysanne *(Blédina)*	1 portion: 260g	**190**	27,3	6	6,8	
Blédichef Printanière de légumes et jambon *(Blédina)*	1 portion: 200g	**128**	19	3,2	5,6	

1. Alimentation infantile

PRODUITS	POIDS D'UNE PORTION (G)	ÉNERGIE (KCAL)	GLUCIDES (G)	LIPIDES (G)	PROTIDES (G)	AUTRES
Blédichef Riz et colin *(Blédina)*	1 portion : 200g	**124**	20,2	2,4	5,6	
Blédichef Spaghetti bolognaise *(Blédina)*	1 portion : 230g	**205**	26,2	8,1	6,7	
Blédichef Spaghetti carbonara *(Blédina)*	1 portion : 260g	**200**	25,5	7,3	8,1	
Blédîner Carottes semoule *(Blédina)*	1 portion : 200g	**146**	22,2	4,2	5	Na : 0,3g
Blédîner Lait et carottes *(Blédina)*	1 portion : 250ml	**223**	33,8	7,5	5	
Blédîner Lait et légumes verts *(Blédina)*	1 portion : 250ml	**230**	35,5	7,5	5	
Blédîner Lait et poireaux pommes de terre *(Blédina)*	1 portion : 250ml	**230**	35,5	7,5	5	
Blédîner Légumes verts riz *(Blédina)*	1 portion : 200g	**158**	24,8	4,2	5,2	Na : 0,3g
Carottes jambon *(Blédina)*	1 portion : 200g	**122**	18,6	3,2	4,8	Na : 0,3g
Courgettes veau *(Blédina)*	1 portion : 200g	**140**	18,8	4,6	5,6	Na : 0,3g
Épinards jambon *(Blédina)*	1 portion : 200g	**122**	17,2	3,2	6,2	Na : 0,3g
Idées de maman Carottes et colin *(Blédina)*	1 portion : 200g	**82**	15,4 Suc : 3,6	0,4 Ags : 0,2	4	
Idées de maman Carottes, riz, jambon *(Blédina)*	1 portion : 200g	**148**	21,4 Suc : 3,9	4,4 Ags : 1,6	5,6	
Idées de maman Haricots et dinde *(Blédina)*	1 portion : 200g	**98**	17,2	0,8	5,6	
Idées de maman Légumes à la provencale et poulet *(Blédina)*	1 portion : 200g	**90**	16,4 Suc : 2	0,4 Ags : 0,2	5,2	
Idées de maman Légumes du potager et bœuf *(Blédina)*	1 portion : 200g	**126**	16,2 Suc : 2,7	4,4 Ags : 1	5,6	

1. Alimentation infantile

PRODUITS	POIDS D'UNE PORTION (G)	ÉNERGIE (KCAL)	GLUCIDES (G)	LIPIDES (G)	PROTIDES (G)	AUTRES
Idées de maman Panier de légumes et jambon *(Blédina)*	1 portion: 200g	**94**	16,6	0,8	5	
Idées de maman Purée de pommes de terre et poulet *(Blédina)*	1 portion: 200g	**138**	19,6 Suc: 2,6	4,2 Ags: 0,7	5,6	
Idées de maman Ratatouille et bœuf *(Blédina)*	1 portion: 200g	**130**	18,2 Suc: 3	4,4 Ags: 1	4,6	
Idées de maman Tomates, pâtes et dinde *(Blédina)*	1 portion: 200g	**126**	19,2 Suc: 3,1	3,2 Ags: 0,3	5	
Jardinière bœuf *(Blédina)*	1 part: 200g	**132**	16,6	4,8	5,6	Na: 0,3g
La Recette Blanquette de dinde *(Nestlé)*	1 portion: 250g	**158**	20,8 Suc: 2,5	5,8 Ags: 2,3	5,8	Fib: 1,8g Na: 0,3g
La Recette Couscous *(Nestlé)*	1 portion: 200g	**107**	17,6 Suc: 3,2	2 Ags: 0,6	4,6	Fib: 2,4g Na: 0,2g
La Recette Hachis parmentier *(Nestlé)*	1 portion: 200g	**134**	16,8 Suc: 3	4,8 Ags: 2,2	6	Fib: 2,2g Na: 0,24g
La Recette Lentilles vertes jambon *(Nestlé)*	1 portion: 250g	**161**	20,8 Suc: 4,3	4,8 Ags: 1,5	8,8	Fib: 4,8g Na: 0,3g
La Recette Paella *(Nestlé)*	1 portion: 200g	**117**	19,8 Suc: 2,6	2,2 Ags: 0,4	4,4	Fib: 1,4g Na: 0,13g
La Recette Pot-au-feu *(Nestlé)*	1 portion: 200g	**102**	16 Suc: 4	2,4 Ags: 1	4,2	Fib: 2,2g Na: 0,2g
La Recette Tagliatelles épinards fromage *(Nestlé)*	1 portion: 200g	**148**	19,6 Suc: 2,8	5,2 Ags: 2,8	5,6	Fib: 1g Na: 0,14g
La Recette Tomate spaghetti mozzarella *(Nestlé)*	1 portion: 200g	**148**	20 Suc: 6	5 Ags: 1,8	5,8	Fib: 2,4g Na: 0,16g
Légumes verts poulet *(Blédina)*	1 portion: 200g	**134**	17,6	4	6,8	Na: 0,3g
Moi tout seul Macaroni, poulet, maïs *(Nestlé)*	1 portion: 200g	**130**	18,6 Suc: 3,6	3,8 Ags: 0,6	5,2	
Moi tout seul Purée de légumes et truite *(Nestlé)*	1 portion: 200g	**128**	16,8 Suc: 2,6	4,4 Ags: 0,9	5,2	
Naturnes Carottes et cabillaud *(Nestlé)*	1 portion: 200g	**127**	15 Suc: 2,4	5 Ags: 0,34	5,4	Fib: 2,4g Na: 0,06g

1. Alimentation infantile

PRODUITS	POIDS D'UNE PORTION (G)	ÉNERGIE (KCAL)	GLUCIDES (G)	LIPIDES (G)	PROTIDES (G)	AUTRES
Naturnes Carottes, maïs, agneau *(Nestlé)*	1 portion : 200g	**130**	15,4 Suc : 4	5,4 Ags : 1,6	5	Fib : 3,6g Na : 0,05g
Naturnes Carottes, poireau, bœuf *(Nestlé)*	1 portion : 200g	**132**	17 Suc : 3,6	4,8 Ags : 1,1	5,2	Fib : 3,6g Na : 0,05g
Naturnes Carottes, riz et merlu blanc *(Nestlé)*	1 portion : 200g	**134**	17,2 Suc : 4,8	4,8 Ags : 0,4	5,6	Fib : 2,4g Na : 0,08g
Naturnes Carottes, riz, dinde *(Nestlé)*	1 portion : 200g	**120**	15,4 Suc : 3,8	4 Ags : 0,3	5,8	Fib : 2,2g Na : 0,05g
Naturnes Courgettes, riz, dinde *(Nestlé)*	1 portion : 200g	**120**	17 Suc : 2,4	3,6 Ags : 0,5	5	Fib : 1,6g Na : 0,03g
Naturnes Haricots verts et dindonneau *(Nestlé)*	1 portion : 200g	**125**	15,2 Suc : 3	4,4 Ags : 0,5	6,2	Fib : 5,4g Na : 0,02g
Naturnes Haricots verts et veau *(Nestlé)*	1 portion : 200g	**120**	13,2 Suc : 3	5 Ags : 1,1	5,6	Fib : 3,4g Na : 0,04g
Naturnes Petits pois jambon *(Nestlé)*	1 portion : 200g	**132**	14,8 Suc : 2	5,2 Ags : 1	6,6	Fib : 3,6g Na : 0,03g
Naturnes Pommes de terre et saumon *(Nestlé)*	1 portion : 200g	**135**	17,4 Suc : 2,4	5 Ags:0,74	5	Fib : 2,2g Na : 0,04g
Naturnes Pommes de terre, tomate et bœuf *(Nestlé)*	1 portion : 200g	**114**	14 Suc : 4,2	4,8 Ags : 1,1	5	Fib : 4g Na : 0,05g
Naturnes Riz, carottes, poulet *(Nestlé)*	1 portion : 200g	**142**	16,4 Suc : 4,6	5,4 Ags : 0,8	7	Fib : 1,2g Na : 0,06g
Petits légumes, riz, agneau *(Blédina)*	1 portion : 200g	**134**	19,8 Suc : 3	4 Ags : 1,3	4,8	Na : 0,3g
P'tit souper Lait, carottes riz ou légumes verts riz (moy.) *(Nestlé)*	1 portion : 250ml	**227**	33,65 Suc : 10,2	7,55 Ags : 3,1	5,85	Fib : 0,65g Na : 0,08g
P'tit souper Pommes de terre, poireaux *(Nestlé)*	1 portion : 200g	**118**	16,2 Suc : 5	4 Ags : 1,4	4,2	Fib : 1,6g Na : 0,06g
P'tit souper Tomate, blé *(Nestlé)*	1 portion : 250ml	**155**	25,8 Suc : 9,3	5 Ags : 0,4	1,5	Fib : 2,7g Na : 0,2g
P'tit souper Tomate, pâtes, courgettes *(Nestlé)*	1 portion : 200g	**151**	22 Suc : 8	4,4 Ags : 0,4	5,8	Fib : 1,6g Na : 0,06g
Tomate, riz, poulet *(Blédina)*	1 part : 200g	**146**	21,2	4,6	4,8	Na : 0,3g

2. Diététique

PRODUITS	POIDS D'UNE PORTION (G)	ÉNERGIE (KCAL)	GLUCIDES (G)	LIPIDES (G)	PROTIDES (G)	AUTRES
BARRES						
Barre diététique *(Ovomaltine)*	1 barre : 20g	**87**	13 Suc : 10,2	2,9 Ags : 1,9	2,2	Fib : 0,87g
Barre hyperprotéinée 2 chocolats *(Gerlinéa)*	1 barre : 31g	**122**	14,1 Suc : 10,2	4,4 Ags : 2,4	7,1	Fib : 2,1g Na : 0,1g
Cereal max *(Isostar)*	1 barre : 55g	**208**	31,3	5,3	8,3	
BISCUITS ET GÂTEAUX						
Biscotte au blé complet *(Gerblé)*	3 biscottes : 23,4g	**86**	15,6 Suc : 1	1,2 Ags : 0,5	3,1	Fib : 2g Na : 0,07g
Biscuit au cacao *(Gerblé)*	2 biscuits : 40g	**192**	24,5 Suc : 12,4	9,2 Ags : 3,3	2,8	Fib : 1,5g Mg : 0,09g
Biscotte au son *(Gerblé)*	1 biscotte : 7,5g	**27**	4,3 Suc : 0,3	0,5 Ags : 0,2	1,2	Fib : 1g Na : 0,03g
Biscuit chocolat au lait *(Gerblé)*	2 biscuits : 23g	**104**	14,2 Suc : 5,2	4,2 Ags : 1,9	2,3	Fib : 1g Mg : 0,04g
Biscuit chocolat fondant *(Gerblé)*	2 biscuits : 25g	**118**	15,7 Suc : 8,5	5,3 Ags : 3,2	1,8	Fib : 1g Mg : 0,05g
Biscuit complet au germe de blé *(Gerblé)*	5 biscuits : 42g	**178**	27,9 Suc : 9,5	5,6 Ags : 2,4	4	Fib : 1,8g Mg : 0,07g
Biscuit figue ou raisin (moy.) *(Gerblé)*	2 biscuits : 33,8g	**144**	20 Suc : 6,6	5,2 Ags : 1,25	4	Fib : 2,2g Na : 0,08g
Biscuit hyperprotéiné céréales chocolat *(Gerlinéa)*	4 biscuits : 50g	**213**	23,9 Suc : 7,9	7,7 Ags : 3,2	11,2	Fib : 3,6g Mg : 0,07g
Biscuit hyperprotéiné muesli fruits secs *(Gerlinéa)*	2 biscuits : 20g	**141**	20,3 Suc : 11	2,9 Ags : 1,3	7,5	Fib : 3,2g Mg : 0,04g
Biscuit hyperprotéiné citron vanille *(Gerlinéa)*	4 biscuits : 26g	**116**	13,6 Suc : 4,8	4,2 Ags : 1,8	5,9	Fib : 0,7g Na : 0,15g
Biscuit miel-sésame *(Gerblé)*	5 biscuits : 50g	**212**	29,7 Suc : 9,1	7,6 Ags : 1,8	4,1	Fib : 7,1g Na : 0,05g
Biscuit pomme, framboise, amandes *(Gerblé)*	2 biscuits : 40g	**166**	26,6 Suc : 13	5,6 Ags : 2,3	2,2	Fib : 1,5g Mg : 0,12g
Biscuit sésame *(Gerblé)*	2 biscuits : 23g	**108**	13 Suc : 4,2	5,1 Ags : 1,9	2,6	Fib : 1,2g Na : 0,06g

2. Diététique

PRODUITS	POIDS D'UNE PORTION (G)	ÉNERGIE (KCAL)	GLUCIDES (G)	LIPIDES (G)	PROTIDES (G)	AUTRES
Biscuit sésame *(Gayelord Hauser)*	1 biscuit: 9g	**39**	5,1 Suc: 1,8	1,7 Ags: 0,6	0,9	Fib: 0,5g
Biscuit sésame-chocolat *(Gerblé)*	4 biscuits: 33,3g	**156**	20,1 Suc: 7,2	6,7 Ags: 2,2	3,4	Fib: 1,8g Mg: 0,05g
Biscuit soja orange *(Gerblé)*	2 biscuits: 28g	**125**	17,8 Suc: 6,2	4,5 Ags: 0,9	3,4	Fib: 1,1g Na: 0,07g
Biscuit son-figue *(Gerblé)*	5 biscuits: 42g	**177**	23,5 Suc: 6,6	7,4 Ags: 3,2	4,1	Fib: 5,5g Mg: 0,07g
Coup double *(Bjorg)* - biscuit chocolat noir	1 biscuit: 10g	**50**	6 Suc: 2,3	2,4 Ags: 1,2	1	Fib: 0,4g Na: 0,01g
Fine galette au chocolat noir *(Bjorg)*	1 galette: 11,3g	**54**	6,7 Suc: 2,7	2,6 Ags: 1,6	0,9	Fib: 0,7g Mg: 0,02g
Fondant choco lait noisettes ou noir (moy.) *(Bjorg)*	1 fondant: 10g	**53**	5,8	3	0,75	
Fondant chocolat noir noix de coco *(Bjorg)*	1 fondant: 10g	**55**	5,9	3,2	0,7	
Fondant chocolat noir-agrumes, fruits rouges ou gingembre (moy.) *(Bjorg)*	1 fondant: 10g	**54**	6,2	2,9	0,7	
Galettes de froment au chocolat *(Gayelord Hauser)*	2 galettes: 30g	**139**	19,8 Suc: 6,8	5,7 Ags: 2,8	2	Fib: 2,1g
Gaufre au miel *(Bjorg)*	1 gaufre: 29g	**119**	19 Suc: 13	4,3 Ags: 2	1,1	Fib: 0,3g Na: 0,05g
Goûter fourré chocolat noir *(Bjorg)*	1 biscuit: 25g	**120**	15,7 Suc: 6,5	5,5 Ags: 2,6	1,9	Fib: 0,9g Na: 0,06g
Goûter fourré framboise *(Bjorg)*	1 biscuit: 29g	**133**	20,4	5	1,5	
Goûter pépites de chocolat *(Gerblé)*	2 goûters: 42g	**186**	27,1 Suc: 7,8	6,9 Ags: 2	3,9	Fib: 2,1g Na: 0,04g
Pain d'épices *(Bjorg)*	1 tranche: 10g	**47**	11	0,1	0,5	
Pain d'épices au son de seigle *(Gerblé)*	1 tranche: 10g	**31**	6,8 Suc: 3,6	0,2 Ags: 0,04	0,4	Fib: 0,6g Na: 0,02g
BOISSONS						
Boisson au lait de soja *(Sojasun)*	1 verre: 25 cl	**113**	7 Suc: 7	5,3 Ags: 0,8	9,5	Ca: 0,3g

2. Diététique

PRODUITS	Poids d'une portion (g)	Énergie (kcal)	Glucides (g)	Lipides (g)	Protides (g)	Autres
Boisson bio à base de châtaigne et de riz *(Bjorg)*	1 verre : 25 cl	**208**	43,8 Suc : 20	3 Ags : 0,5	1,3	Fib : 3,3g Na : 0,08g
Boisson bio à base de noisette *(Bjorg)*	1 verre : 25 cl	**130**	15 Suc : 8	7 Ags : 1,2	1,5	Fib : 1,8g Na : 0,2g
Boisson bio à base de riz *(Bjorg)*	1 verre : 25 cl	**145**	28,8 Suc : 9,8	3 Ags : 0,5	0,5	Fib : 0,5g Na : 0,1g
Boisson bio à base de riz et de cacao *(Bjorg)*	1 verre : 25 cl	**188**	40 Suc : 20	2,5 Ags : 0,3	1	Fib : 0,3g Na : 0,1g
Boisson bio à base de soja arôme thé vert *(Bjorg)*	1 verre : 25 cl	**170**	17,3 Suc : 16,8	7 Ags : 1,2	9,5	Fib : 0,2g Na : 0,08g
Boisson bio à base de soja arôme vanille *(Bjorg)*	1 verre : 25 cl	**160**	14,8 Suc : 14,3	7 Ags : 1,2	9,5	Fib : 0,2g Na : 0,08g
Boisson bio à base de soja et café décaféiné *(Bjorg)*	1 verre : 25 cl	**188**	22,3 Suc : 22	6,8 Ags : 1,2	9,3	Fib : 0,3g Na : 0,025g
Boisson bio aux amandes *(Bjorg)*	1 verre : 25 cl	**110**	14,8 Suc : 10,3	4,75 Ags : 1	2	Fib : 3,8g Na : 0,1g
Boisson bio nature à base de soja *(Bjorg)*	1 verre : 25 cl	**118**	4,3 Suc : 4	7 Ags : 1,2	9,5	Ca : 0,16g Fib : 0,3g
Boisson minceur drainante goût agrumes ou thé pêche (moy.) *(Gerlinéa)*	1 bouteille : 33 cl	**6,6**	1,7 Suc : 0	0 Ags : 0	0	
Boisson soja calcium *(Gayelord Hauser)*	1 verre : 20 cl	**120**	9,8 Suc : 9,6	5,6 Ags : 1	7,6	Fib : 0,16g
Douceur et Calcium *(Bjorg)*	1 verre : 25 cl	**155**	13,8 Suc : 13	7 Ags : 1,2	9,5	Ca : 0,3g Fib : 0,3g
Jus de carotte *(Bjorg)*	1 verre : 25 cl	**75**	16,3	0,5	1,3	
Jus de pruneaux *(Bjorg)*	1 verre : 25 cl	**178**	43 Suc : 27,5		1	Fib : 1,5g
Pause café minceur *(Gerlinéa)* - café soluble	3 sticks : 6g	**21**	3,9 Suc : 0	0,02 Ags : 0,01	1,3	Caféine : 0,2g
Soja Calcium brut vanillé *(Gerblé)*	1 verre : 25 cl	**105**	5,8 Suc : 3,5	5 Ags : 0,8	9	Ca : 0,3g Fib : 1,3g
CÉRÉALES						
Croustibio fruits et céréales *(Jardin Bio)*	1 portion : 30g	**119**	18,9 Suc : 10,9	3,8 Ags : 2	2,1	Fib : 2,3g

2. Diététique

PRODUITS	POIDS D'UNE PORTION (G)	ÉNERGIE (KCAL)	GLUCIDES (G)	LIPIDES (G)	PROTIDES (G)	AUTRES
Muesli aux fruits sans sucres ajoutés *(Gerblé)*	1 portion: 30g	**101**	17,3 Suc: 3,4	2 Ags: 0,24	3,3	Fib: 3,4g
Muesli aux graines sans sucre ajoutés *(Jardin Bio)*	1 portion: 30g	**103**	14,7 Suc: 3	3,2 Ags: 0,5	3,9	Fib: 5,5g
CONFITURES						
Confiture d'abricot, fraise ou myrtilles (moy.) *(Vivis fructose)*	1 cuillère: 10g	**13**	3,2 Suc: 2,8	0,02	0,04	
Purée d'abricots au miel d'oranger *(Bjorg)*	1 cuillère: 10g	**13**	3	0,01	0,06	
Purée de framboises au miel de montagne *(Bjorg)*	1 cuillère: 10g	**15**	3,6	0,02	0,07	
Sirop d'agave *(Bjorg)*	1 cuillère: 10g	**31**	7,5 Suc: 7,5	0,09 Ags: 0	0,1	Na: 0,01g
DESSERTS						
Dessert au soja saveur caramel *(Bjorg)*	1 pot: 100g	**120**	19,4 Suc: 15,4	2,9 Ags: 0,5	3,9	Fib: 0,3g Na: 0,08g
Dessert au soja saveur chocolat *(Bjorg)*	1 pot: 100g	**110**	16,6 Suc: 12,4	2,9 Ags: 0,7	4,3	Fib: 0,9g Na: 0,03g
Dessert au soja saveur vanille *(Bjorg)*	1 pot: 100g	**99**	16,1 Suc: 12,7	2,2 Ags: 0,3	3,6	Fib: 0,3g Na: 0,03g
Tou'fruit Compote coing pomme *(Gayelord Hauser)*	1 pot: 100g	**55**	9,3 Suc: 8,8	0,5 Ags: 0,2	0,4	Fib: 2,7g
Tou'fruit Compote pomme pruneaux reine claude *(Gayelord Hauser)*	1 pot: 100g	**73**	16,5 Suc: 14,9	0,4 Ags: 0,2	0,7	Fib: 1,6g
ÉDULCORANTS, SUCRES ALLÉGÉS						
Canderel B 100 demi - édulcorant de table	1 comprimé: 85mg	**0,3**	0,07	0	0,007	Aspartame acésulfame k
Canderel 100 sticks	1 stick: 1g	**3,6**	0,89	0	0,02	idem
Canderel Briquet Pocket	1 comp.: 45mg	**0,1**	0,02	0	0,01	idem
Canderel Pot 75 et 40	1 cuill.: 0,5g	**1,9**	0,47	0	0,01	idem
Canderel Sticks Vanilla	1 stick: 2g	**7**	1,75	0	0,02	idem

2. Diététique

PRODUITS	POIDS D'UNE PORTION (G)	ÉNERGIE (KCAL)	GLUCIDES (G)	LIPIDES (G)	PROTIDES (G)	AUTRES
Ligne Morceaux de sucre blanc *(Beghin Say)*	1 morceau : 2,6g	**10**	2,6	0	0	Aspartame acésulfame k
Sucre cristallisé *(Vivis fructose)*	1 cuillère : 10g	**40**	10	0	0	
Tutti Free Morceaux de sucre blanc ou sucre de canne (moy.) *(Saint Louis)*	1 morceau : 1,39g	**6**	1,4	0	0,01	Aspartame Acésulfame k
PÂTES ET GALETTES						
Galette 4 céréales *(Bjorg)*	1 galette : 7,6g	**28**	5,7 Suc : 0,1	0,2 Ags : 0,04	0,8	Fib : 0,5g
Galette de maïs *(Bjorg)*	1 galette : 4,6g	**16**	3,4 Suc : 0,06	0,2 Ags : 0,03	0,6	Fib : 0,5g Na : 0,03g
Spaghetti quinoa persil ail *(Jardin Bio)*	1 part : 100g	**369**	75,9	2,2	11,5	Fib : 4,7g
Spaghetti quinoa tomate *(Jardin Bio)*	1 part : 100g	**374**	78,3	1,9	10,9	
PLATS CUISINÉS						
Mouliné Campagnard *(Bjorg)* - potage	1 assiette : 25 cl	**66**	9,3 Suc : 1,3	2,5 Ags : 0,3	1,5	Fib : 4g Na : 0,6g
Plat cuisiné au quinoa et lentilles *(Bjorg)*	1 part : 125g	**155**	21,1 Suc : 0,1	3,5 Ags : 0,6	10	Fib : 11g Na : 0,5g
Plat cuisiné au quinoa et pois chiches *(Bjorg)*	1 part : 125g	**185**	29,9 Suc : 1,2	4 Ags : 0,6	7,1	Fib : 8,8g Na : 0,5g
Plat cuisiné au riz, noix de coco, curry *(Bjorg)*	1 part : 125g	**223**	40,6	4,6	4,5	
Plat cuisiné aux lentilles et carottes *(Bjorg)*	1 part : 125g	**85**	8,9 Suc : 0,8	1,9 Ags : 0,4	8	Fib : 13,3g Na : 0,6g
SAUCES						
Mayosoja *Bjorg)*	1 cuillère : 10g	**35**	0,5 Suc : 0,2	4 Ags : 0,5	0,1	Fib : 0,08g Na : 0,07g
Soja Cuisine *(Bjorg)*	1 cuillère : 10g	**18**	0,5 Suc : 0,4	1,7 Ags : 0,1	0,3	Fib : 0,04g Na : 0,007g
Soja Gratin *(Bjorg)*	1 cuillère : 10g	**10**	0,9 Suc : 0,1	0,6 Ags : 0,2	0,4	Fib : 0,01g Na : 0,01g

2. Diététique

PRODUITS	POIDS D'UNE PORTION (G)	ÉNERGIE (KCAL)	GLUCIDES (G)	LIPIDES (G)	PROTIDES (G)	AUTRES
SUBSTITUTS DE REPAS						
Barre hyperprotéinée saveur caramel *(Gerlinéa)*	2 barres : 62g	**230**	27,7 Suc : 22,3	6,5 Ags : 2,7	14,9	Fib : 4,1g Na : 0,2g
Boisson hyperprotéinée saveur chocolat *(Gerlinéa)*	1 bouteille : 25 cl	**227**	26,4 Suc : 20,8	6,6 Ags : 1,2	15,6	Fib : 4,2g Na : 0,26g
Boisson hyperprotéinée saveur vanille *(Gerlinéa)*	1 bouteille : 25 cl	**207**	23,5 Suc : 14,1	6,8 Ags : 0,7	16	Fib : 3,8g Na : 0,26g
Crème hyperprotéinée saveur café ou vanille (moy.) *(Gerlinéa)*	1 coupelle : 210g	**208**	24,1 Suc : 15,4	6,6 Ags : 0,8	13,1	Fib : 2,1g Mg : 0,06g
Crème hyperprotéinée saveur chocolat *(Gerlinéa)*	1 coupelle : 210g	**203**	22,3 Suc : 14,3	6,7 Ags : 0,8	13,4	Fib : 3,2g Mg : 0,07g
Pots de crème gourmands chocolat noisette *(Gayelord Hauser)*	1 pot : 200g	**200**	23 Suc : 12	6,4 Ags : 1,4	12,6	Fib : 0,7g
Velouté poireaux pommes de terre *(Gerlinéa)*	55g + 20cl d'eau	**214**	27,1 Suc : 3,3	4,8 Ags : 2	15	Fib : 3g Mg : 0,1g
AUTRES						
Bouillon aux légumes *(Bjorg)*	100 ml de bouillon	**8**	0,7	0,5	0,2	
Diététique et Vitalité *(Gerblé)* - germe de blé	1 cuillère : 8g	**27**	2,8 Suc : 1,9	0,7 Ags : 0,1	2,2	Fib : 1,2g Mg : 0,02g
Lécithine de soja *(Gayelord Hauser)*	1 cuillère : 10g	**85**	0,8 Suc : 0,4	9,1 Ags : 1,2	0	
Levure de bière *(Gayelord Hauser)*	1 portion : 4g	**11**	0,6	0,2	1,6	
Superlevure *(Gayelord Hauser)* - levure de bière	9 comprimés : 2,25g	**12**	0,9	0,1	1,8	
Terrine Aubergine *(Bjorg)*	1 cuillère : 10g	**17**	0,4 Suc : 0,08	1,4 Ags : 1	0,6	Fib : 0,3g Na : 0,08g
Terrine Forestière *(Bjorg)*	1 cuillère : 10g	**20**	0,6 Suc : 0,05	1,7 Ags : 1,1	0,5	Fib : 0,3g Na : 0,07g
Tofu nature *(Bjorg)*	pour 100g	**142**	0,9 Suc : 0,8	9,1 Ags : 1,4	14	Fib : 1,7g

Surgelés

Le rayon des surgelés est vaste, des produits pour l'apéritif aux pâtisseries, en passant par les plats préparés et les sauces. Ces aliments longue conservation, de bonne qualité organoleptique (bons au goût, à la texture, etc.), prêts à consommer en quelques minutes, facilitent la vie à toutes les personnes qui ont peu de temps à consacrer à la cuisine.

On peut distinguer 2 catégories :

★ les aliments nature, légumes, poissons, viandes, dont les apports nutritionnels sont très proches des produits frais ;

★ les aliments cuisinés, gratins, pizzas, plats divers, dont il faut lire l'étiquetage de près.

SURGELÉS : MODE D'EMPLOI

La surgélation permet de prolonger la conservation des aliments, en moyenne de 18 à 24, voire 30 mois : reportez-vous à la date limite d'utilisation optimale (DLUO).

Dans les surgélateurs industriels, la température négative atteint - 50 °C, ce qui permet de bloquer l'évolution des aliments.

Contrairement aux traitements thermiques comme la pasteurisation et la stérilisation, la congélation ne détruit pas les éventuels germes présents dans les aliments. C'est pourquoi il faut toujours être très rigoureux avec les surgelés.

★ **Dans un congélateur 3*** ou 4****,** fiez-vous à la DLUO. Vérifiez que la température ne dépasse pas - 18 °C.

★ **Dans un conservateur 2**,** la durée de conservation est réduite à 12 jours, dans un freezer, 2 à 3 jours, et, au réfrigérateur, 24 h.

★ **Les aliments surgelés se décongèlent** soit directement par la cuisson, soit au four à micro-ondes, soit au réfrigérateur, mais jamais à température ambiante.

★ **Ne recongelez jamais** un aliment que vous avez déjà décongelé.

LES LÉGUMES, POISSONS, FRUITS DE MER ET VIANDES NATURE

Rapides à cuisiner (légumes déjà lavés et épluchés, poissons vidés…), ces produits ont un prix raisonnable et ils permettent de varier les menus en toute saison.

On considère que les légumes et fruits surgelés valent les produits frais sur le plan vitaminique. En effet, sitôt cueillis, ils sont rapidement surgelés et stabilisés par le grand froid.

À noter toutefois que les poissons gras congelés, hareng, maquereau, sardine, saumon, thon, perdent peu à peu leurs bonnes graisses oméga 3 malgré le froid. Le cas échéant, achetez ceux dont la DLUO est le plus éloignée, et ne tardez pas trop à les consommer.

LES PRODUITS SURGELÉS CUISINÉS

Les nutritionnistes leur reprochent des teneurs trop élevées en lipides et en sel. Globalement, leur qualité nutritionnelle est en cours d'amélioration, par exemple avec une suppression progressive des acides gras trans (mauvaises graisses) et une réduction des additifs (colorants, conservateurs…). Toutefois, d'une marque à une autre, ou simplement d'un produit à un autre, il existe de grandes disparités.

★ Utilisez le ***Minidictionnaire*** pour comparer les apports en lipides, en acides saturés et en sodium lorsqu'ils sont indiqués. Vérifiez aussi les portions : un plat individuel peut peser de 200 à 400 g ; le rassasiement n'est pas le même !

★ Lisez la liste des ingrédients. Du côté des matières grasses, les huiles à préférer sont celles de colza, de tournesol ou d'olive. Les huiles de palme, coprah, « végétale » sans précision et les matières grasses hydrogénées sont à modérer.

★ Pour les plats cuisinés à base de viande ou de poisson, repérez les proportions. Par exemple, si un plat de 300 g ne comporte que 20 % de viande, ça ne fait que 60 g de viande dans le plat, l'équivalent d'une demi-escalope !

★ Dans un plat cuisiné avec viande ou poisson et accompagnement, un apport raisonnable de lipides est de 15 à 20 g ; dans des légumes ou des féculents cuisinés, il est au maximum de 5 g pour 100 g.

Surgelés

PRODUITS	POIDS D'UNE PORTION (G)	ÉNERGIE (KCAL)	GLUCIDES (G)	LIPIDES (G)	PROTIDES (G)	AUTRES
APÉRITIFS						
Beignets de crevettes *(Sensations d'Asie)*	2 beignets : 40g	**68**	6,4 Suc : 0,1	3,6 Ags : 1,7	2,4	Fib : 0,7g
Bouchées gourmandes *(Brossard)*	1 bouchée : 10g	**29**	3,2	1,6	0,7	
Mini feuilletés *(Brossard)*	1 part : 10g	**29**	2,8	1,7	0,6	
Mini tartelettes *(Brossard)*	1 tartelette : 12,5g	**39**	4	2,1	1,1	
Nems au poulet *(Sensations d'Asie)*	2 nems : 50g	**102**	10,7 Suc : 1,2	3,7 Ags : 1,7	3,7	Fib : 0,4g
Piccolinis original 3 fromages *(Maggi)*	1 mini pizza : 30g	**88**	8,8	4,3	3,5	
Piccolinis original flammekueche *(Maggi)*	1 mini pizza : 30g	**72**	7,4 Suc : 0,4	3,8 Ags : 1,4	2	Fib : 0,6g
Piccolinis original jambon fromage *(Maggi)*	1 mini pizza : 30g	**68**	7,8	2,7	3,3	
FEUILLETÉS, CRÊPES, GALETTES						
Bouchée à la reine *(Picard)*	1 pièce : 165g	**431**	32,5	27,2	13,7	Na : 0,73g
Bun's *(McCain)*	1 bun's : 100g	**272**	25 Suc : 3	15 Ags : 9	9,5	Fib : 1,5g
Crêpe comté-emmental ou jambon-fromage (moy.) *(Findus)*	3 crêpes : 125g	**215**	26,5 Suc : 8,5	8,5 Ags : 2,3	8,5	Fib : 3g Na : 0,35g
Crêpe roulée jambon fromage champignons *(Findus)*	3 crêpes : 125g	**170**	20 Suc : 6	6 Ags : 1,9	10	Fib : 2g Na : 0,3g
Feuilleté jambon fromage *(Picard)*	1 part : 150g	**417**	30	27	13,5	Na : 0,6g
Fondant fromage de chèvre et tomates confites *(Picard)*	1 part : 100g	**186**	10,5	13,7	5,1	Na : 0,4g
Galette courgettes fromage de chèvre pesto *(Picard)*	1 galette : 125g	**251**	21	15	7,9	Na : 0,5g

Surgelés

PRODUITS	POIDS D'UNE PORTION (G)	ÉNERGIE (KCAL)	GLUCIDES (G)	LIPIDES (G)	PROTIDES (G)	AUTRES
Galette fromage à raclette bacon pomme de terre *(Picard)*	1 galette : 125g	**275**	23,1	14,9	12,3	Na : 0,55g
Galette jambon fromage *(Picard)*	1 galette : 125g	**296**	22,5	16,2	15	Na : 0,57g
Galette jambon fromage *(Tipiak)*	1 galette : 125g	**273**	23,5	14	13,1	
Galette nordique saumon épinards *(Tipiak)*	1 galette : 180g	**335**	46	11,5	11,7	
Galette savoyarde *(Tipiak)*	1 part : 180g	**432**	40,5	23,4	14,9	
Hot pocket bolognaise *(Maggi)*	1 hot pocket : 125g	**377**	36,7 Suc : 2,1	20,3 Ags : 6,2	11,7	Fib : 1,7g
Hot pocket jambon fromage *(Maggi)*	1 hot pocket : 125g	**326**	32,9 Suc : 11,1	16,3 Ags : 7,5	12	Fib : 3,6g
Pickers bouchées de fromage fondu *(McCain)*	1 part : 100g	**286**	19	17,9	11,7	
GRATINS ET HACHIS						
Gratin à la provencale *(Findus)*	1 part : 250g	**230**	14 Suc : 7	14 Ags : 5	10	Fib : 12g Na : 0,8g
Gratin d'aubergines *(Picard)*	1 part : 225g	**306**	19,8	21,2	9	Na : 0,7g
Gratin dauphinois *(Picard)*	1 part : 225g	**294**	24,1	18	9	Na : 0,56g
Gratin dauphinois *(Findus)*	1 part : 300g	**330**	29 Suc : 5,5	18 Ags : 9	13	Fib : 5,5g Na : 0,7g
Gratin de poisson et purée *(Weight watchers)*	1 part : 300g	**213**	30,6 Suc : 3,9	3,6 Ags : 1,8	14,4	Fib : 3,6g
Gratin de tomates *(Picard)*	1 part : 225g	**198**	18,4	12,3	3,4	Na : 0,75g
Gratin d'endives au jambon *(Picard)*	1 part : 350g	**279**	14,4	17,5	16,1	Na : 0,81g
Gratin macaronis jambon fromage *(Weight watchers)*	1 part : 300g	**300**	40,5 Suc : 6,6	7,2 Ags : 4,2	18,3	Fib : 3,9g
Hachis parmentier *(Picard)*	1 part : 400g	**472**	40,4	19,6	33,2	Na : 0,92g
Hachis parmentier *(Findus)*	1 part : 300g	**330**	24 Suc : 6	18 Ags : 8,1	16,5	Fib : 12g Na : 0,9g

Surgelés

PRODUITS	POIDS D'UNE PORTION (G)	ÉNERGIE (KCAL)	GLUCIDES (G)	LIPIDES (G)	PROTIDES (G)	AUTRES
Hachis parmentier *(Maggi)*	1 part: 300g	**369**	35,4 Suc: 6,9	15,6 Ags: 3,6	21,6	Fib: 4,2g
Moussaka *(Findus)*	1 part: 250g	**300**	11 Suc: 11	21 Ags: 5	16	Fib: 7g Na: 0,9g
Moussaka *(Maggi)*	1 part: 300g	**423**	21,6 Suc: 8,1	29,7 Ags: 4,8	18	Fib: 1,8g
Parmentier de canard *(Picard)*	1 part: 350g	**559**	37,1	32,5	29,4	Na: 1,4g
Parmentier de poisson *(Picard)*	1 part: 350g	**398**	31,5	16,4	31,1	Na: 0,98g
Tartiflette *(Picard)*	1 part: 300g	**497**	47,7	27	15,9	Na: 0,6g
Tartiflette *(Maggi)*	1 part: 300g	**411**	39,3 Suc: 2,1	22,8 Ags: 6,6	12,3	Fib: 3,6g
LÉGUMES NATURES						
Asperges blanches pelées *(Picard)*	1 part: 100g	**17**	2	0,1	1,9	
Bettes *(D'Aucy)*	1 part: 100g	**18**	1,2	0,3	2,6	Fib: 2,7g
Carottes en rondelle *(Picard)*	1 part: 100g	**24**	5,3	0	0,6	
Carottes en rondelle *(D'Aucy)*	1 part: 100g	**26**	5,2	0,2 Ags: 0	0,8	Fib: 4,1g
Choux brocolis *(D'Aucy)*	1 part: 100g	**22,4**	2,4	0,4	2,3	Fib: 2,7g
Choux de Bruxelles *(D'Aucy)*	1 part: 100g	**35,2**	5,1	0,1 Ags: 0	3,4	Fib: 4,5g
Choux romanesco *(D'Aucy)*	1 part: 100g	**18,5**	1,6	0,1 Ags: 0	2,8	Fib: 2,7g
Choux verts *(D'Aucy)*	1 part: 100g	**19,3**	3,4	0,1	1,2	Fib: 3,4g
Choux-fleurs en fleurette *(D'Aucy)*	1 part: 100g	**17**	2,3	0,2 Ags: 0	1,4	Fib: 2,1g
Courgettes en rondelle *(Picard)*	1 part: 100g	**16**	1,9	0,1	1,9	
Courgettes en rondelle *(D'Aucy)*	1 part: 100g	**15,7**	2,1	0,1 Ags: 0	1,6	Fib: 1,8g

Surgelés

PRODUITS	POIDS D'UNE PORTION (G)	ÉNERGIE (KCAL)	GLUCIDES (G)	LIPIDES (G)	PROTIDES (G)	AUTRES
Courgettes en rondelles *(Bonduelle)*	1 part: 100g	**19**	2,5 Suc: 1,3	0,2 Ags: 0,1	1,5	Fib: 1g
Épinards en branche *(D'Aucy)*	1 part: 100g	**24**	2,5	0,2 Ags: 0	3	Fib: 2,8g
Épinards en branche *(Picard)*	1 part: 100g	**21**	0,5	0,8	3,1	
Épinards en branche *(Bonduelle)*	1 part: 100g	**26**	1	0,7	3,8	
Épinards hachés *(D'Aucy)*	1 part: 100g	**17**	1,5	0,1	2,4	
Épinards hachés *(Bonduelle)*	1 part: 100g	**28**	2,5	0,7	2,8	
Flageolets vert fin *(D'Aucy)*	1 part: 100g	**132**	22	0,8 Ags: 0,2	9,3	Fib: 4,1g
Haricots beurres *(D'Aucy)*	1 part: 100g	**26**	4,1	0,3	1,9	Fib: 3,6g
Haricots plats coupés *(Picard)*	1 part: 100g	**26**	4,2	0,2	1,9	
Haricots plats coupés *(D'Aucy)*	1 part: 100g	**32**	5,6	0,3 Ags: 0	1,8	Fib: 2,4g
Haricots verts extra-fins *(D'Aucy)*	1 part: 100g	**28**	4,5	0,1 Ags: 0	2,2	Fib: 3,6g
Haricots verts extra-fins *(Picard)*	1 part: 100g	**27**	4,7	0,1	1,7	
Haricots verts extra-fins *(Bonduelle)*	1 part: 100g	**21**	3,2	0,1	1,6	
Maïs doux en grains *(Picard)*	1 part: 100g	**90**	15,6	1,7	3,1	
Navets en morceau *(Picard)*	1 part: 100g	**11**	2,3	0,1	0,3	
Petit pois doux et carotte *(D'Aucy)*	1 part: 100g	**46**	7,4	0,2 Ags: 0	3,7	
Petits pois doux *(D'Aucy)*	1 part: 100g	**69**	10,8	0,2	6	Fib: 6,5g
Petits pois doux extra-fins *(Picard)*	1 part: 100g	**78**	14	0,1	5,2	

Surgelés

PRODUITS	POIDS D'UNE PORTION (G)	ÉNERGIE (KCAL)	GLUCIDES (G)	LIPIDES (G)	PROTIDES (G)	AUTRES
Petits pois extra-fins *(Bonduelle)*	1 part: 100g	**47**	5,5	0,5	4,9	Fib: 6,3g
Poireaux en rondelle *(Picard)*	1 part: 100g	**18**	3,1	0,1	1,3	
Poireaux en rondelle *(D'Aucy)*	1 part: 100g	**21,8**	3,4	0,2 Ags: 0	1,6	
Salsifis *(D'Aucy)*	1 part: 100g	**31,8**	5,5	0,2	2	
LÉGUMES PRÉPARÉS						
Épinards à la provencale *(Iglo)*	1 part: 100g	**66**	1,4 Suc: 1,2	5,7 Ags: 3,2	2,4	Fib: 1,7g
Épinards en branche à la crème *(Findus)*	1 part: 100g	**55**	4,5 Suc: 1	2,5 Ags: 1,5	3,5	Fib: 2,5g Na: 0,3g
Épinards en branche à la crème *(Picard)*	1 part: 100g	**47**	5	2	2,3	Na: 0,12g
Épinards hachés à la crème *(Findus)*	1 part: 100g	**65**	3,5 Suc: 1	4,5 Ags: 3	3	Fib: 3,5g Na: 0,6g
Feuilles d'épinards à la provencale *(Findus)*	1 part: 100g	**40**	1 Suc: 0,3	2,5 Ags: 0,3	3	Fib: 3g Na: 0,2g
Fondue de poireaux *(Picard)*	1 part: 100g	**84**	4,3	6,3	2,5	Na: 0,27g
Galette brocolis courgettes *(Bonduelle)*	1 galette: 40g	**38**	2,4 Suc: 1	2,2 Ags: 0,5	2,1	Fib: 1g
Galette choux-fleurs brocolis carotte *(Bonduelle)*	1 galette: 40g	**34**	1,8 Suc: 1	2,4 Ags: 0,4	1,5	Fib: 1,2g
Galette poireaux carottes *(Bonduelle)*	1 galette: 40g	**51**	1,2 Suc: 0,7	3,6 Ags: 2,3	3,2	Fib: 3,4g
Légumes noisettes carottes *(Iglo)*	1 part: 100g	**182**	21 Suc: 4,5	9 Ags: 2	4	Fib: 3,5g
Légumes noisettes épinards *(Iglo)*	1 part: 100g	**189**	22 Suc: 2	9 Ags: 2	4,5	Fib: 2,5g
Légumes pour potage *(Picard)*	1 part: 100g	**33**	6,2	0,3	1,3	
Légumes pour pot-au-feu *(Picard)*	1 part: 100g	**36**	7,2	0,4	0,9	

Surgelés

PRODUITS	POIDS D'UNE PORTION (G)	ÉNERGIE (KCAL)	GLUCIDES (G)	LIPIDES (G)	PROTIDES (G)	AUTRES
Légumes pour ratatouille *(Picard)*	1 part: 100g	**21**	4	0,1	0,9	
Printanière de légumes *(Picard)*	1 part: 100g	**41**	7,6	0,3	1,9	
Purée 4 saveurs *(Bonduelle)*	1 part: 100g	**53**	5,9 Suc: 1,4	2,3 Ags: 1,2	2,2	Fib: 2,8g
Purée duo douceur carottes potirons *(Bonduelle)*	1 part: 100g	**39**	6,2 Suc: 2,5	1 Ags: 0,6	1,3	Fib: 3,5g
Ratatouille cuisinée *(Picard)*	1 part: 140g	**168**	4	15,5	3	Na: 0,63g
Sélection maraîchère *(Iglo)*	1 part: 100g	**71**	5,9 Suc: 2,6	3,2 Ags: 1,9	4,8	Fib: 3,6g
Sélection méditerranéenne *(Iglo)*	1 part: 100g	**53**	4,6 Suc: 3,8	3,2 Ags: 2,1	1,6	Fib: 1,7g
Sélection romaine *(Iglo)*	1 part: 100g	**49**	3,9 Suc: 2,9	2,9 Ags: 1,8	2	Fib: 2,4g
Tomates farcies *(Charal)*	1 part: 170g	**175**	8,5	11,9	8,5	
PAINS, PÂTISSERIES ET VIENNOISERIES						
Clafoutis aux griottes à cuire *(Picard)*	1 part: 125g	**225**	40	5	5	
Crumble aux fruits rouges à cuire *(Picard)*	1 part: 50g	**117**	18,7	4	1,5	
Demi-baguette de campagne pré-cuite *(Picard)*	1 part: 140g	**360**	74,9	1,3	12,2	Na: 0,8g
Demi-baguette pré-cuite *(Picard)*	1 part: 140g	**245**	52	1	7	Na: 0,5g
Éclair au café *(Picard)*	1 éclair: 50g	**176**	15,1	12	2	
Éclair au chocolat *(Picard)*	1 éclair: 50g	**125**	15,2	6	2,6	
Éclair au chocolat *(Brossard)*	1 éclair: 50g	**127**	15	5,5	3,2	
Éclair capuccino *(Brossard)*	1 éclair: 50g	**113**	16	4,3	2,3	
Flan pâtissier *(Picard)*	1 part: 170g	**325**	51,4	10,5	6,3	
Fondant au chocolat à réchauffer *(Picard)*	1 part: 30g	**123**	13	7	1,9	

Surgelés

PRODUITS	POIDS D'UNE PORTION (G)	ÉNERGIE (KCAL)	GLUCIDES (G)	LIPIDES (G)	PROTIDES (G)	AUTRES
Gâteau mœlleux au yaourt *(Picard)*	1 part: 30g	**97**	15,4	3,15	1,9	
LeNôtre Obsession chocolat framboise *(Brossard)*	1 part: 100g	**352**	28,2	24,7	4,2	
LeNôtre Plaisir au chocolat *(Brossard)*	1 part: 100g	**408**	34	25	9,9	
LeNôtre Plaisir aux noix *(Brossard)*	1 part: 100g	**442**	42,1	26,6	8,7	
Macarons *(Brossard)*	1 macaron : 10g	**36**	5,6	1,1	0,8	
Minis croissants pur beurre *(Picard)*	1 mini croissant: 25g	**85**	9,6	4,3	1,9	
Minis pains au chocolat pur beurre *(Picard)*	1 mini pain : 25g	**83**	10,6	3,7	1,9	
Minis pains aux raisins pur beurre *(Picard)*	1 mini pain : 25g	**85**	10,3	4	2	
Paris-Brest *(Picard)*	1 pièce: 85g	**299**	15,7	23,1	7,1	
Petits pains aux noix pré-cuits *(Picard)*	1 petit pain : 60g	**189**	27,4	6,1	6,2	Na: 0,3g
Petits pains de campagne pré-cuits *(Picard)*	1 petit pain : 70g	**183**	38,6	0,3	6,5	Na: 0,42g
Petits pains sans ajout de sel *(Picard)*	1 petit pain : 40g	**95**	19,8	0,5	2,8	
Tarte aux fruits rouges *(Picard)*	1 part: 80g	**191**	34,9	4,8	2	
Tarte citron meringuée *(Picard)*	1 part: 80g	**267**	37,3	11,2	4,2	
Tarte normande aux pommes *(Picard)*	1 part: 80g	**198**	31	7,2	2,3	
Viennetta capuccino, chocolat, menthe ou vanille (moy.) *(Miko)*	1 part: 100ml	**130**	12 Suc: 11	9 Ags: 8	1,5	
PÂTES, RIZ						
Cannellonis *(Findus)*	1 part: 250g	**320**	28 Suc: 6,5	14 Ags: 3,4	19	Fib: 1,5g Na: 0,8g

Surgelés

PRODUITS	Poids d'une portion (g)	Énergie (kcal)	Glucides (g)	Lipides (g)	Protides (g)	Autres
Gnocchis aux gambas, crème pesto aux poivrons *(Findus)*	1 part: 350g	**450**	66 Suc: 5	12 Ags: 4	19	Fib: 6g Na: 1g
Lasagnes à la bolognaise *(Maggi)*	1 part: 300g	**351**	39,6 Suc: 9,9	13,2 Ags: 3,6	18,3	Fib: 2,7g
Lasagnes à la bolognaise *(Picard)*	1 part: 400g	**550**	70,4	17,6	27,6	Na: 1,2g
Lasagnes à la bolognaise *(Findus)*	1 part: 300g	**360**	39 Suc: 13,5	13,5 Ags: 5	16,5	Fib: 7,5g Na: 0,9g
Lasagnes carbonara *(Findus)*	1 part: 250g	**300**	39 Suc: 3,5	11 Ags: 6,5	12	Fib: 2,5g Na: 0,8g
Lasagnes fromage jambon *(Maggi)*	1 part: 300g	**363**	39 Suc: 8,1	13,2 Ags: 5,1	21,6	Fib: 1,8g
Paella à l'andalouse *(Findus)*	1 part: 350g	**420**	63 Suc: 4	7,5 Ags: 2,1	22	Fib: 3g Na: 1,2g
Paella au poulet, riz safrané et légumes cuisinés *(Findus)*	1 part: 400g	**540**	64 Suc: 6	20 Ags: 4	24	Fib: 7g Na: 1,3g
Paella royale *(Maggi)*	1 part: 300g	**333**	50,1 Suc: 3,9	6,6 Ags: 1,8	18,6	Fib: 2,7g
Paella royale *(Marie)*	1 part: 300g	**327**	53,4 Suc: 3,3	5,4 Ags: 4,2	16,2	Fib: 2,7g
Pennes aux saint-jacques, brunoise de légumes *(Findus)*	1 part: 350g	**390**	55 Suc: 9	11 Ags: 5,9	17	Fib: 4g Na: 0,6g
Pipes rigate au pesto *(Marie)*	1 part: 200g	**254**	37,2 Suc: 2,8	6,2 Ags: 2,2	12,4	Fib: 2,6g
Rigatonis alla bolognaise *(Marie)*	1 part: 200g	**288**	39	8	15,2	
Riz aux saint-jacques *(Weight watchers)*	1 part: 350g	**301**	40,6 Suc: 5,6	7 Ags: 4,2	18,9	Fib: 2,1g
Riz cantonais *(Maggi)*	1 part: 300g	**363**	68,4 Suc: 1,5	5,1 Ags: 0,9	10,8	Fib: 3,9g
Riz cantonnais *(Findus)*	1 part: 350g	**500**	82 Suc: 4	12 Ags: 2,1	16	Fib: 4g Na: 1g

Surgelés

PRODUITS	POIDS D'UNE PORTION (G)	ÉNERGIE (KCAL)	GLUCIDES (G)	LIPIDES (G)	PROTIDES (G)	AUTRES
PIZZAS						
Crousti mœlleuse 3 fromages *(Marie)*	1 part: 100g	**257**	27,5 Suc: 4	11,3 Ags: 4,2	11,4	Fib: 1,3g
Four à pierre 3 fromages *(Buitoni)*	1 part: 130g	**302**	29,8 Suc: 6,2	13,5 Ags: 6,9	15,1	Fib: 1,8g
Four à pierre bolognaise *(Buitoni)*	1 part: 130g	**264**	31,6 Suc: 6,6	9,9 Ags: 3,6	12,1	Fib: 2g
Four à pierre chorizo *(Buitoni)*	1 part: 130g	**287**	30 Suc: 5,5	12,6 Ags: 5,3	13,4	Fib: 2g
Four à pierre royale *(Buitoni)*	1 part: 130g	**248**	30,2 Suc: 5,1	9,2 Ags: 3,5	11,1	Fib: 2,2g
Fraîch'up bolognaise *(Buitoni)*	1 part: 150g	**298**	40,5 Suc: 2,5	8,2 Ags: 2,4	15,5	Fib: 2,2g
Fraîch'up fromages gourmands *(Buitoni)*	1 part: 150g	**350**	40 Suc: 2,6	13,7 Ags: 6,3	16,6	Fib: 2,4g
Fraîch'up jambon emmental *(Buitoni)*	1 part: 140g	**287**	40,6 Suc: 2,4	8,1 Ags: 2,9	13,2	Fib: 2,4g
Fraîch'up royale *(Buitoni)*	1 part: 150g	**283**	40 Suc: 2,4	7,8 Ags: 2,7	12,9	Fib: 2,2g
Grandiosa 4 fromages *(Buitoni)*	1 part: 140g	**363**	40,3 Suc: 8,7	15,4 Ags: 6,4	15,5	Fib: 2,3g
Grandiosa regina *(Buitoni)*	1 part: 150g	**317**	39,5 Suc: 12	11,7 Ags: 3,6	13,2	Fib: 4,8g
L'américaine *(McCain)*	1 part: 100g	**279**	27,8	14,9	8,4	
Pizza 4 fromages *(Picard)*	1 part: 100g	**228**	25,3	9,6	10,1	Na: 0,47g
Pizza 4 saisons *(Picard)*	1 part: 100g	**178**	29,2	4,3	5,6	Na: 0,63g
Pizza capricciosa *(Picard)*	1 part: 100g	**241**	23,1	11,1	12,1	Na: 0,61g
Pizza fromage de chèvre *(Picard)*	1 part: 100g	**254**	29,3	9,1	13,6	Na: 0,6g
Pizza margherita, tomate, fromage *(Picard)*	1 part: 100g	**238**	25,6	9,8	11,5	Na: 0,58g
Pizza royale *(Picard)*	1 part: 100g	**203**	24,3	7,4	9,7	Na: 0,54g

Surgelés

PRODUITS	POIDS D'UNE PORTION (G)	ÉNERGIE (KCAL)	GLUCIDES (G)	LIPIDES (G)	PROTIDES (G)	AUTRES
PLATS PRÉPARÉS						
Aubergines farcies *(Maggi)*	1 part: 300g	**423**	42,8 Suc: 12,2	19,1 Ags: 3,9	20,4	Fib: 3,3g
Blanquette de volaille et riz *(Picard)*	1 part: 300g	**351**	45	10,5	19,2	Na: 0,78g
Blanquette de saumon riz et asperges *(Findus)*	1 part: 350g	**430**	43 Suc: 2,5	19 Ags: 6,3	21	Fib: 3,5g Na: 0,8g
Blanquette de veau *(Picard)*	1 part: 200g	**260**	9,4	13	26,4	Na: 0,36g
Bœuf bourguinon *(Picard)*	1 part: 300g	**271**	28,2	8,4	20,7	Na: 0,9g
Bœuf bourguinon et purée *(Marie)*	1 part: 225g	**266**	16 Suc: 2,7	16,4 Ags: 9,2	13,5	Fib: 1,4g
Boulette de bœuf et pennes rigate *(Findus)*	1 part: 400g	**600**	49 Suc: 14	33 Ags: 11	27	Fib: 9,5g Na: 0,9g
Brandade de morue parmentier *(Tipiak)*	1 part: 250g	**335**	37,5	17	7,5	
Brandade de morue parmentier huile d'olive et fine herbe *(Tipiak)*	1 part: 225g	**371**	20,5	27,2	11,3	
Brandade grâtinée et compotée de légumes du soleil *(Tipiak)*	1 part: 330g	**320**	25,4	17,2	15,8	
Brochettes gambas et pennes *(Marie)*	1 part: 300g	**321**	43,5 Suc: 7,8	8,7 Ags: 4,2	17,1	Fib: 3,6g
Brochettes poulet et riz *(Marie)*	1 part: 300g	**372**	62,1 Suc: 12	6,9 Ags: 1,2	15,6	Fib: 2,4g
Chili con carne *(Findus)*	1 part: 400g	**420**	38 Suc: 13	20 Ags: 8	21	Fib: 17g Na: 1,4g
Chili con carne *(Heinz)*	1 part: 200g	**210**	32,6	2,6	13,8	
Colin d'Alaska, saint-jacques et pommes de terre *(Marie)*	1 part: 250g	**375**	36 Suc: 1,8	20,3 Ags: 4	12,5	Fib: 2,8g
Courgettes farcies *(Maggi)*	1 part: 300g	**372**	36,3 Suc: 5,4	16,2 Ags: 4,8	20,1	Fib: 2,1g

Surgelés

PRODUITS	POIDS D'UNE PORTION (G)	ÉNERGIE (KCAL)	GLUCIDES (G)	LIPIDES (G)	PROTIDES (G)	AUTRES
Couscous *(Picard)*	1 part: 300g	**389**	47,7	14,4	17,1	Na: 1,53g
Couscous poulet merguez *(Findus)*	1 part: 400g	**350**	38 Suc: 8	12 Ags: 4	22	Fib: 7g Na: 1,6g
Dos de cabillaud et fondue de poireaux *(Weight watchers)*	1 part: 350g	**270**	32,2 Suc: 13	8,8 Ags: 4,9	15,1	Fib: 3,2g
Fricassée de poulet *(Maggi)*	1 part: 300g	**303**	48,9 Suc: 6,3	3 Ags: 0,9	20,1	Fib: 3,9g
Kefta de bœuf et semoule aux épices et raisins *(Findus)*	1 part: 350g	**570**	48 Suc: 10	32 Ags: 8,9	21	Fib: 5g Na: 1,5g
Lieu noir à la sicilienne et petits légumes *(Maggi)*	1 part: 300g	**369**	39,6 Suc: 1,7	13 Ags: 1,8	22,8	Fib: 2,8g
Petit salé aux lentilles *(Picard)*	1 part: 300g	**443**	36,6	20,7	27,6	Na: 0,76g
Petit salé aux lentilles *(Marie)*	1 part: 225g	**317**	21,2 Suc: 2,5	16,9 Ags: 6,5	20,3	Fib: 3,4g
Porc sauce aigre douce et riz *(Maggi)*	1 part: 300g	**456**	58,7 Suc: 6	15,2 Ags: 0,9	21	Fib: 0,8g
Poulet à la basquaise et au riz *(Picard)*	1 part: 300g	**355**	54,9	4,8	23,1	Na: 0,99g
Poulet à la provencale *(Findus)*	1 part: 350g	**300**	33 Suc: 8,5	10 Ags: 3	18	Fib: 7g Na: 0,8g
Poulet à la tapenade *(Findus)*	1 part: 350g	**400**	37 Suc: 9	13 Ags: 1,7	33	Fib: 5g Na: 1g
Poulet basquaise *(Marie)*	1 part: 250g	**240**	39	4,3	11,5	
Poulet Tex Mex *(Findus)*	1 part: 400g	**400**	22 Suc: 11	26 Ags: 3,7	20	Fib: 17,5g Na: 0,7g
Saint-Jacques et tagliatelles *(Weight watchers)*	1 part: 380g	**346**	42,9 Suc: 8,7	9,9 Ags: 3,4	21,3	Fib: 5,3g
Tagliatelles au saumon *(Maggi)*	1 part: 300g	**327**	39 Suc: 7,2	11,1 Ags: 3,6	17,4	Fib: 2,4g
Tajine de poisson au cumin *(Findus)*	1 part: 350g	**270**	28 Suc: 10	8 Ags: 2,7	20	Fib: 4g Na: 0,7g

Surgelés

PRODUITS	POIDS D'UNE PORTION (G)	ÉNERGIE (KCAL)	GLUCIDES (G)	LIPIDES (G)	PROTIDES (G)	AUTRES
Tajine de poulet *(Maggi)*	1 part: 300g	**477**	59,5 Suc: 8	13,6 Ags: 1,6	29,5	Fib: 1,6g
Tomates farcies *(Maggi)*	1 part: 300g	**321**	34,5 Suc: 10,8	12,3 Ags: 3	18,3	Fib: 2,1g
POÊLÉES						
Julienne de légumes *(Bonduelle)*	1 part: 100g	**21**	3,3	0,3	1,4	
La catalane *(Bonduelle)*	1 part: 100g	**55**	4,5 Suc: 2,6	3,4	1,5	Fib: 3,2g
La champêtre *(Bonduelle)*	1 part: 100g	**21**	2,9	0,2	1,8	
La méditerranéenne *(Bonduelle)*	1 part: 100g	**90**	11,9	3,8	2,2	
La paysanne *(Bonduelle)*	1 part: 100g	**53**	6,2 Suc: 1,8	2,4 Ags: 0,3	1,8	Fib: 2,5g
Légumes au curry doux et pommes au thym *(Findus)*	1 part: 250g	**200**	30 Suc: 5,5	6 Ags: 2,5	5,5	Fib: 7,5g Na: 0,6g
Légumes persillés pomme campagne *(Findus)*	1 part: 250g	**240**	33 Suc: 6,5	9,5 Ags: 4,5	5,5	Fib: 8g Na: 0,4g
Lentilles aux lardons *(Picard)*	1 part: 140g	**176**	11,8	10,6	8,5	Na: 0,46g
Petit pois aux lardons *(Picard)*	1 part: 140g	**143**	7,8	9,9	5,6	Na: 0,31g
Petits légumes et blé à la provencale *(Findus)*	1 part: 250g	**230**	44 Suc: 3	1,5 Ags: 0,3	10,5	Fib: 6g Na: 0,5g
Poêlée à la campagnarde *(Maggi)*	1 part: 300g	**339**	40,5 Suc: 3,6	12,9 Ags: 3,9	15	Fib: 4,5g
Poêlée à la savoyarde *(Marie)*	1 part: 250g	**363**	42,8 Suc: 5	16 Ags: 7,3	12	Fib: 2,8g
Poêlée campagnarde *(Findus)*	1 part: 350g	**490**	47 Suc: 6,2	23 Ags: 4,3	21	Fib: 9,5g Na: 1g
Poêlée savoyarde *(Findus)*	1 part: 350g	**550**	48 Suc: 3,3	31 Ags: 9,5	19	Fib: 9,5g Na: 0,7g
Trio de légumes et farfalles *(Findus)*	1 part: 250g	**200**	35 Suc: 2,5	4 Ags: 0,5	7	Fib: 3,5g Na: 0,4g

Surgelés

PRODUITS	POIDS D'UNE PORTION (G)	ÉNERGIE (KCAL)	GLUCIDES (G)	LIPIDES (G)	PROTIDES (G)	AUTRES
POISSONS NATURE						
Aile de raies *(Silver Sea)*	1 aile: 100g	**71**	0,1	0,8	16	
Cabillaud tranches de filet *(Iglo)*	1 part: 100g	**73**	0 Suc: 0	0,6 Ags: 0,1	17	
Cocktail de fruits de mer	1 part: 100g	**86**	2	1,4	17	
Cœur de filet de cabillaud *(Findus)*	1 part: 100g	**70**	0 Suc: 0	0,4 Ags: 0,2	16	Na: 0,1g
Colin tranches de filet *(Iglo)*	1 part: 100g	**81**	0	1	18	
Crevettes entières sauvages cuites *(Silver Sea)*	1 part: 100g	**109**	1	1	24	
Crevette nordique cuite et décortiquée *(Silver Sea)*	1 part: 100g	**77**	0 Suc: 0	1 Ags: 0,2	17	
Crevettes cuites décortiquées *(Picard)*	1 part: 100g	**61**	0,7	1	12,3	Na: 0,7g
Darne de saumon du Pacifique *(Silver Sea)*	1 part: 100g	**126**	0	3,7	23,1	
Dos de cabillaud *(Picard)*	1 part: 140g	**106**		0,8	25	
Dos de cabillaud *(Iglo)*	1 part: 125g	**98**	0 Suc: 0	0,8 Ags: 0,2	22,3	
Dos de colin *(Findus)*	1 part: 100g	**90**	0 Suc: 0	0,9 Ags: 0,2	20	Na: 0,04g
Dos de Hoki *(Findus)*	1 part: 100g	**70**	0 Suc: 0	0,5 Ags: 0,1	16	Na: 0,09g
Escalope de saumon *(Findus)*	1 part: 125g	**240**	0 Suc: 0	16 Ags: 4	23	
Filet de cabillaud gadus morbua *(Silver Sea)*	1 part: 100g	**78**	0	0,5	18	
Filet de colin lieu *(Picard)*	1 part: 100g	**81**		0,9	18,3	
Filet de flétan du Grœnland *(Silver Sea)*	1 part: 100g	**190**	0	16	12	

Surgelés

PRODUITS	POIDS D'UNE PORTION (G)	ÉNERGIE (KCAL)	GLUCIDES (G)	LIPIDES (G)	PROTIDES (G)	AUTRES
Filet de limande *(Findus)*	1 part: 150g	**120**	0 Suc: 0	1,5 Ags: 0,3	27	Na: 0,2g P: 0,3g
Filet de merlan *(Findus)*	1 part: 150g	**150**	0 Suc: 0	2,3 Ags: 0,5	33	Na: 0,2g P: 0,3g
Filet de merlu blanc *(Findus)*	1 part: 100g	**75**	0 Suc: 0	1 Ags: 0,3	16	Na: 0,2g
Filet de panga *(Sea food market)*	1 part: 100g	**44**	0	0,65	9,4	
Filet de saumon *(Findus)*	1 part: 75g	**143**	0 Suc: 0	9,8 Ags: 2,3	13,5	
Filet de sole *(Picard)*	1 part: 100g	**83**		1,4	17,5	
Gambas sauvages *(Silver Sea)*	1 gambas: 40g	**37**	0,1	0,3	8,5	
Langouste cuite d'Australie	1 part: 175g	**168**	0	1,6	38,5	
Moules du Pacifique *(Silver Sea)*	1 part: 100g	**91**	4,3	1,7	14,5	
Noix de saint-jacques avec corail *(Silver Sea)*	1 part: 100g	**81**	1,1	1,1	17	
Pavé de saumon *(Picard)*	1 part: 100g	**198**		14	18	
Steak de thon Albacore *(Picard)*	1 part: 100g	**103**		1	23,4	
Steak de thon Albacore *(Findus)*	1 part: 75g	**98**	0,2 Suc: 0	2,3 Ags: 0,6	19,5	
Tranche de cabillaud *(Findus)*	1 part: 100g	**70**	0 Suc: 0	0,4 Ags: 0,2	16	Na: 0,1g
Tranche de colin *(Findus)*	1 part: 100g	**90**	0 Suc: 0	0,9 Ags: 0,2	20	
POISSONS PRÉPARÉS						
Bâtonnets Croustibats (colin lieu) *(Findus)*	3 bâtonnets: 100g	**210**	14 Suc: 0,2	11 Ags: 1,7	12	Fib: 0,7g Na: 0,3g Omg3: 0,8g
Bâtonnets de saumon rose *(Findus)*	3 bâtonnets: 90g	**180**	12,2 Suc: 1,4	9 Ags: 6,8	12,2	Fib: 0,2g Na: 0,3g Omg3: 0,06g

Surgelés

PRODUITS	POIDS D'UNE PORTION (G)	ÉNERGIE (KCAL)	GLUCIDES (G)	LIPIDES (G)	PROTIDES (G)	AUTRES
Bâtonnets panés 100% filet *(Iglo)*	1 bâtonnet: 30g	**59**	5,7 Suc: 0,1	2,3 Ags: 0,3	3,9	Fib: 0,2g
Bâtonnets panés saveur barbecue *(Iglo)*	1 bâtonnet: 30g	**58**	5,4 Suc: 0,1	2,3 Ags: 0,3	3,9	
Calamars à la romaine *(Silver Sea)*	1 part: 100g	**194**	17,2	9,8	9,3	
Colin d'Alaska beurre citron *(Maggi)*	1 part: 200g	**274**	9,8 Suc: 3,6	16,6 Ags: 5,4	21,4	
Colin d'Alaska courgettes pistou *(Maggi)*	1 part: 185g	**107**	4,7 Suc: 2,8	2,2 Ags: 0,4	17,2	Fib: 1,1g
Colin d'Alaska pré-frit *(Picard)*	1 part: 50g	**95**	6,6	5,3	5,4	Na: 0,2g
Colin d'Alaska sauce crevettes *(Maggi)*	1 part: 200g	**160**	4,8 Suc: 2	5,8 Ags: 0,2	22,4	
Coquille Saint-Jacques à la Bretonne *(Tipiak)*	1 coquille: 110g	**132**	7,2	7,9	8,1	
Coquille Saint-Jacques à la mode de Bretagne *(Reflets de France)*	1 coquille: 100g	**143**	9,8	8	7,9	
Coquille Saint-Jacques à la Normande *(Tipiak)*	1 coquille: 100g	**134**	3,6	9,5	8,6	
Crevettes à l'huile d'olive, persil, ail *(Picard)*	1 part: 100g	**90**	0,4	3,5	14,1	Na: 0,1g
Crevettes apéritif *(Escal)*	1 part: 100g	**62**	0,7	0,7	13,1	
Croquettes de poisson pané ail fines herbes *(Findus)*	2 panés: 100g	**200**	19 Suc: 2,5	10 Ags: 1,8	9,5	Fib: 0,5g Na: 0,6g
Double délice sauce tartare *(Findus)*	2 panés: 150g	**300**	19 Suc: 1,7	19 Ags: 3,1	15	Fib: 0,8g Na: 0,5g
Double délice tomate *(Findus)*	2 panés: 150g	**250**	19 Suc: 2	13 Ags: 2	15	Fib: 1g Na: 0,4g
Filet de cabillaud pané *(Findus)*	1 part: 100g	**200**	13 Suc: 0,2	11 Ags: 1,4	13	Fib: 0,6g Na: 0,3g
Filet de colin à la marinière *(Findus)*	1 part: 200g	**150**	3 Suc: 1,5	7 Ags: 3,8	20	Fib: 0,4g Na: 0,5g

Surgelés

PRODUITS	POIDS D'UNE PORTION (G)	ÉNERGIE (KCAL)	GLUCIDES (G)	LIPIDES (G)	PROTIDES (G)	AUTRES
Filet de colin à la parisienne *(Findus)*	1 part: 200g	**140**	5 Suc: 3,5	4 Ags: 2,4	20	Fib: 0,8g Na: 0,6g
Filet de colin à la provencale *(Findus)*	1 part: 200g	**130**	4,5 Suc: 4,5	3,5 Ags: 0,6	18	Fib: 1,5g Na: 0,6g
Filet de colin à l'oseille *(Findus)*	1 part: 200g	**200**	6 Suc: 3	11 Ags: 5	20	Fib: 0,2g Na: 0,5g
Filet de colin pané *(Findus)*	1 part: 100g	**200**	13 Suc: 0,2	11 Ags: 1,5	12	Fib: 0,6g Na: 0,3g
Filet de limande meunière *(Picard)*	1 part: 100g	**207**	14,1	10,9	12,2	Na: 0,53g
Filet de saumon rose fondue d'épinards et crème oseille *(Findus)*	1 part: 200g	**230**	3 Suc: 3	14 Ags: 6,8	24,5	Fib: 0,8g Na: 0,4g
Filet de saumon rose sauce beurre citron *(Findus)*	1 part: 200g	**240**	3 Suc: 1,5	15,5 Ags: 8,2	23	Fib: 0,6g Na: 0,6g
Filet grillé de merlu blanc citron fines herbes *(Findus)*	1 part: 125g	**150**	0,4	8,8	18,8	
Filet grillé de merlu blanc tomate basilic *(Findus)*	1 part: 125g	**150**	2,5	7,5	18,8	
Gratin de poisson *(Findus)*	1 part: 225g	**280**	24 Suc: 5	11 Ags: 5,4	19	Fib: 2g Na: 0,6g
Grillade océane Colin, fines herbes et huile d'olive *(Iglo)*	1 part: 125g	**173**	1,1 Suc: 1,1	10,4 Ags: 4,4	18,8	
Makis *(Findus)*	6 maki: 110g	**176**	30,8 Suc: 6	5 Ags: 0,8	4,4	Fib: 3,3g Na: 0,7g
Minis bâtonnets Croustibats express *(Findus)*	4 mini bâtonnets: 60g	**120**	12 Suc: 2,1	5,1 Ags: 0,4	7,2	Fib: 0,7g Na: 0,4g
Nuggets 100% filet colin d'Alaska *(Iglo)*	1 nugget: 25g	**56**	4,5 Suc: 0,3	3 Ags: 0,4	2,8	
Nuggets de colin *(Findus)*	1 part: 150g	**270**	25 Suc: 0,4	11 Ags: 0,9	19	Fib: 1,5g Na: 0,6g
Panés de cabillaud *(Findus)*	2 panés: 100g	**200**	15 Suc: 0,2	9,5 Ags: 1,4	13	Fib: 0,7g Na: 0,3g

Surgelés

PRODUITS	POIDS D'UNE PORTION (G)	ÉNERGIE (KCAL)	GLUCIDES (G)	LIPIDES (G)	PROTIDES (G)	AUTRES
Panés de colin lieu ou de merlu blanc (moy.) *(Findus)*	2 panés : 100g	**190**	12,5 Suc : 0,3	9,8 Ags : 1,45	13	Fib : 0,7g Na : 0,25g
Poisson à la bordelaise *(Findus)*	1 part : 200g	**340**	9,5 Suc : 0,4	22 Ags : 7,5	27	Fib : 0,6g Na : 0,5g
Poisson à la florentine *(Findus)*	1 part : 225g	**230**	7,5 Suc : 3,5	11 Ags : 6	26	Fib : 0,6g Na : 0,6g
Recette océane Colin d'Alaska meunière *(Iglo)*	1 part : 125g	**164**	8,1 Suc : 0,1	6,8 Ags : 2,5	17,5	
Saumon oseille, crème fraîche et échalotte *(Marie)*	1 part : 200g	**308**	5,8 Suc : 5,2	22,2 Ags : 8,4	21	Fib : 0,2g Na : 0,5g
Sushis et makis *(Findus)*	2 sushi et 3 maki : 195g	**300**	54 Suc : 10	8 Ags : 1,2	9,5	Fib : 6,5g Na : 1,4g
Tartare de saumon huile d'olive-ciboulette ou olives noires-tomates confites (moy.) *(Findus)*	1 part : 70g	**130**	0 Suc : 0	9,5 Ags : 1,9	13	Na : 0,5g Omg3 : 1,5g
POMMES DE TERRE						
Country Potatœs *(McCain)*	1 part : 100g		22 Suc : 0,5		3	Fib : 3g Na : 0,3g
Crousti chips express *(Findus)*	1 part : 70g	**250**	27 Suc : 0,2	15 Ags : 7,8	2,5	Fib : 1,5g Na : 0,07g
Crousti frites express *(Findus)*	1 part : 90g	**220**	25 Suc : 0,2	12 Ags : 6,3	3	Fib : 5,5g Na : 0,03g
Crousti noisettes express *(Findus)*	1 part : 90g	**210**	24 Suc : 0,3	11 Ags : 6,1	3,5	Fib : 2,5g Na : 0,3g
Crousti quartiers express *(Findus)*	1 part : 90g	**200**	25 Suc : 0,4	10 Ags : 5,4	3	Fib : 4g Na : 0,04g
Crousti rissolée express *(Findus)*	1 part : 90g	**190**	25 Suc : 0,2	9 Ags : 4,8	3	Fib : 6g Na : 0,05g
Frite grill house *(Findus)*	1 part : 150g	**250**	32 Suc : 0,3	12 Ags : 1,3	3,8	Fib : 3,5g Na : 0,4g
Frites *(Picard)*	1 part : 100g	**154**	23,6	5,6	2,3	
Frites bistrot *(Findus)*	1 part : 150g	**190**	31 Suc : 0,3	5,5 Ags : 0,4	5,5	Fib : 4,5g Na : 0,08g

Surgelés

PRODUITS	Poids d'une portion (g)	Énergie (kcal)	Glucides (g)	Lipides (g)	Protides (g)	Autres
Frites X'Crisp *(Findus)*	1 part: 150g	**320**	40 Suc: 0,3	16 Ags: 1,3	4	Fib: 7g Na: 0,2g
Golden Allumettes *(McCain)*	1 part: 100g	**166**	22 Suc: 0,5	7,5	2,5	Fib: 2,5g Na: 0,04g
Just À Cuisiner Entières *(McCain)*	1 part: 100g	**75**	16 Suc: 1	0,5	1,5	Fib: 2,5g Na: 0,02g
Just Au Four Tradition *(McCain)*	1 part: 100g	**156**	23,5 Suc: 0,5	5,5	3	Fib: 3,5g Na: 0,2g
La Duchesse *(McCain)*	1 part: 100g	**206**	25,5 Suc: 0,5	10	3,5	Fib: 3g Na: 0,6g
La Frite Rustique *(McCain)*	1 part: 100g	**161**	22 Suc: 0,5	7	2,5	Fib: 2,5g Na: 0,03g
Ma Purée nature *(McCain)*	1 part: 100g	**204**	31 Suc: 3	7	5	Fib: 3g Na: 0,3g
Pommes campagne, oignons et épices douces *(Findus)*	1 part: 150g	**250**	36 Suc: 1	10 Ags: 1,7	3,5	Fib: 3g Na: 0,4g
Pommes chips *(Findus)*	1 part: 80g	**270**	24 Suc: 0,1	18 Ags: 9,8	2,5	Fib: 4,5g Na: 0,09g
Pommes croquettes *(Findus)*	1 part: 150g	**140**	30 Suc: 0,3	0,5 Ags: 0,3	4	Fib: 2,5g Na: 0,6g
Pommes croustines *(Findus)*	1 part: 140g	**120**	25 Suc: 0,1	0,5 Ags: 0,1	2,5	Fib: 3g Na: 0,3g
Pommes dauphines *(Findus)*	1 part: 100g	**300**	25 Suc: 2	20 Ags: 3,3	5,5	Fib: 2g Na: 0,5g
Pommes duchesses *(Findus)*	1 part: 150g	**220**	30 Suc: 0,5	8 Ags: 4,5	6	Fib: 6g Na: 0,4g
Pommes frites au four *(Findus)*	1 part: 150g	**240**	34 Suc: 0,3	9,5 Ags: 0,8	4	Fib: 3,5g Na: 0,03g
Pommes mini rosti *(Findus)*	1 part: 150g	**280**	37 Suc: 0,3	13 Ags: 7,5	4	Fib: 3g Na: 0,5g
Pommes noisettes *(Picard)*	1 part: 100g	**172**	27,5	6	2,1	
Pommes noisettes *(Findus)*	1 part: 120g	**210**	29 Suc: 0,2	9 Ags: 0,7	3	Fib: 3,5g Na: 0,4g

Surgelés

PRODUITS	POIDS D'UNE PORTION (G)	ÉNERGIE (KCAL)	GLUCIDES (G)	LIPIDES (G)	PROTIDES (G)	AUTRES
Pommes noisettes à la provencale *(Findus)*	1 part: 120g	**240**	32 Suc: 0,2	11 Ags: 0,9	3,5	Fib: 2,5g Na: 0,5g
Pommes paysannes aux herbes *(Findus)*	1 part: 150g	**210**	32 Suc: 1,7	7,5 Ags: 3,1	3,5	Fib: 2,5g Na: 0,5g
Pommes quartiers *(Findus)*	1 part: 150g	**180**	28 Suc: 0,3	6 Ags: 0,5	3,5	Fib: 5,5g Na: 0,05g
Pommes rissolées *(Findus)*	1 part: 150g	**190**	29 Suc: 0,2	7 Ags: 0,6	4	Fib: 6,5g Na: 0,03g
Pommes rissolées aux herbes *(Findus)*	1 part: 150g	**220**	32 Suc: 0,3	9,5 Ags: 1,3	3,5	Fib: 3g Na: 0,5g
Pommes rissolées en cubes *(Picard)*	1 part: 100g	**147**	23	5	2,5	
Pommes sautées *(Findus)*	1 part: 150g	**170**	26 Suc: 0,3	5,5 Ags: 0,4	4	Fib: 6g Na: 0,1g
Rostis aux lardons *(Lutosa)*	1 part: 100g	**121**	14	6 Ags: 2,3	3	
Tradition *(McCain)* - pommes de terre frites	1 part: 100g	**155**	20,5 Suc: 0,5	7	2,5	Fib: 2,5g Na: 0,04g
SAUCE ET ACCOMPAGNEMENTS						
Sauce beurre blanc *(Tipiak)*	1 cube: 50g	**73**	3	6,3	1,1	
Sauce beurre citron *(Tipiak)*	1 cube: 50g	**76**	3,1	7	0,3	
Sauce oseille *(Tipiak)*	1 cube: 50g	**78**	1,5	7,7	0,8	
TARTES SALÉES, QUICHES						
Flammekueche *(Reflets de France)*	1 part: 130g	**309**	28,6	18,2	7,8	
Flammekueche *(Picard)*	1 pièce: 120g	**322**	30	19,2	7,2	Na: 0,62g
Pissaladière *(Picard)*	1 pièce: 150g	**399**	36,3	24,7	7,8	Na: 0,77g
Quiche lorraine *(Marie)*	1 part: 100g	**275**	17,9 Suc: 2,1	17,9 Ags: 8,5	10,5	Fib: 0,7g
Quiche lorraine *(Picard)*	1 part: 100g	**275**	19,5	17,8	9,1	Na: 0,6g
Tarte aux poireaux *(Picard)*	1 tarte: 180g	**375**	35,1	22,9	7	Na: 0,86g

Surgelés

PRODUITS	POIDS D'UNE PORTION (G)	ÉNERGIE (KCAL)	GLUCIDES (G)	LIPIDES (G)	PROTIDES (G)	AUTRES
Tarte chèvre courgettes *(Marie)*	1 part: 160g	**325**	31,8 Suc: 5,3	17,1 Ags: 9	10,7	Fib: 1,4g
Tarte légumes grillés lardons *(Marie)*	1 part: 200g	**478**	46 Suc: 0,8	26 Ags: 10,6	15,8	Fib: 1,8g
Tarte mozzarella, courgettes, tomates *(Picard)*	1 part: 100g	**261**	21,6	15,4	8,9	Na: 0,34g
Tarte saumon poireaux *(Marie)*	1 part: 200g	**460**	42,6 Suc: 8,4	25,4 Ags: 16	15,4	Fib: 2g
Tartelette aux légumes marinés *(Picard)*	1 tartelette: 140g	**332**	23,4	21,6	11,1	Na: 0,64g
VIANDES CUISINÉES						
Boudins blancs aux morilles *(Picard)*	1 boudin: 125g	**181**	7,5	11,2	12,5	Na: 0,62g
Boudins noirs aux oignons *(Picard)*	1 boudin: 125g	**380**	2,4	35,3	13,2	Na: 0,73g
Boulettes de bœuf *(Charal)*	1 boulette: 30g	**57**	1,5	3,9	3,9	
Cheeseburgers *(Charal)*	1 burger: 130g	**321**	32,5	14,3	15,6	
Cordons bleu de poulet *(Picard)*	1 cordon bleu: 125g	**270**	18,5	12,6	20,7	Na: 0,6g
Croustibats de poulet *(Findus)*	4 nuggets: 100g	**260**	17 Suc: 1,3	15 Ags: 5	15	Fib: 1,5g Na: 0,3g
Kebab *(Charal)*	1 kebab: 150g	**315**	34,5	13,5	13,5	
Nuggets de poulet *(Picard)*	1 part: 100g	**182**	12,2	7,9	15,4	Na: 0,47g
Paupiettes de veau *(Picard)*	1 part: 150g	**348**	traces	25,5	29,6	Na: 0,59g
Sauté de veau *(Picard)*	1 part: 100g	**95**	0	1,2	21,1	
VIANDES NATURES						
Assortiment de charcuteries *(Picard)*	1 part: 100g	**208**	0,5	8,7	32	Na: 2,24g
Bifteck de bavette d'aloyau *(Picard)*	1 bifteck: 150g	**207**	traces	8,3	33	

Surgelés

PRODUITS	POIDS D'UNE PORTION (G)	ÉNERGIE (KCAL)	GLUCIDES (G)	LIPIDES (G)	PROTIDES (G)	AUTRES
Bifteck haché de Charolais *(Picard)*	1 bifteck: 120g	**187**	traces	9,6	25,2	
Carré d'agneau de Nouvelle Zélande	1 part: 100g	**161**	traces	9	20,1	
Côtes d'agneau *(Picard)*	1 côte: 125g	**193**	traces	11,3	25,2	
Côtes de porc désossée *(Picard)*	1 côte: 130g	**219**	1,3	11,4	27,8	
Cuisses de poulet *(Picard)*	1 part: 100g	**215**	traces	16	17,7	
Cuisses de poulet rôties *(Picard)*	1 cuisse: 150g	**297**	traces	18,4	32,9	Na: 0,52g
Entrecôte *(Picard)*	1 entrecôte: 150g	**336**	traces	20,1	38,5	
Escalope de dinde *(Picard)*	1 part: 100g	**112**	traces	1,5	24,5	
Escalope de poulet *(Picard)*	1 part: 100g	**109**	0,1	1,4	24,1	
Escargots de Bourgogne *(Française de gastronomie)*	1 douzaine	**327**	2,4	30,8	10,2	
Gigot d'agneau avec os *(Picard)*	1 part: 125g	**250**	traces	16,5	25,5	
Hachis prêt à cuisiner pur bœuf *(Charal)*	1 part: 100g	**250**	traces	20	17,5	
Poulet entier rôti découpé *(Picard)*	1 part: 100g	**159**	1,7	4,3	28,4	Na: 0,32g
Steak haché bœuf Le 160 *(Charal)*	1 steak: 160g	**334**	traces	24	29,6	
Steak haché bœuf Le spécial oignon *(Charal)*	1 steak: 100g	**185**	3	13	14	
Steak haché extra mœlleux *(Charal)*	1 steak: 100g	**203**	1	15	16	
Steak haché pur bœuf charolais *(Charal)*	1 steak: 100g	**209**	traces	15	18,5	

Traiteur & Sandwicherie

Cette rubrique regroupe les produits du rayon frais prêts à consommer, crudités et salades composées, plats cuisinés, et les produits de restauration rapide, sandwichs artisanaux et industriels, burgers, pizzas…

Si, pour des raisons de praticité, vous consommez régulièrement ces aliments, il est important de comparer leurs apports nutritionnels, de façon à conserver une alimentation équilibrée.

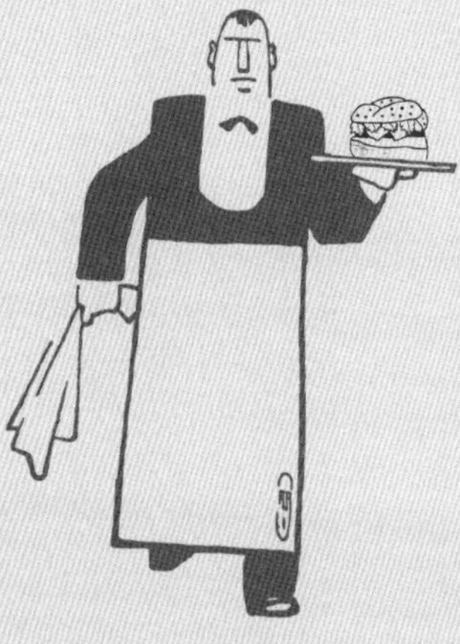

LES CRUDITÉS ET SALADES COMPOSÉES

Ces produits présentent l'avantage de faire manger des légumes. Mais, comme ils sont déjà assaisonnés, il faut bien veiller à leur apport en graisses. Des crudités préparées maison avec 1 cuillerée à soupe d'huile pour la vinaigrette n'apportent que 10 g de lipides.

Attention aux salades additionnées de mayonnaise, leur apport en lipides atteint 40 g par portion, c'est déjà plus de la moitié des apports à ne pas dépasser par jour pour une femme.

Veillez au choix de l'huile utilisée, préférez l'huile de colza pour son apport en oméga 3.

Si vous remplacez le plat principal par une salade, choisissez-la riche en protéines, avec de l'œuf dur, du poulet, du jambon…

LES CORDONS BLEUS ET LES NUGGETS

Ces recettes sophistiquées à base de volaille séduisent les enfants. Mais leurs apports s'éloignent de ceux d'une simple escalope de dinde ! Par exemple, un cordon bleu de 100 g fournit jusqu'à 18 g de glucides, alors qu'il n'y en a pas dans la viande, et 10 g de lipides (3 fois plus). Réservez ces produits à une consommation occasionnelle, préférez les moins gras et moins salés.

LES PLATS PRÉPARÉS, LES PÂTES FRAÎCHES CUISINÉES

Là encore, on a intérêt à comparer les apports en lipides, en acides gras saturés et en sodium, et à choisir les produits qui en contiennent le moins.

Ainsi, une portion de 125 g de pâtes cuisinées peut fournir de 6 à 18 g de lipides, soit une différence de 108 kcal !

Pour les plats cuisinés à base de viande ou de poisson, soyez vigilant(e) sur l'apport de protéines, qui est parfois trop faible. Un petit steak de 100 g en apporte 20 g, c'est le minimum qu'il faut trouver dans une portion individuelle.

Attention aux plats dont le poids est inférieur à 300 g, ils ne sont pas copieux, et ne peuvent pas rassasier longtemps à moins d'être complétés par une entrée de crudités ou un potage.

LES BURGERS ET HOT DOGS

Ils n'ont pas une bonne réputation diététique, et pour cause : ils sont gras, salés, parfois pauvres en protéines, et élaborés avec un pain à faible teneur en fibres. Ainsi, un burger au fromage apporte jusqu'à 3,1 g de sodium, la totalité des apports à ne pas dépasser pour la journée !

Si possible, n'en consommez que de façon occasionnelle. Choisissez les moins copieux (leur poids varie du simple au triple), et rééquilibrez au repas suivant en mangeant un poisson ou une viande maigre, des légumes verts et du pain complet.

LES SANDWICHS

Ils peuvent constituer un déjeuner express équilibré si on les accompagne d'un laitage et d'un fruit. Pour qu'ils ne soient pas trop gras (au maximum 20 g de lipides), choisissez-les sans mayonnaise et avec une garniture maigre : jambon, poulet, thon, rôti, évitez le pain viennois et le pain de mie.

Comparez l'apport en sodium, qui est parfois très élevé dans les sandwichs industriels.

LES PIZZAS ET LES QUICHES

À base de pâte à pain, la pizza traditionnelle est plutôt un aliment sain, riche en glucides complexes. Comme le sandwich, elle a sa place dans un repas équilibré. Encore une fois, il faut comparer l'apport en lipides, qui varie selon la garniture (les recettes « aux 3 fromages » sont les plus grasses). Les portions indiquées sont souvent de 125 g (soit ¼ de pizza), comptez plutôt 250 g pour ne pas rester sur votre faim.

À base de pâte feuilletée ou brisée, les quiches sont nettement plus grasses, et moins équilibrées. Si possible, n'en mangez pas plus d'une fois par semaine.

Traiteur et sandwicherie

PRODUITS	POIDS D'UNE PORTION (G)	ÉNERGIE (KCAL)	GLUCIDES (G)	LIPIDES (G)	PROTIDES (G)	AUTRES
BURGERS ET HOTS DOGS						
Big Mac *(Mc Donalds)*	1 sandwich : 221g	**495**	40 Suc : 8	25 Ags : 10	27	Fib : 3g Na : 2,3g
Burger bacon cheese *(Charal)*	1 burger : 155g	**427**	36,4	20,9	23,3	
Burger cheese *(Charal)*	1 burger: 145g	**394**	32,6	20,3	20,3	
Burger kebab *(Le gaulois)*	1 burger : 140g	**352**	38 Suc : 6	14 Ags : 5	20	Fib : 1,7g Na : 1g
Cheeseburger *(Quick)*	1 sandwich : 108g	**275**	24,7 Suc : 3,2	12,1 Ags : 5,8	16,8	Fib : 3g Na : 1,9g
Cheeseburger *(Mc Donalds)*	1 sandwich : 120g	**300**	30 Suc : 7	13 Ags : 6	16	Fib : 2g Na : 1,7g
Chicken burger *(Le gaulois)*	1 burger : 150g	**353**	39 Suc : 5,1	15 Ags : 4,7	17	Fib : 3,8g Na : 1g
Classic Pepper *(Quick)*	1 sandwich : 177g	**489**	32,2 Suc : 3,7	29 Ags: 11,7	24,8	Fib : 8g Na : 1,6g
Filet-o-fish *(Mc Donalds)*	1 sandwich : 150g	**345**	37 Suc : 5	15 Ags : 3	15	Fib : 2g Na : 1,7g
Giant *(Quick)*	1 sandwich : 172g	**535**	24,5 Suc : 4,8	37,4 Ags: 11,9	25	Fib : 4,8g Na : 1,5g
Hamburger *(Mc Donalds)*	1 sandwich : 106g	**255**	30 Suc : 7	9 Ags : 3	13	Fib : 2g Na : 1,3g
Hot dog *(Charal)*	1 pièce : 120g	**372**	32	20	15	
Hot dog moutarde *(Herta)*	1 pièce : 125g	**349**	31,9	19,4	12	Na : 2,9g
Long Bacon *(Quick)*	1 sandwich : 198g	**562**	34,1 Suc : 3	29,3 Ags: 12,3	40,6	Fib : 2,8g Na : 3,2g
Long Chicken *(Quick)*	1 sandwich : 22g	**517**	50,4 Suc : 4,4	24,6 Ags : 6,9	23,8	Fib : 4g Na : 3,1g
Long Fish *(Quick)*	1 sandwich : 211g	**517**	45,5 Suc : 2,9	24 Ags : 6,4	30	Fib : 2,7g Na : 2,7g
McChicken *(Mc Donalds)*	1 sandwich : 190g	**445**	43 Suc : 4	21 Ags : 4	21	Fib : 2g Na : 2,2g
Royal Bacon ou Royal Cheese (moy.) *(McDonalds)*	1 sandwich : 200g	**503**	34 Suc : 9	26,5 Ags: 12,5	32	Fib : 3g Na : 2,5g

Traiteur et sandwicherie

PRODUITS	POIDS D'UNE PORTION (G)	ÉNERGIE (KCAL)	GLUCIDES (G)	LIPIDES (G)	PROTIDES (G)	AUTRES
Royal Deluxe *(Mc Donalds)*	1 sandwich : 227g	**540**	32 Suc : 6	32 Ags : 12	31	Fib : 3g Na : 2g
Suprême Cheese *(Quick)*	1 sandwich : 290g	**678**	47,8 Suc : 5,4	35,3 Ags : 16,4	42,1	Fib : 4,8g Na : 3,1g
CROQUES ET CORDONS BLEUS						
Croc'fromage *(Père dodu)*	1 croque : 100g	**227**	15,8	12,6	12,7	
Croc'jambon *(Père dodu)*	1 croque : 100g	**234**	15,3	12,4	15,2	
Croq' façon bolognaise *(Le gaulois)*	1 croque : 100g	**205**	17	9,5	13	
Croq' façon pizza *(Le gaulois)*	1 croque : 100g	**237**	17	13	13	
Croq jambon de dinde *(Le gaulois)*	1 croque : 100g	**202**	14	10	14	
Croque chèvre lardons *(Sodeb'O)*	1 croque : 135g	**333**	25,4	18	17,6	Na : 2,6g
Croque Monsieur *(Sodeb'O)*	1 croque : 135g	**284**	32,5	10,9	13,8	Na : 2,7g
Escalope chèvre courgette *(Père Dodu)*	1 escalope : 100g	**172**	10,8	7,8	14,6	
Escalope cordon bleu *(Le gaulois)*	1 croque : 100g	**221**	18	9,5	16	
Escalope Cordon bleu *(Père Dodu)*	1 escalope : 100g	**182**	10,6	8,6	15,6	
Escalope normande *(Père Dodu)*	1 escalope : 100g	**185**	13,6	8,1	14,6	
Pavé savoyard *(Le gaulois)*	1 croque : 100g	**241**	20	13	11	
Tendre croque chèvre *(Herta)*	1 croque : 100g	**295**	27	15	13	
Tendre croque classique, complet ou comté (moy.) *(Herta)*	1 croque : 100g	**291**	27	15	12	
Tendre croque maxi *(Herta)*	1 croque : 150g	**431**	39	23	18	Na : 2,7g

Traiteur et sandwicherie

PRODUITS	POIDS D'UNE PORTION (G)	ÉNERGIE (KCAL)	GLUCIDES (G)	LIPIDES (G)	PROTIDES (G)	AUTRES
Tendre croque raclette *(Herta)*	1 croque: 100g	**295**	27	15	13	
CRUDITÉS ET SALADES COMPOSÉES						
Betteraves rouges *(Pierre Martinet)*	1 part: 100g	**88**	7,5	6	1	
Betteraves rouges *(Bonduelle)*	1 part: 100g	**46**	9 Suc: 6	1,5 Ags: 0,1	1,5	Fib: 2,5g
Brocolis, tomate, poulet *(Mix buffet)*	1 salade: 200g	**196**	1,4 Suc: 1,4	17,4 Ags: 1,4	8,4	Fib: 5,8g
Carottes rapées *(Bonduelle)*	1 part: 100g	**70**	8,5 Suc: 4	5,5 Ags: 0,5	1	
Carottes rapées assaisonnées *(Pierre Martinet)*	1 part: 100g	**87**	5	7	1	
Céleri rémoulade *(Bonduelle)*	1 part: 100g	**157**	3,5 Suc: 2	15 Ags: 1	2	Fib: 3g
Cervelas vinaigrette *(Pierre Martinet)*	1 part: 100g	**205**	1	19	7,5	
Champignons à la grecque *(Pierre Martinet)*	1 part: 100g	**91**	6	6,5	2	
Cocktail crevettes surimi *(Pierre Martinet)*	1 salade: 180g	**338**	12,6	25,2	15,3	
Coleslaw *(Pierre Martinet)*	1 part: 100g	**113**	8	8,5	1	
Coleslaw *(Bonduelle)*	1 part: 100g	**178**	6 Suc: 2,5	17,5 Ags: 1	1,5	Fib: 2,5g
Concombres au fromage blanc *(Bonduelle)*	1 part: 100g	**87**	3 Suc: 0,6	8,5 Ags: 0,6	1,5	
Concombres sauce yaourt *(Pierre Martinet)*	1 part: 100g	**81**	3	7	1,5	
Macédoine de légumes *(Bonduelle)*	1 part: 100g	**156**	10,5 Suc: 4	13,5 Ags: 0,9	3	
Museau de bœuf à la lyonnaise *(Pierre Martinet)*	1 part: 100g	**125**	1	8,5	11	
Museau de porc à la lyonnaise *(Pierre Martinet)*	1 part: 100g	**175**	1	15	9	

Traiteur et sandwicherie

PRODUITS	POIDS D'UNE PORTION (G)	ÉNERGIE (KCAL)	GLUCIDES (G)	LIPIDES (G)	PROTIDES (G)	AUTRES
Pâtes jambon fromage *(Daniel Dessaint)*	1 salade: 240g	**420**	32	27	14	
Pâtes poulet crudités *(Daniel Dessaint)*	1 salade: 240g	**331**	32,9	15,6	15,1	
Pâtes surimi crudités *(Daniel Dessaint)*	1 salade: 240g	**390**	41	21	9,5	
Pâtes tomate mozzarella *(Daniel Dessaint)*	1 salade: 240g	**474**	39	29,7	12,7	
Pennes poulet parmesan *(Mix buffet)*	1 salade: 200g	**362**	13,6 Suc: 3	28,4 Ags: 3,6	13	Na: 2,8g
Riz à la provencale *(Bonduelle)*	1 part: 100g	**123**	17 Suc: 2	4,5 Ags: 0,7	3,5	
Salade bistrot *(Bonduelle)*	1 salade: 200g	**336**	14	24	16	
Salade de lentilles *(Pierre Martinet)*	1 part: 100g	**159**	17	7	7	
Salade du pêcheur *(Bonduelle)*	1 salade: 220g	**224**	13	15	9	
Salade piémontaise au jambon *(Pierre Martinet)*	1 part: 100g	**136**	9	9,5	3,5	
Salade tartare tomate chèvre *(Bonduelle)*	1 salade: 200g	**268**	24	16	7	
Taboulé au poulet *(Pierre Martinet)*	1 part: 100g	**202**	22	10	6	
Taboulé au poulet *(Bonduelle)*	1 part: 100g	**159**	18 Suc: 3	7 Ags: 0,7	6	
Taboulé menthe *(Bonduelle)*	1 part: 100g	**167**	25,5 Suc: 6	5 Ags: 0,6	5	
Taboulé oriental *(Pierre Martinet)*	1 part: 100g	**184**	24	7,5	5	
Tartare concombres saumon *(Mix buffet)*	1 salade: 200g	**221**	3,8 Suc: 3,2	18,4 Ags: 1,8	10	Fib: 3,8g
Tartare tomate thon *(Mix buffet)*	1 salade: 200g	**190**	7 Suc: 6	15 Ags: 1,4	6,8	
Tortis au surimi *(Pierre Martinet)*	1 salade: 180g	**394**	30,6	27	7,2	

Traiteur et sandwicherie

PRODUITS	Poids d'une portion (g)	Énergie (kcal)	Glucides (g)	Lipides (g)	Protides (g)	Autres
Tortis et concombre au saumon *(Bonduelle)*	1 part: 100g	**168**	13,5 Suc: 1,5	10 Ags: 1	6	
DIÉTÉTIQUE *Voir aussi Régimes spéciaux*						
Burger de soja bio à l'asiatique *(Bjorg)*	1 burger: 75g	**134**	6,8	7,2	10,5	
Burger de soja bio au comté *(Bjorg)*	1 burger: 75g	**209**	12 Suc: 1	13,5 Ags: 2,7	9,8	Fib: 1,4g Na: 0,3g
Burger de soja bio aux légumes *(Bjorg)*	1 burger: 75g	**165**	12,8 Suc: 1	8,6 Ags: 1,1	9	Fib: 2,3g Na: 0,4g
Flan de courgettes bio *(Bjorg)*	1 portion: 280g	**179**	19,6 Suc: 6,7	6,2 Ags: 1,7	9,2	Fib: 6,2g Na: 0,8g
Menus de céréales bio *(Bjorg)*	1 menu: 90g	**201**	22,2	9,6	6,2	
Steak de soja à la provencale *(Sojasun)*	1 steak: 100g	**143**	5,2 Suc: 2,3	6 Ags: 0,65	17	Fib: 8,8g Na: 0,7g
Steak de soja à l'indienne *(Sojasun)*	1 steak: 100g	**133**	6,5 Suc: 4,2	4,5 Ags: 0,5	16,5	Fib: 7,6g Na: 0,8g
EXOTIQUE						
Acras de morue et riz cantonais crevettes O'tour du monde *(Sodeb'O)*	1 plat: 230g	**474**	68,5	13,6	19,3	Na: 3,5g
Apérinems Kim Tan *(Sodeb'O)*	1 mini nem: 20g	**49**	3,8	3,3	1,1	Na: 0,3g
Beignets de crevette Kim Tan *(Sodeb'O)*	1 beignet: 20g	**45**	5	2,1	1,6	Na: 0,4g
Burritos au chili *(Companeros)*	1 burrito: 150g	**300**	34	13	12	
Fajitas au poulet *(Companeros)*	1 fajita: 150g	**268**	31	12	9,2	
Funko blanc porc et riz cantonais O'tour du monde *(Sodeb'O)*	1 plat: 230g	**460**	62,8	17	13,8	Na: 2,8g
Funko jaune et riz cantonais crevettes O'tour du monde *(Sodeb'O)*	1 plat: 230g	**485**	75	14,3	14	Na: 2,8g

Traiteur et sandwicherie

PRODUITS	POIDS D'UNE PORTION (G)	ÉNERGIE (KCAL)	GLUCIDES (G)	LIPIDES (G)	PROTIDES (G)	AUTRES
Nems et riz cantonais O'tour du monde *(Sodeb'O)*	1 plat: 230g	**492**	66,2	19,8	12,2	Na: 3,2g
Nems natures Kim Tan *(Sodeb'O)*	1 nem: 75g	**175**	18,1	9,5	4,3	Na: 1,2g
Nems poulet Kim Tan *(Sodeb'O)*	1 nem: 75g	**136**	13,3	5,9	7,7	Na: 1,1g
Riz cantonais Kim Tan *(Sodeb'O)*	1 part: 90g	**179**	31,8	3,8	4,4	Na: 0,9g
Samoussas Kim Tan *(Sodeb'O)*	1 samoussa: 65g	**224**	16,8	15,7	4	Na: 1,2g
NUGGETS						
Beignets de poulet *(Le gaulois)*	1 beignet: 20g	**48**	3,4	2,8	2,2	
Chicken Dips *(Quick)*	1 nugget: 19g	**50,7**	3,3 Suc: 0,47	2,9 Ags: 0,27	2,7	Fib: 0,3g Na: 0,2g
Chicken McNuggets *(Mc Donalds)*	1 nugget: 18g	**42,5**	2,7	2,2 Ags: 0,25	2,7	Fib: 0,25g Na: 0,2g
Chicken wings *(Quick)* - ailes de poulet	1 boîte de 5: 160g	**349**	0,2 Suc: 1,8	21,3 Ags: 5	39,2	Fib: 4,8g Na: 3g
Fish'N Dips *(Quick)* - bouchées au poisson pané	1 boîte de 4: 88g	**253**	16 Suc: 0,9	15,1 Ags: 2,3	12,9	Fib: 1,1g Na: 1,2g
Nuggets *(Père dodu)*	1 nugget: 20g	**51**	3	3,1	2,8	
Nuggets fromage *(Père dodu)*	1 nugget: 20g	**51**	4	3,1	1,6	Ca: 0,03g
PÂTES FRAÎCHES						
Cappellettis jambon cru fromage *(Giovanni Rana)*	1 portion: 125g	**364**	46	12	17,9	
Gnocchis à poêler *(Lustucru)*	1 portion: 150g	**269**	51	5,1	7,5	
Gnocchis pommes de terre *(Antica pasteria)*	1 portion: 125g	**175**	38,8	0,3	4,4	
Linguines *(Antica pasteria)*	1 part: 150g	**417**	76,1	5	16,7	

Traiteur et sandwicherie

PRODUITS	Poids d'une portion (g)	Énergie (kcal)	Glucides (g)	Lipides (g)	Protides (g)	Autres
Mezzalunas 4 fromages *(La pasta di Angelo)*	1 portion : 125g	**351**	59,4	7,3	12,3	
Mezzalunas ricotta basilic *(La pasta di Angelo)*	1 portion : 125g	**304**	54,6	4,9	10,4	
Mezzalunas ricotta cèpes *(La pasta di Angelo)*	1 portion : 125g	**286**	48,9	4,4	12,9	
Mini quenelles à poêler nature *(Lustucru)*	1 portion : 125g	**345**	20,6	25	9,4	
Raviolis 4 fromages *(Lustucru)*	1 portion : 125g	**326**	44	10	14	
Raviolis bœuf *(Lustucru)*	1 part : 150g	**360**	57	7,5	18	
Raviolis jambon *(Lustucru)*	1 part : 150g	**347**	57	6	15	
Raviolis jambon emmental *(Lustucru)*	1 portion : 150g	**353**	55,5	7,5	16,5	
Raviolis ricotta épinards *(La pasta di Angelo)*	1 portion : 125g	**281**	42,3	6	11,1	
Spaghettis *(La pasta di Angelo)*	1 portion : 125g	**361**	70,9	2,9	12,9	
Spatzlis aux œufs *(Hilcena)*	1 portion : 125g	**191**	33,8 Suc : 0,4	2,5 Ags : 0,5	7,5	Fib : 1,9g Na : 0,6g
Tagliatelles *(La pasta di Angelo)*	1 portion : 125g	**361**	70,9	2,9	12,9	
Tagliatelles *(Antica pasteria)*	1 portion : 150g	**417**	76,1	5	16,7	
Tortellinis bœuf aux petits oignons *(Lustucru)*	1 portion : 125g	**310**	50	6	13	
Tortellinis gorgonzola noix *(Giovanni Rana)*	1 portion : 125g	**378**	38,6	17,8	15,9	
Tortellinis pesto basilic pignons *(Giovanni Rana)*	1 portion : 125g	**355**	39,4	15,4	14,6	
Trattorias aux cèpes *(Giovanni Rana)*	1 portion : 125g	**306**	32,1	13,8	13,5	
Trattorias tomate mozzarella *(Giovanni Rana)*	1 portion : 125g	**314**	33,1	14,1	13,5	

Traiteur et sandwicherie

PRODUITS	Poids d'une portion (g)	Énergie (kcal)	Glucides (g)	Lipides (g)	Protides (g)	Autres
PIZZAS FRAÎCHES						
3 fromages gratinés *(Sodeb'O)*	1 pizza: 180g	**506**	52,6	21,8	25	Na: 3,2g
3 fromages pâte mœlleuse *(Sodeb'O)*	1 part: 120g	**286**	25,4	13,8	15	Na: 1,7g
Bœuf Tex Mex pâte mœlleuse *(Sodeb'O)*	1 part: 120g	**296**	33,7	12,5	12,4	Na: 1,7g
Chèvre légumes gratinés *(Sodeb'O)*	1 pizza: 180g	**436**	53,3	14,9	21,8	Na: 2,7g
Fromaggi *(Sodeb'O)*	1 part: 170g	**400**	50	13,1	20,2	Na: 2g
Jambon champignons emmental *(Sodeb'O)*	1 part: 112,5g	**222**	31,2	6	10,7	Na: 1,8g
Jambon champignons fromage pâte mœlleuse *(Sodeb'O)*	1 part: 120g	**221**	24,7	8,4	11,6	Na: 1,7g
Jambon emmental fondant *(Sodeb'O)*	1 pizza: 180g	**468**	56,5	15,8	24,7	Na: 3,8g
Jambon fromage pâte mœlleuse *(Sodeb'O)*	1 part: 120g	**248**	24,1	10,6	14,2	Na: 1,8g
Kebab pâte mœlleuse *(Sodeb'O)*	1 part: 120g	**247**	31,2	7,8	13	Na: 1,9g
Mœllissim'O Bolognaise *(Sodeb'O)*	1 part: 125g	**290**	33,1	10,6	15,4	Na: 1,5g
Mœllissim'O Jambon mozzarella oignons *(Sodeb'O)*	1 part: 125g	**244**	26	9,9	12,6	Na: 1,9g
O 3 fromages fondants *(Sodeb'O)*	1 pizza: 180g	**451**	50,2	18,2	21,6	Na: 2,2g
O Bolognaise *(Sodeb'O)*	1 pizza: 180g	**376**	53,3	8,5	21,6	Na: 2,3g
O Chèvre affiné lardons ou chorizo (moy.) *(Sodeb'O)*	1 pizza: 200g	**460**	52,4	18,6	20,9	Na: 3,2g
O Chèvre cubes légumes *(Sodeb'O)*	1 pizza: 200g	**372**	53,8	9,8	17,2	Na: 2g
O Fromages italiens *(Sodeb'O)*	1 pizza: 200g	**482**	46,8	20,4	27,8	

Traiteur et sandwicherie

PRODUITS	Poids d'une portion (g)	Énergie (kcal)	Glucides (g)	Lipides (g)	Protides (g)	Autres
O Jambon champignons de Paris *(Sodeb'O)*	1 pizza : 200g	**334**	46,6	7,4	20	Na : 3,2g
O Jambon fromages *(Sodeb'O)*	1 pizza : 180g	**366**	50,6	10,3	17	Na : 2,9g
O Lardons et comté *(Sodeb'O)*	1 pizza : 200g	**484**	54,2	19,4	23,2	Na : 2,8g
O Lardons oignons crème fraîche *(Sodeb'O)*	1 pizza : 200g	**464**	52,4	20,2	18,2	Na : 2,8g
O Poitrine raclette *(Sodeb'O)*	1 pizza : 200g	**528**	51,2	26,8	20,6	Na : 2,6g
OO 3 fromages fondants *(Sodeb'O)*	1 part : 112,5g	**295**	29,9	13,2	14,2	Na : 1,6g
OO Automne pomme de terre lardons tartiflette *(Sodeb'O)*	1 part : 112,5g	**281**	30,3	12,4	11,9	Na : 1,5g
OO Bacon mozzarella *(Sodeb'O)*	1 part : 112,5g	**270**	30,3	9,7	15,4	Na : 1,7g
OO Chèvre affiné lardons *(Sodeb'O)*	1 part : 112,5g	**263**	31,7	9,8	11,9	Na : 1,5g
OO Chorizo *(Sodeb'O)*	1 part : 112,5g	**290**	32,2	12,6	12	Na : 1,9g
OO Été feta légumes *(Sodeb'O)*	1 part : 112,5g	**239**	31,7	7,8	10,5	Na : 1,5g
OO Hiver saumon brocolis *(Sodeb'O)*	1 part : 112,5g	**218**	28,2	6,6	11,3	Na : 1,4g
OO Jambon emmental *(Sodeb'O)*	1 part : 112,5g	**208**	21,3	7,4	14,2	Na : 2g
OO Jambon et champignons de Paris *(Sodeb'O)*	1 part : 112,5g	**232**	28,4	7,7	12,5	Na : 1,6g
OO Lardons et comté *(Sodeb'O)*	1 part : 112,5g	**275**	30	11,4	12,9	Na : 1,7g
OO Lardons oignons *(Sodeb'O)*	1 part : 112,5g	**259**	27,9	11,3	11,5	Na : 1,5g
OO Printemps jambon cru roquette *(Sodeb'O)*	1 part : 112,5g	**225**	31,3	6,3	10,8	Na : 1,7g
OO Tomates mozzarella *(Sodeb'O)*	1 part : 112,5g	**239**	31,8	7,2	11,8	Na : 1,6g

Traiteur et sandwicherie

PRODUITS	POIDS D'UNE PORTION (G)	ÉNERGIE (KCAL)	GLUCIDES (G)	LIPIDES (G)	PROTIDES (G)	AUTRES
OOO 3 fromages fondants *(Sodeb'O)*	1 part: 116,7g	**261**	33,5	8,5	12,7	Na: 1,6g
OOO Jambon emmental *(Sodeb'O)*	1 part: 116,7g	**221**	33,3	5,1	10,4	Na: 1,6g
Poitrine raclette *(Sodeb'O)*	1 part: 112,5g	**285**	28,5	12,7	14,2	Na: 1,7g
Prosciutto *(Sodeb'O)*	1 part: 185g	**405**	54,4	10,5	23,3	Na: 2,6g
Vegetariana *(Sodeb'O)*	1 part: 190g	**397**	56,1	10,5	19,8	Na: 2,1g
PLATS PRÉPARÉS						
Agneau aux légumes grillés et semoule *(Fleury Michon)*	1 part: 290g	**452**	38,3 Suc: 10,4	26,1 Ags: 4,6	16	Fib: 8,4g Na: 3,5g
Aiguillettes de poulet aux cèpes *(Fleury Michon)*	1 part: 280g	**253**	22,4 Suc: 6,7	7,6 Ags: 1,2	23,8	Fib: 2,5g Na: 2,5g
Blanquette de veau à l'ancienne et riz *(Fleury Michon)*	1 part: 330g	**453**	46,2 Suc: 5,3	16,5 Ags: 7,3	30	Fib: 3,3g Na: 2,6g
Bœuf bourguignon et pennes rigate *(Fleury Michon)*	1 part: 330g	**431**	55,8 Suc: 9,2	10,2 Ags: 3,3	29	Fib: 6,3g Na: 2,3g
Bœuf pommes de terre sauce barbecue *(Fleury Michon)*	1 part: 280g	**246**	32,5 Suc: 10,4	7,6 Ags: 2,6	11,8	Fib: 4,5g Na: 2,8g
Bœuf, compotée d'aubergines et citron confit *(Fleury Michon)*	1 part: 280g	**431**	14,8 Suc: 9,8	34,7 Ags: 7,2	14,8	Na: 3,5g
Bouchée à la reine *(Sodeb'O)*	1 bouchée: 140g	**436**	33,7	29,3	9,4	Na: 1,5 g
Brandade de morue et parmentier à la crème fraîche *(Fleury Michon)*	1 part: 330g	**374**	31,7 Suc: 8,3	14,5 Ags: 5,3	29	Fib: 5g Na: 4g
Brochettes d'acras de poisson et riz *(Fleury Michon)*	1 part: 280g	**395**	51,5 Suc: 7,6	14 Ags: 1,7	15,7	Fib: 4,2g Na: 2,5g
Brochettes de kefta d'agneau et semoule *(Fleury Michon)*	1 part: 280g	**529**	49,6 Suc: 9,2	27,7 Ags: 7	20,2	Fib: 12,6g Na: 2,7g

Traiteur et sandwicherie

PRODUITS	POIDS D'UNE PORTION (G)	ÉNERGIE (KCAL)	GLUCIDES (G)	LIPIDES (G)	PROTIDES (G)	AUTRES
Brochettes de poulet tandoori et boulghour *(Fleury Michon)*	1 part: 280g	**417**	37,2 Suc: 9,2	16,2 Ags: 6,3	30,8	Fib: 4,5g Na: 2,8g
Brochettes de yakitoris de poulet et riz au pavot *(Fleury Michon)*	1 part: 280g	**484**	49 Suc: 8,1	19,3 Ags: 4,2	28,6	Fib: 1,4g Na: 3,1g
Cabillaud sauce citron aux zestes confits *(Fleury Michon)*	1 part: 270g	**300**	36,2 Suc: 4,3	7 Ags: 3,2	23	Fib: 2,2g Na: 1,8g
Cabillaud sauce citron, riz aux petits légumes *(Marie)*	1 part: 290g	**374**	33,4 Suc: 4,1	18 Ags: 4,9	20,3	Fib: 1,7g Na: 0,9g
Calamars à l'américaine et riz safrané *(Fleury Michon)*	1 part: 300g	**339**	42,9 Suc: 2,7	9,9 Ags: 3,9	19,5	Fib: 3g Na: 2,9g
Chili con carne et riz blanc *(Fleury Michon)*	1 part: 300g	**392**	52,5 Suc: 5,4	11,7 Ags: 3,3	19,2	Fib: 7,8g Na: 3g
Colin d'Alaska au citron et semoule aux légumes *(Fleury Michon)*	1 part: 280g	**351**	24,9 Suc: 3,4	17,4 Ags: 1,9	23,8	Fib: 2,5g Na: 2,1g
Colin d'Alaska et petits légumes *(Fleury Michon)*	1 part: 300g	**222**	25,8 Suc: 6	6,3 Ags: 4,5	15,6	Fib: 3,9g Na: 2,6g
Courgettes farcies et semoule méridionale *(Fleury Michon)*	1 part: 300g	**441**	46,2 Suc: 9,6	20,4 Ags: 7,3	18,3	Fib: 5,1g Na: 2,9g
Courgettes grillées et petits pois *(Marie)*	1 part: 300g	**249**	39,6 Suc: 21,6	6,6 Ags: 0,9	7,8	Fib: 8,1g Na: 1,1g
Couscous *(Fleury Michon)*	1 part: 340g	**529**	41,7 Suc: 4,7	29,3 Ags: 8,7	24,7	Fib: 7,3g Na: 3,3g
Couscous à la marocaine et ses petits légumes *(Fleury Michon)*	1 part: 450g	**649**	50,4 Suc: 14	33,8 Ags: 9,9	36	Fib: 9,5g Na: 4,1g
Couscous oriental *(Weight Watchers)*	1 part: 320g	**307**	41,6 Suc: 11,8	6,4 Ags: 1,9	20,8	Fib: 6,1g Na: 0,8g
Couscous poulet merguez *(Fleury Michon)*	1 part: 320g	**382**	39,4 Suc: 9,6	14,7 Ags: 4,5	23	Fib: 9,9g Na: 2,4g
Crevettes et moules en risotto *(Fleury Michon)*	1 part: 280g	**444**	41,7 Suc: 3,1	24,1 Ags: 15,1	15,1	Fib: 0,8g Na: 2,8g

Traiteur et sandwicherie

PRODUITS	Poids d'une portion (g)	Énergie (kcal)	Glucides (g)	Lipides (g)	Protides (g)	Autres
Crumble salé Bœuf petits légumes *(Sodeb'O)*	1 plat: 200g	**658**	51,2	40,4	22,2	Na: 3 g
Crumble salé Bouquet de légumes et thon *(Sodeb'O)*	1 plat: 250g	**498**	26,5	33,5	22,3	Na: 2,5 g
Crumble salé Lardons pomme de terre *(Sodeb'O)*	1 plat: 200g	**730**	46,8	50,8	21,4	Na: 3,4 g
Crumble salé Légumes du sud et jambon *(Sodeb'O)*	1 plat: 250g	**453**	30,8	30,8	13,3	Na: 2,6 g
Dauphinois à la crème *(Bonduelle)*	1 part: 250g	**230**	29 Suc: 3,8	10 Ags: 6,5	6,3	Fib: 5g Na: 0,5g
Duo de petits pois *(Bonduelle)*	1 part: 180g	**84**	11 Suc: 4,5	0,9 Ags: 0,2	8,1	Fib: 9g Na: 0,4g
Émincés de poulet aux petits pois *(Fleury Michon)*	1 part: 300g	**348**	24,6 Suc: 12,3	18 Ags: 6,3	21,9	Fib: 15,6g Na: 3,3g
Escalope milanaise de dinde et spaghettis *(Marie)*	1 part: 300g	**465**	52,8 Suc: 8,4	17,7 Ags: 3,6	23,1	Fib: 3g Na: 1g
Escalopes de volaille aux champignons et riz *(Fleury Michon)*	1 part: 300g	**320**	33 Suc: 6,3	7,8 Ags: 4,2	29,4	Fib: 0,3g Na: 2g
Étuvée de saint-jacques aux petits légumes et riz basmati *(Fleury Michon)*	1 part: 270g	**404**	54 Suc: 5,7	13,2 Ags: 6,5	17,3	Fib: 1,4g Na: 2,4g
Filet de poulet pommes de terre sarladaise *(Fleury Michon)*	1 part: 300g	**510**	40,2 Suc: 4,5	21,3 Ags: 8,6	39,3	Na: 3,3g
Filet de saumon altantique et purée aux brocolis *(Fleury Michon)*	1 part: 300g	**392**	24,3 Suc: 6,3	21,9 Ags: 13,2	24,3	Fib: 3g Na: 2,3g
Filets de rouget aux légumes du soleil et citron *(Fleury Michon)*	1 part: 280g	**257**	9,8 Suc: 7,6	17,6 Ags: 2,8	14,8	Fib: 4,8g Na: 2,5g
Fleurettes de brocolis, carottes et fèves *(Marie)*	1 part: 300g	**360**	49,2 Suc: 23,4	13,5 Ags: 1,8	10,5	Fib: 12,3g Na: 1,2g
Fondant de porc, légumes maraîchers à l'estragon *(Fleury Michon)*	1 part: 280g	**337**	8,4 Suc: 7,3	19,9 Ags: 7,4	31,1	Fib: 7,3g Na: 2,4g

Traiteur et sandwicherie

PRODUITS	Poids d'une portion (g)	Énergie (kcal)	Glucides (g)	Lipides (g)	Protides (g)	Autres
Gratin dauphinois au jambon *(Fleury Michon)*	1 part: 300g	**365**	30 Suc: 6,3	19,2 Ags: 12,4	18	Fib: 2,4g Na: 2,6g
Gratin de courgettes au bœuf *(Fleury Michon)*	1 part: 300g	**304**	18,9 Suc: 9	16,8 Ags: 9,1	19,2	Fib: 3,9g Na: 2,4g
Gratin de macaroni au colin d'Alaska et saumon Atlantique *(Fleury Michon)*	1 part: 300g	**499**	36,3 Suc: 7,5	28,5 Ags: 10,7	24,3	Fib: 2,1g Na: 2,4g
Jardinière de légumes cuisinés *(Bonduelle)*	1 part: 180g	**84**	6 Suc: 2,7	4,5 Ags: 0,5	4,5	Fib: 6,3g Na: 0,4g
Kebab de poulet et semoule *(Fleury Michon)*	1 part: 280g	**498**	54,3 Suc: 7	23,5 Ags: 6,7	17,4	Fib: 5,3g Na: 3,1g
Lasagnes de saumon et petits légumes *(Marie)*	1 part: 300g	**435**	38,1 Suc: 13,5	24,3 Ags: 8,7	16,2	Fib: 2,7g Na: 1,1g
Légumes parmentiers pomme de terre et épinards *(Bonduelle)*	1 part: 250g	**338**	24 Suc: 10	22,5 Ags: 8,8	10	Fib: 6,3g Na: 0,7g
Légumes parmentiers pommes de terre et légumes du soleil *(Bonduelle)*	1 part: 250g	**304**	25 Suc: 11,3	18,8 Ags: 5,5	8,8	Fib: 6,3g Na: 0,8g
Lentilles cuisinées *(Bonduelle)*	1 part: 180g	**193**	18 Suc: 2,7	8,1 Ags: 1,1	11,7	Fib: 11,7g Na: 0,5g
Lieu noir grillé au pesto et pennes à la provencale *(Fleury Michon)*	1 part: 280g	**421**	42 Suc: 3,1	16,5 Ags: 2,8	26	Fib: 3,4g Na: 2,4g
Lieu noir, sauce au beurre blanc et riz safrané *(Fleury Michon)*	1 part: 250g	**360**	37 Suc: 3,8	14,3 Ags: 8	21	Fib: 2,8g Na: 2g
Merlu blanc grillé, concassée de tomates, riz et légumes *(Fleury Michon)*	1 part: 280g	**316**	31,4 Suc: 4,8	11,6 Ags: 2,1	21,6	Fib: 2,2g Na: 2g
Mijoté de dinde et tagliatelles *(Fleury Michon)*	1 part: 300g	**393**	39,9 Suc: 5,4	13,8 Ags: 7,2	27,3	Fib: 4,2g Na: 3g
Moussaka *(Fleury Michon)*	1 part: 300g	**351**	18,3 Suc: 8,7	23,1 Ags: 6,3	17,4	Fib: 7,5g Na: 3g
Mousseline de brochet sauce écrevisse et semoule *(Fleury Michon)*	1 part: 300g	**472**	39,9 Suc: 9,3	27 Ags: 14,4	17,4	Fib: 6,3g Na: 2,4g

Traiteur et sandwicherie

PRODUITS	POIDS D'UNE PORTION (G)	ÉNERGIE (KCAL)	GLUCIDES (G)	LIPIDES (G)	PROTIDES (G)	AUTRES
Paella au poulet *(Fleury Michon)*	1 part: 300g	**531**	63 Suc: 5,1	21,3 Ags: 3,9	21,9	Fib: 5,4g Na: 3,8g
Paella valenciana *(Fleury Michon)*	1 part: 400g	**731**	75,2 Suc: 5,6	33,2 Ags: 8	32,8	Fib: 4,4g Na: 3g
Parmentier de poisson *(Weight Watchers)*	1 part: 300g	**267**	30,8 Suc: 5,7	8,8 Ags: 5,1	16,2	Fib: 1,5g Na: 0,9g
Parmentier de poisson à la ciboulette *(Fleury Michon)*	1 part: 300g	**413**	26,7 Suc: 6,3	25,8 Ags: 15,7	18,6	Fib: 2,7g Na: 2,6g
Pâtes 4 couleurs et jambon sauce crème *(Fleury Michon)*	1 part: 270g	**383**	50 Suc: 5,4	13,2 Ags: 5,7	16,2	Fib: 3,2g Na: 2,7g
Pâtes radiatori et poulet rôti sauce aux trois fromages *(Fleury Michon)*	1 part: 270g	**405**	45,1 Suc: 4,6	17,3 Ags: 8,9	17,6	Fib: 3,2g Na: 2,3g
Pavé de veau aux cèpes et purée à la crème fraîche *(Fleury Michon)*	1 part: 290g	**434**	22,6 Suc: 6,4	25,2 Ags: 15,7	29	Fib: 3,5g Na: 2,6g
Petites gambas et tagliatelles *(Marie)*	1 part: 280g	**311**	35,6 Suc: 5,9	12,3 Ags: 2	14,8	Fib: 3,6g Na: 1g
Petites saint-jacques et tortis *(Weight Watchers)*	1 part: 300g	**303**	42,2 Suc: 8	6 Ags: 2,1	20,1	Fib: 3,9g Na: 0,9g
Poêlée de la mer et riz créole *(Fleury Michon)*	1 part: 330g	**363**	43,2 Suc: 12,5	14,9 Ags: 6,6	14,2	Fib: 3,3g Na: 3,3g
Poisson à la grecque aubergine, fromage, olive *(Marie)*	1 part: 300g	**345**	22,8 Suc: 8,4	21,3 Ags: 0,9	15,3	Fib: 2,4g Na: 0,7g
Poisson à l'andalouse riz et courgettes *(Marie)*	1 part: 300g	**366**	47,4 Suc: 5,7	9,6 Ags: 1,8	22,5	Fib: 3g Na: 0,9g
Poivrons farcis et panaché de riz *(Fleury Michon)*	1 part: 300g	**423**	48,9 Suc: 7,5	17,7 Ags: 6,8	17,1	Fib: 3g Na: 2,8g
Porc rissolé et riz à la provencale *(Fleury Michon)*	1 part: 300g	**377**	47,1 Suc: 8,9	14,4 Ags: 5,5	14,7	Fib: 4,5g Na: 3g
Poulet à la moutarde et riz *(Fleury Michon)*	1 part: 280g	**378**	54,6 Suc: 1,7	9,8 Ags: 2,4	17,9	Fib: 1,4g Na: 3,2g
Poulet au curry vert et riz au pavot *(Fleury Michon)*	1 part: 280g	**485**	35,3 Suc: 5	29,4 Ags: 15,1	19,9	Fib: 5,3g Na: 2,2g

Traiteur et sandwicherie

PRODUITS	POIDS D'UNE PORTION (G)	ÉNERGIE (KCAL)	GLUCIDES (G)	LIPIDES (G)	PROTIDES (G)	AUTRES
Poulet et spaghettis à l'huile au basilic *(Fleury Michon)*	1 part: 260g	**378**	42,6 Suc: 6	10,7 Ags: 2,6	27,8	Fib: 7,8g Na: 2,3g
Poulet risotto aux cèpes *(Fleury Michon)*	1 part: 280g	**414**	40,3 Suc: 9,5	19,9 Ags: 12,3	18,5	Fib: 3,9g Na: 2,5g
Saucisse de Toulouse grillée et purée *(Marie)*	1 part: 290g	**513**	25,2 Suc: 2,6	38,9 Ags: 19,7	15,4	Fib: 0,6g Na: 1,1g
Saumon atlantique à l'oseille et panaché de riz *(Fleury Michon)*	1 part: 290g	**454**	43,2 Suc: 3,5	21,2 Ags: 9	22,6	Fib: 2g Na: 2,2g
Saumon Atlantique et risotto à la florentine *(Fleury Michon)*	1 part: 280g	**428**	41,7 Suc: 7	21,6 Ags: 11,5	16,5	Fib: 1,4g Na: 2,1g
Sauté de porc à la moutarde et aux pâtes *(Fleury Michon)*	1 part: 290g	**506**	51 Suc: 5,2	18,6 Ags: 8,3	33,6	Fib: 1,5g Na: 2,9g
Tagliatelles à la carbonara *(Marie)*	1 part: 330g	**531**	42,9 Suc: 6,3	31,7 Ags: 13,9	18,5	Fib: 1,3g Na: 1g
Tagliatelles à la carbonara *(Fleury Michon)*	1 part: 300g	**591**	56,4 Suc: 5,4	31,5 Ags: 10,1	20,4	Fib: 5,1g Na: 3g
Tagliatelles au poulet *(Weight Watchers)*	1 part: 300g	**321**	34,8 Suc: 1,8	9,9 Ags: 4,2	22,8	Fib: 3g Na: 0,9g
Tagliatelles au saumon sauce aneth *(Lustucru)*	1 part: 300g	**408**	51 Suc: 0,1	16,5 Ags: 9	14	Fib: 2,8g Na: 1g
Tagliatelles bolognaise *(Marie)*	1 part: 330g	**472**	50,5 Suc: 42,2	21,5 Ags: 6,3	19,5	Fib: 4,6g Na: 1g
Tagliatelles poulet champignons à la crème *(Fleury Michon)*	1 part: 300g	**471**	39,6 Suc: 7,8	25,5 Ags: 7,8	20,7	Fib: 6,9g Na: 3g
Tartiflette au reblochon gratinée *(Fleury Michon)*	1 part: 300g	**339**	32,1 Suc: 6,3	17,1 Ags: 10,7	14,1	Fib: 7,5g Na: 2,9g
Tomates farcies et fettuccini au persil *(Fleury Michon)*	1 part: 350g	**462**	53,2 Suc: 10,2	17,9 Ags: 6,8	22,1	Fib: 6g Na: 3,6g
Tomates farcies et riz cuisiné *(Fleury Michon)*	1 part: 340g	**403**	41 Suc: 9	19,7 Ags: 9,3	15,7	Fib: 1g Na: 3,3g

Traiteur et sandwicherie

PRODUITS	Poids d'une portion (g)	Énergie (kcal)	Glucides (g)	Lipides (g)	Protides (g)	Autres
QUENELLES						
Mini quenelles à poêler nature *(Lustucru)*	1 portion: 125g	**345**	20,6	25	9,4	
Quenelles au brochet *(Ecochard)*	1 part: 100g	**212**	13,2	13,8	7,8	
Quenelles au naturel *(* artisanal)*	1 part: 100g	**195**	8,6 Suc: 0,5	15,7	4,9	Na: 0,5g K: 0,04g
Quenelles de volaille *(* artisanal)*	1 part: 100g	**195**	15 Suc: 1	12 Ags: 6,7	6,8	Na: 0,52g P: 0,07g
Quenelles en sauce *(* artisanal)*	1 part: 100g	**148**	8	11,3	3,6	Na: 0,54g
SANDWICHES						
Baguette farine complète thon *(Daunat)*	1 sandwich: 160g	**416**	37,4	22,1	17	Fib: 4,8g
Baguette jambon beurre *(* artisanal)*	1 sandwich: 200g	**556**	70 Suc: 2,7	20,4 Ags: 12,4	23	Fib: 3,4g Na: 1,3g
Baguette jambon emmental beurre *(* artisanal)*	1 sandwich: 200g	**588**	61,8 Suc: 2,5	25,8 Ags: 16,5	27	Fib: 3g Na: 1,2g
Baguette jambon œuf dur crudités *(* artisanal)*	1 sandwich: 200g	**432**	63,2 Suc: 3,6	11,6 Ags: 5,7	19	Fib: 3,6g Na: 1,1g
Baguette Le Campagne Jambon emmental *(Sodeb'O)*	1 sandwich: 150g	**415**	41,3	19,7	18,3	Na: 2,3g
Baguette Le Campagne Jambon rosette *(Sodeb'O)*	1 sandwich: 150g	**405**	42,8	19,1	15,8	Na: 2,9g
Baguette Le Campagne Maxi jambon emmental *(Sodeb'O)*	1 sandwich: 210g	**662**	56,5	36,3	26,9	Na: 3,2g
Baguette Le Campagne Maxi jambon rosette *(Sodeb'O)*	1 sandwich: 210g	**609**	53,3	34,9	20,6	Na: 3,2g
Baguette Le Campagne Maxi poulet salade *(Sodeb'O)*	1 sandwich: 205g	**617**	59,2	33,4	19,7	Na: 3,1g
Baguette Le Campagne Poulet salade *(Sodeb'O)*	1 sandwich: 150g	**366**	40,8	16,2	14,3	Na: 1,7g

** Table de composition nutritionnelle des aliments Ciqual 2008*

Traiteur et sandwicherie

PRODUITS	POIDS D'UNE PORTION (G)	ÉNERGIE (KCAL)	GLUCIDES (G)	LIPIDES (G)	PROTIDES (G)	AUTRES
Baguette Le Campagne Thon œuf *(Sodeb'O)*	1 sandwich: 150g	**408**	40,4	19,4	18	Na: 1,8g
Baguette Le Viennois Jambon œuf salade *(Sodeb'O)*	1 sandwich: 150g	**401**	39	20,9	14,6	Na: 2,1g
Baguette Le Viennois Maxi Jambon œuf *(Sodeb'O)*	1 sandwich: 210g	**603**	49,1	35,9	20,6	Na: 3,4g
Baguette Le Viennois Maxi thon œuf *(Sodeb'O)*	1 sandwich: 210g	**699**	57,1	42,4	22,5	Na: 2,5g
Baguette Le Viennois Poulet cornichons *(Sodeb'O)*	1 sandwich: 150g	**396**	37,8	20,1	15,8	Na: 1,7g
Baguette merguez frites *(* artisanal)*	1 sandwich: 200g	**634**	57,4	35,6	21	Fib: 5g Na: 1,2g
Baguette pâté cornichons *(* artisanal)*	1 sandwich: 200g	**516**	62,6 Suc: 2,9	20,6 Ags: 7,1	20	Fib: 3,8g Na: 1,4g
Baguette poulet crudités mayonnaise *(* artisanal)*	1 sandwich: 200g	**598**	63 Suc: 2,8	29,2 Ags: 6,6	20,6	Fib: 3,4g Na: 1g
Baguette saucisson sec beurre *(* artisanal)*	1 sandwich: 200g	**740**	70 Suc: 2,4	39 Ags: 19,2	27,2	Fib: 3,4g Na: 2g
Baguette thon crudités mayonnaise *(* artisanal)*	1 sandwich: 200g	**542**	64,2 Suc: 2,8	22,6 Ags: 5,1	20,4	Fib: 3,6g Na: 1g
Cia'O Jambon sec italien tomate mozzarella *(Sodeb'O)*	1 sandwich: 200g	**560**	50,8	28,2	25,4	Na: 4g
Cia'O Mozzarella tomate roquette pesto *(Sodeb'O)*	1 sandwich: 200g	**652**	50,2	40	22,6	Na: 2,2g
Envies d'ailleurs Indien poulet curry *(Sodeb'O)*	1 sandwich: 180g	**430**	31	27	15,8	Na: 3,1g
Envies d'ailleurs Kebab dinde veau sauce blanche *(Sodeb'O)*	1 sandwich: 180g	**529**	36,4	36,2	14,4	Na: 3,1g
Focaccia Poulet *(Daunat)*	1 sand.: 190g	**378**	46,9	14,2	15,5	Fib: 3g
Jambon beurre pain complet *(Daunat)*	1 sandwich: 135g	**352**	36,6	17,1	13	Fib: 4,3g
Jambon fumé fromage frais pain suédois *(Daunat)*	1 sandwich: 150g	**327**	42	10,8	15,5	Fib: 3,5g

** Table de composition nutritionnelle des aliments Ciqual 2008*

Traiteur et sandwicherie

PRODUITS	POIDS D'UNE PORTION (G)	ÉNERGIE (KCAL)	GLUCIDES (G)	LIPIDES (G)	PROTIDES (G)	AUTRES
Kebab avec crudités *(* artisanal)*	1 sandwich: 200g	**468**	35,8 Suc: 4	21 Ags: 9,8	33,8	Fib: 4g Na: 1,1g
Le Bagnat thon œuf crudités *(Sodeb'O)*	1 sandwich: 190g	**448**	45,2	21,1	19	Na: 2g
Ma baguette Jambon œufs *(Sodeb'O)*	1 sandwich: 180g	**464**	49,1	20,2	21,6	Na: 2,1g
Ma baguette Jambon sec *(Sodeb'O)*	1 sandwich: 180g	**488**	49,5	22,1	22,9	Na: 3,6g
Ma baguette Poulet salade *(Sodeb'O)*	1 sandwich: 180g	**454**	49,9	19,4	19,6	Na: 2,6g
Maxi pain complet bacon-crudités ou jambon-beurre (moy.) *(Sodeb'O)*	1 sandwich: 200g	**552**	46,9	30,9	21,5	Na: 4,2g
Maxi pain complet jambon emmental crudités *(Sodeb'O)*	1 sandwich: 200g	**542**	48,8	29,8	19,6	Na: 3,4g
Maxi pain complet jambon fromage frais *(Sodeb'O)*	1 sandwich: 200g	**484**	50,2	24,2	16,4	Na: 3,4g
Maxi pain complet jambon fumé œuf salade *(Sodeb'O)*	1 sandwich: 200g	**550**	53,1	29,1	18,5	Na: 3g
Maxi pain complet jambon rosette de lyon salade *(Sodeb'O)*	1 sandwich: 200g	**530**	48,6	28,2	20,2	Na: 5g
Maxi pain complet poulet fumé *(Sodeb'O)*	1 sandwich: 200g	**521**	48,2	29,6	15,4	Na: 3g
Maxi pain complet poulet rôti crudités *(Sodeb'O)*	1 sandwich: 200g	**514**	48,8	28	16,6	Na: 2,8g
Maxi pain complet thon œufs crudités *(Sodeb'O)*	1 sandwich: 200g	**526**	48,8	28	19,6	Na: 2,6g
Méga Viennois Jambon œuf tomate salade mayo burger *(Sodeb'O)*	1 sandwich: 270g	**705**	77,5	33,5	23,2	Na: 3,2g
Méga Viennois Poulet œuf tomate salade mayo *(Sodeb'O)*	1 sandwich: 270g	**721**	81,8	33,5	23	Na: 3,2g

Traiteur et sandwicherie

PRODUITS	POIDS D'UNE PORTION (G)	ÉNERGIE (KCAL)	GLUCIDES (G)	LIPIDES (G)	PROTIDES (G)	AUTRES
Méga Viennois Poulet tomate salade mayo kebab *(Sodeb'O)*	1 sandwich : 270g	**834**	75,9	48,6	23,2	Na : 3,5g
Méga Viennois Thon œuf tomate salade mayo cocktail *(Sodeb'O)*	1 sandwich : 270g	**829**	77	46,4	25,7	Na : 3,8g
Mon club O'céréales Jambon emmental salade *(Sodeb'O)*	1 sandwich : 165g	**396**	38,8	17,7	21,6	Na : 2,2g
Mon club O'céréales Jambon fromage de brebis tomate salade ou Poulet rôti carotte salade (moy.) *(Sodeb'O)*	1 sandwich : 165g	**363**	38,1	14,5	19,9	Na : 1,9g
Mon club O'céréales Thon tomate salade *(Sodeb'O)*	1 sandwich : 165g	**380**	39,4	14,2	23,3	Na : 1,7g
Pain complet jambon beurre *(Sodeb'O)*	1 sandwich : 125g	**348**	28,3	21,1	11,1	Na : 2,2g
Pain complet jambon crudités *(Sodeb'O)*	1 sandwich : 145g	**339**	33,8	17	12,8	Na : 2,5g
Pain complet jambon emmental *(Sodeb'O)*	1 sandwich : 145g	**396**	33,6	21,8	16,4	Na : 2,2g
Pain complet poulet rôti crudités *(Sodeb'O)*	1 sandwich : 145g	**358**	31,9	19,3	14,2	Na : 1,9g
Pain complet poulet rôti œuf ou thon œuf (moy.) *(Sodeb'O)*	1 sandwich : 125g	**373**	33,5	20,6	13,1	Na : 2,4g
Pain complet rosette de lyon *(Sodeb'O)*	1 sandwich : 125g	**486**	37,3	31	14,6	Na : 2,6g
Pain complet saumon fromage frais *(Sodeb'O)*	1 sandwich : 145g	**341**	32,5	18,1	12	Na : 2,3g
Pain complet surimi sauce cocktail ciboulette *(Sodeb'O)*	1 sandwich : 125g	**351**	37,4	18,8	8,1	Na : 2g
Pain complet thon crudités *(Sodeb'O)*	1 sandwich : 145g	**393**	34,2	21,5	15,8	Na : 2,3g

Traiteur et sandwicherie

PRODUITS	POIDS D'UNE PORTION (G)	ÉNERGIE (KCAL)	GLUCIDES (G)	LIPIDES (G)	PROTIDES (G)	AUTRES
Pain de mie blanc jambon kiri *(Sodeb'O)*	1 sandwich: 125g	**311**	35,5	13	13	Na: 3g
Pain multi céréales bacon grillé crudités *(Sodeb'O)*	1 sandwich: 145g	**454**	44,1	24,1	15,1	Na: 3,3g
Pain multi céréales chèvre crudités *(Sodeb'O)*	1 sandwich: 125g	**233**	32,1	7,5	9	Na: 1,1g
Pain multi céréales emmental crudités *(Sodeb'O)*	1 sandwich: 125g	**369**	33,9	20,3	12,9	Na: 1,4g
Pain multi céréales filet de dinde aux herbes de provence crudités *(Sodeb'O)*	1 sandwich: 125g	**367**	38,5	18,6	11,3	Na: 2g
Panini jambon cru mozzarella tomate *(* artisanal)*	1 sandwich: 200g	**446**	51,4	16,7	22,6	Fib: 2,8g Na: 1g
Pita grecque pain pita *(Daunat)*	1 sandwich: 170g	**316**	12,5	11,7	10,2	Fib: 2,9g
Pita orientale pain pita *(Daunat)*	1 sandwich: 170g	**321**	44,7	10	13,2	Fib: 8,7g
Poulet fumé chèvre crudités pain suédois *(Daunat)*	1 sandwich: 155g	**322**	41,1	11,2	14,3	Fib: 2,5g
Poulet fumé tomate salade pain suédois *(Daunat)*	1 sandwich: 150g	**330**	39,9	13,7	11,9	Fib: 3,6g
Poulet kebab pain suédois *(Daunat)*	1 sandwich: 160g	**328**	43,8	11	13,2	Fib: 2,5g
Sandwich 3 pains Jambon *(Sodeb'O)*	1 sandwich: 200g	**514**	55,8	23,4	20,2	Na: 2,6g
Sandwich 3 pains Poulet *(Sodeb'O)*	1 sandwich: 200g	**504**	54,2	21,6	23	Na: 2,2g
Sandwich 3 pains Poulet jambon *(Sodeb'O)*	1 sandwich: 200g	**562**	53,8	28	23,6	Na: 2,4g
Sandwich 3 pains Thon *(Sodeb'O)*	1 sandwich: 200g	**512**	54	22,8	22,6	Na: 1,8g
So Alaska crevettes *(Sodeb'O)*	1 sandwich: 200g	**516**	56,4	25,2	15,8	Na: 3g

** Table de composition nutritionnelle des aliments Ciqual 2008*

Traiteur et sandwicherie

PRODUITS	Poids d'une portion (g)	Énergie (kcal)	Glucides (g)	Lipides (g)	Protides (g)	Autres
So Cæsar poulet emmental *(Sodeb'O)*	1 sandwich: 200g	**550**	54,6	27,4	21,2	Na: 2,4g
So Campagnard *(Sodeb'O)*	1 sand.: 200g	**556**	53,6	29	20	Na: 3,6g
So Parisien jambon emmental *(Sodeb'O)*	1 sandwich: 200g	**460**	55,2	17,6	20	Na: 2,8g
So Rustic rôti de porc *(Sodeb'O)*	1 sandwich: 200g	**524**	52	24,8	23	Na: 4g
Suédois Bacon *(Sodeb'O)*	1 sandwich: 135g	**409**	45,2	18,9	14,6	Na: 1,9g
Suédois Duo de saumon *(Sodeb'O)*	1 sandwich: 135g	**412**	41,9	20,7	14,4	Na: 1,4g
Suédois Jambon chèvre fondu *(Sodeb'O)*	1 sandwich: 135g	**313**	42,7	8,5	16,3	Na: 2,4g
Suédois Jambon crudités *(Sodeb'O)*	1 sandwich: 135g	**343**	45,6	12,3	12,6	Na: 1,9g
Suédois jambon cheddar *(Sodeb'O)*	1 sandwich: 135g	**413**	48,3	18,1	14,3	Na: 2,4g
Suédois Maxi jambon crudités *(Sodeb'O)*	1 sandwich: 200g	**454**	64,2	14,6	16,4	Na: 3,4g
Suédois Maxi poulet fumé *(Sodeb'O)*	1 sandwich: 200g	**441**	66,6	12,2	16,2	Na: 2,2g
Suédois Maxi thon crudités *(Sodeb'O)*	1 sandwich: 200g	**441**	58,4	14,2	20	Na: 1,8g
Suédois Poulet rôti moutarde à l'ancienne *(Sodeb'O)*	1 sandwich: 135g	**378**	38,2	19,2	13,2	Na: 2,3g
Suédois Poulet mariné *(Sodeb'O)*	1 sandwich: 135g	**363**	42,9	15,5	12,8	Na: 1,4g
Suédois Thon crudités *(Sodeb'O)*	1 sandwich: 135g	**355**	45,1	12,8	14,7	Na: 1,1g
Surimi pain complet *(Daunat)*	1 sandwich: 150g	**348**	40	16,7	9,5	Fib: 4,5g
Thon crudités mayonnaise pain complet *(Daunat)*	1 sandwich: 160g	**368**	34,6	20,2	12	Fib: 4g

Traiteur et sandwicherie

PRODUITS	POIDS D'UNE PORTION (G)	ÉNERGIE (KCAL)	GLUCIDES (G)	LIPIDES (G)	PROTIDES (G)	AUTRES
Toasté Jambon chèvre *(Sodeb'O)*	1 sandwich : 160g	**349**	40,8	12,5	18,2	Na : 2,9g
Toasté Jambon emmental *(Sodeb'O)*	1 sandwich : 160g	**509**	37,3	31,2	19,5	Na : 2,4g
Toasté Thon mozzarella *(Sodeb'O)*	1 sandwich : 160g	**363**	40,8	12,5	21,8	Na : 2,1g
Weight Watchers Chèvre légumes du soleil pain suédois *(Daunat)*	1 sandwich : 150g	**330**	44,7	12	10,8	Fib : 3,2g
Weight Watchers Jambon de Paris bacon tomates marinées pain complet *(Daunat)*	1 sandwich : 150g	**279**	30,8	10,7	15,2	Fib : 4,8g
Weight Watchers Poulet rôti sauce fromage blanc citron persil pain complet *(Daunat)*	1 sandwich : 145g	**242**	29,7	7	15,1	Fib : 4,2g
Weight Watchers Saumon fumé sauce fromage blanc ciboulette pain complet *(Daunat)*	1 sandwich : 150g	**275**	29,3	11,6	13,5	Fib : 4,8g
XXL Jambon tomate œuf pain complet *(Daunat)*	1 sandwich : 230g	**497**	48,5	24,6	20,5	Fib : 5,5g
TARTES, QUICHES, CRÊPES						
Clafoutis salé Chèvre épinard *(Sodeb'O)*	1 plat : 200g	**302**	20,4	17,4	15,8	Na : 2 g
Clafoutis salé Jambon tomate *(Sodeb'O)*	1 plat : 200g	**248**	24,4	10,2	14,4	Na : 2,4 g
Clafoutis salé Jambon tomate cerise *(Sodeb'O)*	1 plat : 250g	**298**	22,5	14	20,5	Na : 3,2 g
Crêpe au jambon *(Sodeb'O)*	1 crêpe : 120g	**238**	23	10,6	12,6	Na : 1,3 g
Crêpe courgettes poulet chèvre *(Sodeb'O)*	1 crêpe : 195g	**314**	27,1	15,2	17,2	Na : 1,6 g
Crêpe jambon gouda emmental *(Sodeb'O)*	1 crêpe : 195g	**400**	25,9	22	24,2	Na : 2,3 g

Traiteur et sandwicherie

PRODUITS	Poids d'une portion (g)	Énergie (kcal)	Glucides (g)	Lipides (g)	Protides (g)	Autres
Crêpe jambon raclette *(Sodeb'O)*	1 crêpe: 195g	**386**	27,9	20,5	22,4	Na: 2,3 g
Croissant jambon emmental *(Sodeb'O)*	1 croissant: 170g	**466**	41	27,2	14,5	Na: 1,9 g
Feuilleté forestier *(Sodeb'O)*	1 feuilleté: 125g	**371**	29,6	25,3	6,4	Na: 1,6 g
Friand *(Sodeb'O)*	1 friand: 120g	**467**	30,5	33,6	10,6	Na: 2,2 g
Galette chèvre affiné lardons *(Sodeb'O)*	1 galette: 195g	**441**	19,5	30,8	21,6	Na: 3,3 g
Galette chorizo tomates oignons *(Sodeb'O)*	1 galette: 195g	**466**	28,3	31,4	17,7	Na: 2,1 g
Galette jambon emmental mozzarella *(Sodeb'O)*	1 galette: 195g	**372**	24,2	20,5	23	Na: 3,5 g
Galette lardons champignons emmental ou lardons tomates oignons (moy.) *(Sodeb'O)*	1 galette: 195g	**395**	28,5	23,7	16,9	Na: 4 g
Pailleté jambon emmental *(Sodeb'O)*	1 pailleté: 155g	**490**	36,6	32,1	13,8	Na: 2,6 g
Quiche lorraine *(Marie)*	1 part: 100g	**232**	20,9 Suc: 2,8	12,1 Ags: 6,3	9,9	Fib: 1,4g Na: 0,4g
Quiche lorraine *(Weight Watchers)*	1 part: 120g	**172**	13 Suc: 6,8	6,5 Ags: 2,9	15,5	Fib: 0,1g Na: 0,4g
Roulé au fromage *(Sodeb'O)*	1 roulé: 130g	**426**	31,6	29,4	9	Na: 1,8 g
Tarte aux noix de saint-jacques *(Marie)*	1 part: 100g	**254**	25,6 Suc: 1,1	13,2 Ags: 5,4	8,3	Fib: 1g Na: 0,4g
Tarte chèvre épinards *(Weight Watchers)*	1 part: 120g	**175**	18,1 Suc: 6	7,6 Ags: 4,1	8,8	Fib: 5,6g Na: 0,4g
Tarte chèvre épinards *(Marie)*	1 part: 100g	**256**	22,8	15	7,5	Na: 0,5g
Tarte chèvre tomate *(Daniel Dessaint)*	1 part: 160g	**405**	26,1	28	12	
Tarte maraîchère *(Marie)*	1 part: 100g	**222**	20,9 Suc: 1,3	12 Ags: 4,4	7,5	Fib: 1g Na: 0,3g

Produits du Monde

Les restaurants de cuisine étrangère connaissent un vif succès dans notre Hexagone. Le temps d'un repas aux saveurs « exotiques », on voyage au travers de l'assiette ! Les industriels nous proposent de plus en plus de recettes du monde à déguster à domicile.

Cette rubrique n'est pas exhaustive, mais vous y trouverez de grands classiques : du riz cantonnais au risotto, en passant par les tortillas et le turrón.

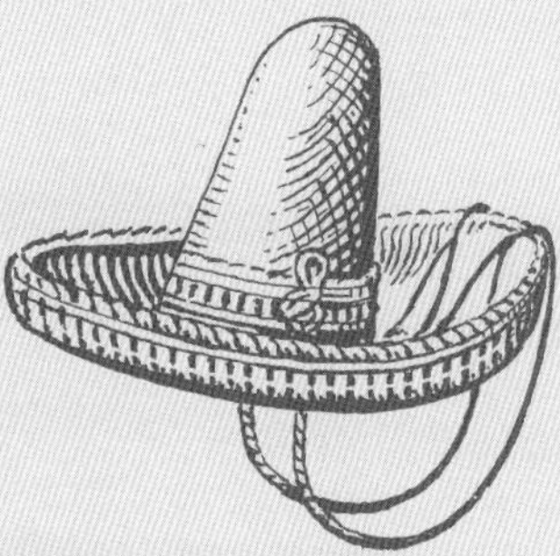

LES PRODUITS ANGLAIS

★ Les marmelades d'orange et au gingembre se distinguent de nos confitures par leur saveur, mais pas par leur apport énergétique, similaire, 27 kcal la cuillerée à café (10 g).

★ Typique, la sauce sandwich est particulièrement sucrée, avec 24 % de glucides.

★ Les haricots blancs/saucisses, incontournables du petit-déjeuner britannique, sont raisonnables à 89 kcal les 100 g.

LES PRODUITS ASIATIQUES

★ Champignons noirs, germes de soja (ou haricots mungo) et pousses de bambou peuvent être considérés comme des légumes, pour varier les salades composées et les accompagnements des plats.

★ Les sauces de soja, nuoc-mâm, pour les nems, et la sauce aigre-douce, sans matière grasse, sont très peu caloriques, de 5 à 19 kcal la cuillerée (10 g), parfaites pour relever une cuisine minceur.

★ Les nouilles sautées et le riz cantonais, revenus dans l'huile, sont en revanche assez gras.

LES PRODUITS ESPAGNOLS

★ La cuisine espagnole est réputée grasse, car beaucoup d'aliments sont frits : c'est le cas des pois chiches, légumes mélangés et oignons frits, qui atteignent 31 g de lipides (l'équivalent de 3 cuillerées à soupe d'huile) pour une portion de 155 g.

★ Le turrón, nougat traditionnel, vaut le nougat français pour son apport énergétique (55 kcal les 10 g).

LES PRODUITS ITALIENS

★ Certains biscuits sont assez gras, avec 25 % de lipides, mais les gressins, à 104 kcal les 25 g, ne sont pas plus caloriques que des biscottes.

★ Grand classique, le risotto est logiquement moins gras et calorique lorsqu'il est préparé à la tomate plutôt qu'aux 4 fromages.

LES PRODUITS MEXICAINS

★ Comme les sauces asiatiques, les sauces mexicaines, à 4 kcal la cuillerée (10 g), sont à retenir pour parfumer des plats minceur.

★ Les chips tortillas, à base de maïs, valent les chips de pomme de terre en lipides et calories.

LES PRODUITS PORTUGAIS

★ Encornets et poulpe à la ravigote, sardines à la tomate, en boîte, permettent de manger du poisson tout en variant les saveurs. Chaque recette est riche en protéines et peu grasse.

Produits du monde

PRODUITS	Poids d'une portion (g)	Énergie (kcal)	Glucides (g)	Lipides (g)	Protides (g)	Autres
ANGLETERRE						
Biscuit caramel *(Digestives)*	1 biscuit: 20g	**81**	11 Suc: 5,3	3,7 Ags: 1,9	1	
Crème anglaise *(Ambrosia)*	1 cuillère: 10g	**10**	1,6 Suc: 1,2	0,3 Ags: 0,2	0,3	
Haricots blancs avec saucisses *(Heinz)*	1 part: 100g	**89**	11,1 Suc: 4,4	2,5 Ags: 0,8	5,4	
Lemon curd *(Wilkin&Sons)*	1 cuillère: 10g	**33**	5	1,4	0,2	
Marmelade gingembre ou orange (moy.) *(Wilkin & Sons)*	1 cuillère: 10g	**27**	6,7	traces	traces	
Préparation pour gâteau au fromage *(Greens)*	1 part: 100g	**364**	55,9 Suc: 9,4	12 Ags: 5,8	7,9	
Sauce déshydratée à base de bœuf *(Oxo)*	100ml préparé	**10**	1,4 Suc: 0,1	0,2 Ags: 0,1	0,6	Na: 0,42g
Sauce Pickles *(Branston)*	1 part: 20g	**30**	6,8 Suc: 6,5	<1 Ags: 0	<1	
Sauce sandwich spread *(Heinz)*	1 cuillère: 10g	**22**	2,4 Suc: 2,1	1,3 Ags: 0,1	0,1	
Soda *(Dr Pepper)*	1 canette: 33cl	**137**	34,1	0	0	
Spaghettis tomate *(Heinz)*	1 part: 100g	**60**	12,7 Suc: 4	0,3	1,7	
Tourte salée *(Fray bentos)*	1 part: 100g	**154**	11,4 Suc: 0,3	8,4 Ags: 3,9	8,1	
ASIE						
Bami goreng nouilles à l'indonésienne *(Suzi Wan)*	1 part: 75g	**242**	49,4	1,1 Ags: 0	8,1	Fib: 1,9g
Champignons noirs *(Suzi Wan)*	le paquet: 25g	**52**	8,9	0,4 Ags: 0	3	Fib: 7,5g
Champignons noirs *(Les jardins du Siam)*	1 part: 25g	**83**	10,4	1,2	7,8	

Produits du monde

PRODUITS	POIDS D'UNE PORTION (G)	ÉNERGIE (KCAL)	GLUCIDES (G)	LIPIDES (G)	PROTIDES (G)	AUTRES
Chips à la crevette *(Suzi Wan)*	le paquet: 50g	**261**	36,8	12,2 Ags: 5,5	1,05	Fib: 1g
Épis de maïs *(Les jardins du Siam)*	1 portion: 100g	**28**	5	0,3	1,6	
Galettes de riz *(Suzi Wan)*	le paquet: 50g	**95**	21,5	0,2 Ags: 0,1	1,7	
Germes de soja *(Suzi Wan)*	1 portion: 100g	**30**	4,6	0,1 Ags: 0	2,7	Fib: 1,4g
Lait de coco *(Suzi Wan)*	1 bol: 100g	**170**	2,1	17,6 Ags: 15,7	1,6	Fib: 0,2g
Litchis au sirop *(Les jardins du Siam)*	1 boîte: 95g	**91**	21,9 Suc: 18,1	0 Ags: 0	0,6	Fib: 0,6g
Mangues au sirop *(Les jardins du Siam)*	1 bol: 100g	**73**	20	0	0	
Marinade piments doux, citronnelle et coriandre *(Suzi Wan)*	1 portion: 50g	**53**	12,1	0,2 Ags: 0	0,4	Fib: 0,7g
Marinade soja et 5 parfums *(Suzi Wan)*	1 portion: 50g	**40**	9,1	0 Ags: 0	0,5	Fib: 0,3g
Mélange de légumes à la chinoise *(Suzi Wan)*	1 portion: 125g	**42**	8	0,1 Ags: 0	2,1	Fib: 1,5g
Mélange de légumes à la vietnamienne *(Suzi Wan)*	1 portion: 125g	**39**	6,6	0,1 Ags: 0	2,7	Fib: 1,8g
Mélange de légumes Chop suey *(Suzi Wan)*	1 portion: 125g	**38**	8	0,1 Ags: 0	0,9	Fib: 1,8g
Nouilles aux œufs *(Suzi Wan)*	1 part: 75g	**270**	52,2	2,3 Ags: 0,5	9,4	Fib: 1,9g
Nouilles instantanées goût bœuf *(Loveme)*	1 pot: 365g	**360**	51,1 Suc: 11	14,6 Ags: 7,3	7,3	Fib: 3,7g Na: 1,5g
Nouilles instantanées goût crevettes *(Loveme)*	1 pot: 365g	**321**	47,5 Suc: 3,7	11 Ags: 7,3	7,3	Fib: 3,7g Na: 1,5g
Nouilles instantanées saveur porc *(Wai Wai)*	1 sachet: 60g	**270**	37 Suc: 5	11 Ags: 5	6	Fib: 2g Na: 1g

Produits du monde

PRODUITS	POIDS D'UNE PORTION (G)	ÉNERGIE (KCAL)	GLUCIDES (G)	LIPIDES (G)	PROTIDES (G)	AUTRES
Nouilles japonaises goût crevettes *(Nissin)*	1 pot: 350g	**308**	42,4	11,9	7,7	
Nouilles japonaises goût poulet *(Nissin)*	1 pot: 350g	**305**	41,3	12,6	6,3	
Pousses de bambou *(Suzi Wan)*	1 part: 115g	**18**	2,6	0,2 Ags: 0	1,4	Fib: 0,8g
Préparation pour riz cantonais *(Suzi Wan)*	1 portion: 100g	**327**	70	0,7 Ags: 0	8,8	Fib: 1,7g
Purée de piments *(Suzi Wan)*	1 cuillère: 10g	**0,3**	0,5	0 Ags: 0	0,1	Fib: 0,5g
Riz basmati précuit aux piments doux *(Suzi Wan)*	1 part: 125g	**175**	34,6	2,3	3,4	Fib: 0,6g
Riz cantonais précuit *(Suzi Wan)*	1 part: 125g	**199**	34,6	4,1 Ags: 0,8	5,3	Fib: 1,1g
Riz thaï précuit à la noix de coco et coriandre *(Suzi Wan)*	1 part: 125g	**212**	36	5,8	3,7	Fib: 1,3g
Sauce aigre-douce *(Pantai)*	1 cuillère: 10g	**19**	4,6 Suc: 3,3	0,03 Ags: 0	0,05	Na: 0,04g
Sauce chinoise aigre-douce *(Amoy)*	1 cuillère: 10g	**22**	5,4	0,02	0,05	
Sauce chinoise satay cacahuète *(Amoy)*	1 cuillère: 10g	**29**	2,6	1,8	0,8	
Sauce indienne tikka masala medium *(Patak's)*	1 portion: 30g	**29**	1,8	2,2	0,5	
Sauce pour nems *(Suzi Wan)*	1 cuillère: 10g	**17,5**	4	0 Ags: 0	0,2	
Sauce pour préparation aigre-douce *(Suzi Wan)*	1 portion: 100g	**69**	15,8	0,2 Ags: 0	0,4	Fib: 0,8g
Sauce pour préparation au curry *(Suzi Wan)*	1 portion: 100g	**74**	11,5	2,6 Ags: 2,1	0,9	Fib: 1,3g
Sauce pour préparation cantonaise *(Suzi Wan)*	1 portion: 100g	**88**	20,4	0,2 Ags: 0	0,8	Fib: 1,2g
Sauce pour préparation piquante *(Suzi Wan)*	1 portion: 100g	**99**	21,9	0,4 Ags: 0,1	1,2	Fib: 1,7g

Produits du monde

PRODUITS	Poids d'une portion (g)	Énergie (kcal)	Glucides (g)	Lipides (g)	Protides (g)	Autres
Sauce soja *(Suzi Wan)*	1 cuillère: 10g	**5,5**	0,6	0	0,8	
Sauce soja douce *(Suzi Wan)*	1 cuillère: 10g	**17,7**	4,2	0	0,2	
Sauce soja sésame *(Go-Tan)*	1 cuil.: 10g	**10,5**	2,1	0,2	0,1	
Sauce soja Soy *(ChainKwo)*	1 cuil.: 10g	**2,7**	0,3	0	0,4	
Sauces nuöc mam *(Suzi Wan)*	1 cuillère: 10g	**8,2**	1	0 Ags: 0	0,9	
Sushi mix crackers de riz et cacahouète *(Osaka)*	1 poignée: 25g	**105**	18,6	2,3	2,8	
Vermicelles de riz *(Suzi Wan)*	1 part: 75g	**275**	60,4	0,8 Ags: 0,2	5,7	Fib: 1,9g
Vermicelles de soja *(Suzi Wan)*	1 part: 50g	**185**	45,5	0 Ags: 0	0	Fib: 2,5g
Wasabi crackers de riz *(Osaka)*	1 poignée: 25g	**137**	14,3 Suc: 2,7	8,3 Ags: 3,9	1,2	Na: 0,2g
Wok kit Préparation pour poulet à l'aigre-douce *(Suzi Wan)*	1 portion: 250g	**472**	101,8	3 Ags: 0,5	8	Fib: 1,8g
Wok kit Préparation pour poulet cantonnais *(Suzi Wan)*	1 portion: 200g	**467**	72,8	14,8 Ags: 2,2	9,6	Fib: 4,6g
Wok kit Préparation pour poulet thaï *(Suzi Wan)*	1 portion: 200g	**464**	66	19,2 Ags: 8,6	6,6	Fib: 1,2g
ESPAGNE						
Altramuces *(Plaza del Sol)* - lupins en saumure	1 part: 100g	**142**	10,2	4,2	15,7	
Alubias granja *(Plaza del Sol)* - haricots géants	1 part: 100g	**86**	14,9	0,4	5,8	

Produits du monde

PRODUITS	Poids d'une portion (g)	Énergie (kcal)	Glucides (g)	Lipides (g)	Protides (g)	Autres
Calamars rellenos en salsa americana *(Plaza del Sol)* - calamars en sauce américaine	1 boîte : 120ml	**264**	4,8	19,2	18	
Coquitos *(Plaza del Sol)* - rocher noix de coco	1 gâteau : 20g	**56**	6,5	3	0,7	
Corazones de canela *(Plaza del Sol)* - cœur à la cannelle	1 gâteau : 25g	**122**	14	6,7	1,3	
Crema catalana *(Royal)*	1 bol : 100g	**108**	16,2	3,6	2,8	
Garbanzos *(Plaza del Sol)* - pois chiches cuits	1 part : 100g	**76**	9,9	1,5	5,7	
Gazpacho *(Plaza del Sol)*	1 bol : 100ml	**57**	8	2,4	1	
Judias verdes planas *(Plaza del Sol)* - haricots verts plats	1 part : 100g	**15**	2,7	0,1	0,9	
Légumes frits *(Hida)*	1 boîte : 155g	**112**	9	7,3	2,5	
Machas chilenas *(Vigilante)*	1 boîte : 78g	**97**	5,5	3,1	11,7	
Mesillones en escabeche *(Plaza del Sol)*	1 boîte : 120ml	**236**	6	15,6	18	
Moules à l'escabèche *(Aperitapas)*	1 boîte : 69g	**57**	1,4	2	8,3	
Oignons frits *(Hida)*	1 boîte : 155g	**234**	31,2	8,6	1,7	
Pan con ajo *(Plaza del Sol)* - petit pain à l'ail	1 pain : 10g	**50**	5,7	2,7	1	
Pan con tomate *(Plaza del Sol)* - à la tomate	1 pain : 10g	**48**	5,9	2,3	1	
Poulpes à la marinade *(Aperitapas)*	1 boîte : 65g	**129**	3,8	5,9	14,6	

Produits du monde

PRODUITS	Poids d'une portion (g)	Énergie (kcal)	Glucides (g)	Lipides (g)	Protides (g)	Autres
Roscos de anis *(Plaza del Sol)* - rousquille	1 gâteau: 25g	**121**	13	6,8	1,3	
Sardines à l'huile d'olive *(Vigilante)*	1 boîte: 88g	**211**	0	14,1	21,1	
Tejas de coco *(Plaza del Sol)* - galette coco	1 gâteau: 20g	**63**	8	3	1	
Trozos de calamares en su tinta *(Plaza del Sol)* - morceaux de calamar	1 boîte: 120ml	**264**	4,8	19,2	18	
Turron de Alicante ou de jijona (moy.) *(Plaza del Sol)*	1 morceau: 10g	**55**	3,8	3,7	1,7	
Zamburinas *(Vigilante)*	1 boîte: 72g	**132**	4	9,4	7,9	
ITALIE						
Amaretti toscani	1 part: 25g	**108**	15,5	4	2,6	
Bruschetti olive *(Trattoria)*	1 part: 25g	**117**	14,2	5,7	2,2	
Cantuccini amandes	1 part: 25g	**109**	17,8	3,2	2,4	
Gressins sésame *(Grissitalia)*	1 part: 25g	**104**	20,2	1,6	2,3	
Risotto italiano 4 fromages *(Riso principe)*	1 part: 100g	**358**	68	6	8	
Risotto italiano tomate *(Riso principe)*	1 part: 100g	**347**	72	3	8	
MEXIQUE						
Assaisonnement pour taco *(Old El Paso)*	1 cuillère: 10g	**30**	6	0,3	0,5	
Mélanges d'épices pour fajita *(Old El Paso)*	1 cuillère: 10g	**31**	5,4	0,6	0,9	

Produits du monde

PRODUITS	POIDS D'UNE PORTION (G)	ÉNERGIE (KCAL)	GLUCIDES (G)	LIPIDES (G)	PROTIDES (G)	AUTRES
Mélanges d'épices pour guacamole *(Old El Paso)*	1 cuillère: 10g	**31**	5,4	0,6	0,9	
Nachips *(Old El Paso)*	1 poignée: 25g	**127**	15,3	6,5	1,8	
Sauce à cuisiner fajita *(Old El Paso)*	1 cuillère: 10g	**4**	0,9	0,05	0,2	
Sauce apéritif salsa charra medium *(Old El Paso)*	1 cuillère: 10g	**5**	1	0,05	0,2	
Sauce apéritif salsa dip douce *(Old El Paso)*	1 cuillère: 10g	**3**	0,7	0,05	0,2	
Sauce originale salsa *(Old El Paso)*	1 cuillère: 10g	**4,2**	0,9	0,05	0,2	
Tortilla chips *(Old El Paso)*	1 poignée: 25g	**126**	15	6,5	1,8	
Tortillas de blé souples salsa *(Old El Paso)*	1 tortilla: 40g	**129**	20,8	3,6	3,6	
Wraps tortillas de blé *(Old El Paso)*	1 wrap: 60g	**206**	30,7	7	5,2	
PORTUGAL						
Biscuit Maria *(Vieira de castro)*	1 biscuit: 10g	**42**	7,6	0,9	0,8	
Encornet à la ravigote *(Ramirez)*	1 boite: 120g	**209**	4,8	8,9	27,6	
Poulpe ravigote *(Ramirez)*	1 boite: 120g	**164**	4,2	5,9	23,8	
Sardine à la tomate *(Bon appetit)*	1 boite: 120g	**220**	0	13,7	24,1	
Soda orange *(Sumol)*	1 verre: 250ml	**108**	27 Suc: 26	0 Ags: 0	0	

Impression: Unigraf s.l. (Espagne)
Dépôt légal: Février 2010 - 302 095
N° de projet: 11007071 - Février 2010